中国健康教育中心组织编写
健康教育专业人员培训教材

传染病防治健康教育技术与方法

编委会主任　李长宁

编委会副主任　宋　军　胡洪波　吴　敬

编委会委员（以姓氏笔画为序）：

卢　永　田向阳　李长宁　李方波　李英华　李雨波
吴　敬　肖　璨　宋　军　赵　雯　胡洪波　黄相刚
程玉兰　解瑞谦

主　　　编　程玉兰

副　主　编　李锡太　郑志菊　徐静东　蔡晧东

编　　　者（以姓氏笔画为序）：

马丽娜　马迎华　王　林　王慧玲　田向阳　吕　青
吕新军　朱　贞　朱武洋　刘　斯　伍卫平　李建东
李锡太　杨　静　余文周　陈祥生　邵祝军　周玉清
郑志菊　徐静东　高　源　席进孝　陶晓燕　黄亚阳
梁　辉　崔步云　程玉兰　蔡晧东

审　　　稿　从显斌　王世文　王丽萍　刘伦光　米光明　向妮娟
李华忠　陈仲丹　董培玲　蒋荣猛　邢学森

学术秘书　徐　畅

人民卫生出版社

图书在版编目(CIP)数据

传染病防治健康教育技术与方法 / 程玉兰主编. --
北京：人民卫生出版社，2019
健康教育专业人员培训教材
ISBN 978-7-117-28026-6

Ⅰ.①传…　Ⅱ.①程…　Ⅲ.①传染病防治-岗位培训
-教材　Ⅳ.①R183

中国版本图书馆 CIP 数据核字(2019)第 023032 号

人卫智网	www.ipmph.com	医学教育、学术、考试、健康，
		购书智慧智能综合服务平台
人卫官网	www.pmph.com	人卫官方资讯发布平台

健康教育专业人员培训教材
传染病防治健康教育技术与方法

主　　编：程玉兰
出版发行：人民卫生出版社（中继线 010-59780011）
地　　址：北京市朝阳区潘家园南里 19 号
邮　　编：100021
E - mail：pmph @ pmph.com
购书热线：010-59787592　010-59787584　010-65264830
印　　刷：三河市潮河印业有限公司
经　　销：新华书店
开　　本：787×1092　1/16　　印张：12
字　　数：300 千字
版　　次：2019 年 3 月第 1 版　2019 年 3 月第 1 版第 1 次印刷
标准书号：ISBN 978-7-117-28026-6
定　　价：38.00 元

前　言

新中国成立以来,我国采取"预防为主、防治结合"的防控策略,逐步形成"政府主导、部门协作、全社会参与"的传染病防控工作机制,我国传染病预防与控制工作取得了举世瞩目的成绩。当前,由于工业化、城镇化、人口老龄化以及疾病谱、生态环境、生活方式不断变化,境内外交流的日趋频繁加大传染病疫情和病媒生物输入风险,我国仍然面临着传统传染病死灰复燃,新发传染病不断出现的双重风险,传染病防控依然是公共卫生工作的重中之重。

《"健康中国 2030"规划纲要》提出"到 2030 年,主要健康危险因素得到有效控制,全民健康素养大幅提高,健康生活方式得到全面普及"的战略目标,要求"加强重大传染病防控"。健康促进与教育是实施健康中国战略的重要策略,是控制主要健康危险因素、防控传染病的重要手段。为了适应传染病防控形势的需要,在国家卫生健康委宣传司的指导下,中国健康教育中心组织相关领域专家开发了《健康教育专业人员培训教材——传染病防治健康教育技术与方法》。

本教材分为十二章,结合实例介绍不同种类传染病防治健康教育的技术与方法,力求融基本理论、具体案例、实用方法为一体,突出权威性、指导性、实用性和可操作性。希望为全国各级健康教育专业人员,传染病防治工作人员,医务人员,社区、医院、企事业单位、学校分管卫生与健康教育的人员开展传染病防治健康教育工作提供借鉴和指导。

传染病防控形势、策略、技术不断变化、发展,撰写本教材需要付出很多时间和精力,衷心感谢参与机构和专家的大力支持和协作。本教材难免出现错误和疏漏,敬请批评指正。

编者

2018 年 7 月

目　录

第一章

概　述

第一节　传染病流行病学

一、传染病的特点与危害

传染病是指由病原微生物引起的、能在人与人之间、动物与动物之间以及动物与人之间传播流行的一类疾病,能引起传染病的病原微生物包括细菌、病毒、螺旋体、立克次体和寄生虫等。传染病有很多种类,根据病原微生物分类,可分为细菌性、病毒性和寄生虫性传染病,根据传播途径,又可分为呼吸道传染病、消化道传染病、虫媒传染病等。

传染病不仅会对人类身心健康造成严重危害,危及生命,也会给经济社会发展带来严重的影响和灾难性后果,甚至超过战争。考古发现,在埃及 4500 年前的木乃伊上,就发现了脊柱结核,我国古代医书《黄帝内经素问》(公元前 403－公元前 211 年)上也有类似肺结核病症状的记载。历史上,天花、鼠疫、霍乱的流行曾经给人类造成重大的灾难。17、18 世纪,天花在欧洲暴发流行,导致 1.5 亿人死亡。

二、传染病流行过程

传染病的流行过程是指病原体从感染者或患者体内排出,经由特定传播途径,侵入易感者机体而形成新的感染,并不断发生、发展的过程。传染病在人群中发生流行的过程需要三个基本条件,也称三个环节,即传染源、传播途径和易感人群。这三个环节相互依赖、相互联系,缺少其中任何一个环节,传染病的传播和流行就不会发生。传染源(source of infection)是指体内有病原体生存、繁殖并能通过呼吸道、消化道、皮肤黏膜排出病原体的人或动物,包括传染病患者、病原携带者和受感染的动物。根据病症的出现情况,又可分为潜伏期、临床症状期和恢复期等不同阶段。传播途径(modes of transmission)是指病原体从传染源排出后,侵入新的易感宿主前,在外界环境中所经历的全过程,如经空气传播、经水传播、经食物传播、经动物传播等。易感人群(susceptible herd)是指对传染病病原体缺乏特异性免疫力,易受感染的人群。人群易感性决定于该人群每个个体的易感状态,即取决于这个群体中易感个体所占比例及机体的免疫程度。

除了三个环节外,传染病的流行强度还受自然因素和社会因素的制约。其中社会因素包括文化、教育、经济、个人行为、政策、保障、服务等。自然因素包括气候、地理位置、居住条件等。

第二节　传染病防治

传染病防治的关键是治疗或控制传染源、切断传播途径和保护易感人群,而这三种措施中的任何一个都离不开社会策略与生物学策略的综合运用。

一、传染源管理

传染源是传染病病原体的排出者或具有传染性的隐性感染者(病原携带者),包括人和动物。管理传染源是避免或减少传染病传播的关键。传染源管理中最重要的三个环节是发现、隔离和治疗。

1. **传染源的发现**　在传染源的发现中,感染者有关传染病的防控意识和基本知识非常重要,否则即使患上了传染病,自己也会浑然不知,往往到了被确诊时,患者往往已经通过病原体的大量排出、密切接触等感染了其他人。同样处在重要位置的是医务人员,因为个人在患上传染病后,往往以发热、疼痛、咳嗽等症状而就医,如果医务人员没有必要的传染病意识和知识,往往会造成误诊,从而使传染病在被当作其他疾病进行治疗的过程中传染给更多的人,包括医务人员自己。检测和诊断技术也是决定是否能够及时确认病原体的重要影响因素。

2. **传染病疫情报告**　我国有着严格的传染病疫情报告制度,包括报告人、报告方式、报告时限要求等,准确的疫情报告能够确保上一级疾病预防控制部门在上级卫生行政部门的领导下,第一时间确定疫情防控方案和措施,并通过流行病学调查发现并隔离控制密切接触者,从而防止传染病疫情进一步扩大。我国传染病防治法规定执行职务的医疗保健人员、卫生防疫人员为责任疫情报告人。责任疫情报告人发现甲类传染病和乙类传染病中的艾滋病、肺炭疽病、病原携带者和疑似传染病患者时,城镇于 6 小时内、农村于 12 小时内,以最快的通讯方式向发病地的卫生防疫机构报告,并同时报出传染病报告卡。责任疫情报告人发现乙类传染病患者、病原携带者和疑似传染病患者时,城镇于 12 小时内、农村于 24 小时内,以最快的通讯方式向发病地的卫生防疫机构报告,并同时报出传染病报告卡。责任疫情报告人在丙类传染病监测区内发现丙类传染病患者时,应当在 24 小时内向当地的卫生防疫机构报出传染病报告卡。

3. **流行病学调查**　流行病学调查是指用流行病学的方法对疾病、健康和卫生事件的分布、流行和决定因素(病因)进行调查研究的过程。通过调查研究,确定致病因素和病原体,提出合理的预防保健策略和健康服务措施,同时,也可通过流行病学调查评价这些对策和措施的效果。

4. **传染源的隔离**　感染者被发现后,应及时采取隔离措施,以防传染病传播扩散。隔离包括自我隔离和被动隔离两种。自我隔离是指传染病患者在知道自己感染传染病后为避免传染病传播流行所主动采取的隔离措施,如主动佩戴口罩、坚持正确使用安全套、为自己设立独立生活空间等。被动隔离是卫生行政部门或疾病预防控制部门依据有关法律法规对传染病患者采取的强制性隔离、治疗措施。

5. **传染源的治疗**　我国省、市、县各级医疗卫生行政部门均设有传染病治疗的专门机构或专科门诊,以使传染病患者得到及时的治疗,以减少或避免传染病的传播和扩散。我国还对部分传染病(如肺结核、艾滋病)实施诊断和治疗费用减免政策,以鼓励患者进行及时治疗的积极性。

二、切断传播途径

1. 疫源地管理　疫源地（epidemic focus）是指传染源及其排出的病原体向四周播散所能波及的范围，即可能发生新病例或新感染的范围。它包括传染源的停留场所和传染源周围区域以及可能受到感染威胁的人。疫源地从其大小规模可分为疫点和疫区。疫源地管理是切断传播途径的关键，除了对传染源进行隔离和治疗外，最重要的是要采取生化技术对被传染病病原体污染的环境、空间或污染物进行消毒、杀虫、灭菌等无害化处理。不同种类的传染病其传播途径不一样，切断传播途径的方法也不一样。如，肠道传染病重点是切断"粪-口"传播途径，对疫源地进行垃圾、粪便、污染水源管理，以及患者排泄物、污染物的消毒，餐具消毒，杀灭苍蝇、鼠类和蟑螂等。呼吸道传染病的关键是预防吸入含有病原体的空气（空气飞沫、飞沫核、气溶胶等），疫区处理的重点是空气流通，在某些特定情况下可以进行空气消毒。虫媒传染病的预防是从根本上减少病媒生物，即根据不同媒介昆虫的生长、繁殖特点和规律，因地制宜，采取不同的杀灭方法，如，通过灭蚊预防疟疾、登革热、乙脑等，通过灭蝇预防霍乱、痢疾、甲肝等肠道传染病；通过灭鼠可预防鼠疫、霍乱、流行性出血热等多种传染病；通过消灭水体中的钉螺，可有效消灭血吸虫尾蚴的中间宿主，预防血吸虫侵入人体；畜牧业和禽畜养殖业应加强动物规范化管理，按有关管理部门要求对动物进行免疫接种；病死禽畜应作深埋或焚烧处理，禁止自行食用或加工销售；禽畜养殖区与人居区应隔开一定距离；从事禽畜屠宰、转运、储存、销售和肉类加工的人员，应按农业畜牧部门和卫生防疫部门的有关规定，做好个人防护；家养动物或宠物应按有关部门要求进行登记和免疫接种。

2. 个人防护　是指个人采取物理隔绝的方法，使自己免于接触、沾染、吸入病原体，从而达到切断传播途径、预防传染病感染的措施。如，佩戴N95口罩，可免于吸入大部分病原微生物；正确、全程使用安全套（避孕套）可有效避免性病、艾滋病的传播；正确洗手既可预防消化道传染病，也可预防呼吸道传染病。

3. 卫生检疫　是指为了预防传染病的输入、传出和传播，在口岸、车站、市场等地对输入或输出的人、动物、植物等进行检查、检测和检验的过程，包括医学检查、卫生检查和必要的卫生处理。包括：①为预防传染病由国外传入国内或由国内传出而进行的国境卫生检疫；②疫区检疫及地区间交通卫生检疫：当国内发生鼠疫、霍乱等烈性传染病时，需要进行检疫；③动物肉类在进行市场销售前必须经动物检疫部门严格检疫。

三、保护易感人群

1. 预防接种　预防接种（immunization）是指用人工方法将免疫原（特异性抗原）或免疫效应物质（特异性抗体）输入到人体内，使人体通过人工自动免疫或人工被动免疫的方法获得防治某种传染病的能力的过程。我国有计划地对适龄儿童和部分成年人进行免疫接种称为免疫规划，即使用有效疫苗对易感人群进行预防接种的国家传染病防治规划，目的是为预防和控制特定传染病的发生和流行。我国基础免疫规划使用14种疫苗，防治15种传染病。

2. 预防性服药　是指为了预防传染病感染，在进入传染病疫区前，按要求服特异性药物。如，对进入高疟区的人员必要时进行预防性服药，方法为每月1次服磷酸哌喹600mg。

3. 提高机体抗病能力　身体虚弱、缺乏营养、过劳、罹患慢性消耗性疾病等都是传染病感染的重要影响因素。合理膳食、均衡营养、体育锻炼、积极治疗慢性病等都是预防传染病的重要措施。

4. 开展健康教育,提高传染病健康素养　传染病健康素养是指个人获取、理解和应用传染病防治相关信息和服务,防治传染病,保护和促进自身健康的能力,包括与传染病防治相关的基本知识和理念、技能,在传染病高风险情况下采取正确措施和行动的能力,以及对传染病相关信息的获取、理解、分析和应用能力。

5. 环境整治　环境卫生状况与传染病的传播流行有着密切的关系,包括自然环境卫生、生活居住环境卫生等。

第三节　传染病防治的健康教育与健康促进

一、健康教育与健康促进在传染病防治中的重要作用和地位

(一) 健康教育

健康教育通过有计划、有组织地开展健康知识和健康技能的传播教育,提高个人传染病防控的责任感、自我效能感和传染病健康素养,养成有益于传染病防控的行为习惯和生活方式,科学合理利用传染病防治服务,防止传染病的发生、传播和流行。

1. 增强公众的传染病防控意识　通过健康教育可有效提高公众对传染病危害性和严重性的认识,包括认识到传染病对家庭与个人的危害和对国家与社会的危害,从而增加公众防控传染病的紧迫感。通过开展健康教育,还可增加公众对传染病易感性的认识和对接触病原体风险的认识,提高公众防治传染病的责任感和道德感。通过对与传染病有关的法律法规的宣传普及,可提高公众在传染病防治中的责任感和义务感,促使公众在突发重大疫情中更好地配合有关机构采取防疫措施。通过普及传染病防治知识,还可使公众意识到在传染病方面存在的认识误区,帮助公众科学、客观、公正、公平地对待艾滋病、乙肝病毒携带者等传染病患者,避免社会歧视。通过健康教育,增加公众对传染病可预防性和可治疗性的认识,还可有效增强公众防治传染病的自我效能感。

2. 提高公众防治传染病的个人技能　通过开展健康教育,可有效提高公众的传染病防治有关技能,包括个人防护、清洗消毒、杀灭有害昆虫、使用消毒剂、煮沸等常用灭菌、患者隔离、正确使用口罩、安全套、正确处理动物咬伤和锐器扎伤的技能;作出与防治传染病相关的正确决定技能、对高危行为的拒绝技能、自我心理调适的技能等生活技能;营养与食品卫生、适量运动、个人、居家、环境、旅行卫生的技能;对传染病预防服务(如免疫规划和传染病治疗)的合理利用和正确就医的技能等。

3. 促使公众形成有益于传染病防治的行为和生活方式　通过开展健康教育,可有效帮助公众养成有益于传染病防治的行为和生活方式,减少传染病传播的风险。这些行为与生活方式包括个人卫生行为、个人防护行为、环境保护,以及合理营养和适量运动等日常健康行为、对传染病防治服务(如免疫规划、自愿咨询检测、预防性服药)的合理利用行为等。这些行为和生活方式可有效降低传染病传播和流行的风险。

(二) 健康促进

健康促进是提高人们管理健康危险因素,防治传染病,保护和促进健康的能力的过程。健康促进通过倡导、赋权和协调,提高个人和社区防控传染病的能力,促使有益于传染病防控的政策出台、支持性环境的创建、技能的普及、动员全民参与、跨部门合作和适宜服务的提

供,防止传染病的传播和流行。

1. 促进有益于传染病防控的政策出台或改革 有关传染病防控的法律法规、政策规划是有效预防控制传染病的重要保证,我国的《传染病防治法》《动物防疫法》《公共场所卫生管理条例》《全国计划免疫工作条例》等法律法规,在规范个人和机构责任、义务和行为,预防控制传染病传播流行方面发挥着重要作用。

2. 促使传染病支持性环境的创建 影响传染病传播的物质环境包括生态保护、环境卫生、疫区管理等,社会环境包括文化、教育、经济收入、政策法规等。

3. 促使人们掌握传染病防控的技能 如个人防护技能、消毒杀虫灭菌的技能、拒绝危险行为的技能、做出有益于传染病防治个人决定的技能等。

4. 动员社区参与 预防传染病是全社会的共同责任,个人、家庭、组织机构、政府和非政府组织等,都需提高对传染病防治工作的关注度和责任感,积极参与。

5. 重新定向传染病防治服务 传染病防治的关键在防,加强传染病防治知识和技能的普及,强化预防接种,加强传染源的早发现、早隔离、早治疗等措施是预防控制传染病传播流行的必要服务。

二、传染病防治健康教育的策略与措施

传染病的健康教育是以传染病防治为主要内容,对人们进行教育的过程。健康教育的策略和方法同样适合于传染病的健康教育,如讲授、咨询、指导、训练、示范、同伴教育、小组学习、专题讲座等,传染病信息的传播可采用大众传播、人际传播、组织传播等传播学方法,同样可以采用倡导、赋权、协调等健康促进的策略与方法。究竟选用何种策略与方法,主要在于希望用健康教育与健康促进的方法解决什么人群、何种和什么场所的传染病的防治问题。

(一)区分不同传染病

不同的传染病有不同的传播途径、易感人群和流行特点,开展传染病防治的健康教育首先应区分不同病种。

1. 肠道传染病 肠道传染病预防的根本措施是粪便管理,避免粪便污染食物、饮水和餐具,加强餐具消毒以及饮食卫生方面的教育,包括消灭苍蝇和蟑螂等病媒生物的教育。

2. 呼吸道传染病 呼吸道传染病防控健康教育的重点是帮助人们养成不随地吐痰、咳嗽打喷嚏时有效遮掩口鼻、及时开窗通风、必要时佩戴口罩、勤洗手、运动健身等良好的行为习惯。

3. 接触传播的传染病 对于接触传播的传染病,做好个人防护、加强个人卫生、做到勤洗手等是重点的教育内容。

4. 血液与性传播疾病 血液与性传播疾病主要通过输血与性行为传播,推荐使用安全套、杜绝吸毒和共用注射器等是健康教育的重点。

5. 昆虫媒介传播的疾病 预防经昆虫媒介传播的传染病,如疟疾、乙脑等,除做好个人防护外,积极防虫、杀虫、灭虫也是有效措施。

6. 母婴垂直传播的疾病 对于母婴垂直传播的传染病,重点是说服目标人群做好产前检查和采取必要的预防阻断措施。

7. 动物源性传染病 对于动物源性传染病,重点是向禽畜养殖、运输、加工和销售人员普及动物防疫知识、动物疫情处理技能和个人防护技能;对于有家养宠物或禽畜者,除了上述内容外,还要帮助其了解国家有关规定,加强动物管理,防止被动物咬伤,并帮助人们掌握

被动物咬伤后的处理技能。

(二) 区分不同人群

1. 传染病患者　传染病患者是指出现传染病症状，经诊断被确诊为患有某种传染病者。传染病患者健康教育应着重帮助其自觉遵从医生的指导和建议，科学、合理利用治疗服务，坚持规范全程治疗，直到完全康复。健康教育的方式主要是在患者住院期间由医务人员对其开展面对面咨询指导。对病原携带者则重点是要促使其遵守健康道德，定期检查，做好职业选择，如，乙肝病毒携带者不适宜从事托幼、餐饮娱乐服务行业。

2. 高危人群　高危人群是指具有感染某种传染病高风险的人群，如吸毒者、卖淫嫖娼者、性乱者。高危人群的健康教育重点是进行行为干预，矫正或去除与传染病发生直接相关的行为习惯。健康教育的任务主要包括：①传播传染病防治知识，帮助高危人群认识到传染病的早期症状和危害，主动参加定期筛检，做到传染病的"三早"（早发现、早隔离和早治疗）；②给高危人群传授行为改变技能，帮助其改变或戒除高危行为（如共用注射针头、不使用安全套）；③增加高危人群的自我防护意识和技能，包括拒绝的技巧、说服的技巧等，以便使高危人群在实施高危行为时做到较好的自我防护；④建立高危人群互助小组：可利用同伴之间的角色认同和人际影响，组织开展同伴支持/教育活动、参与式培训、技能示教等。对于与传染源有过密切接触并有受感染可能者进行健康教育的重点是促使其密切配合防疫部门的措施，接受医学观察或检疫。

3. 普通公众　普通公众传染病防治健康教育的重点是帮助他们提高防病意识，认识传染病的早期症状和危害，掌握必要的自我防护技能，养成有益于传染病预防的行为与生活方式，合理利用传染病预防性服务（如免疫规划服务、筛查等）。而在普通公众中，也要根据文化程度不同、职业不同、获取传染病防治信息渠道和媒体的喜好不同，采取不同的内容和方法。

(三) 区分不同场所

1. 学校　中小学校传染病防治健康教育适合配备教材、分年级进行课堂讲授，从而使青少年学生从小培养传染病防治意识，系统掌握传染病防治的基本知识，养成良好的个人卫生习惯，掌握传染病防治的基本技能。

2. 医院　在医院内适合采用患者集中教育的方法，由医护人员统一讲授传染病的病原、治疗、转归和注意事项，也可在讲授时播放传染病防治视频材料。也可向患者发放传染病防治手册等文字材料，由患者自行阅读学习。另外，医护人员本身也应是传染病健康教育的对象，普通医护人员应掌握基本的传染病知识、个人防护技能和传染病报告方法等。

3. 社区　城乡社区是人们日常生活居住的场所，社区传染病健康教育可在人员经常集中的地点设立固定的传染病知识宣传栏。结合传染病的季节性流行特点，悬挂或张贴传染病防治核心信息标语，会起到警示或提醒作用。也可结合艾滋病日、计划免疫宣传周等卫生日的时机开展街头或室外咨询检测活动。

4. 公共场所　地铁、火车站、商场等人员流动较大的场所，人员逗留时间短，注意力分散，健康教育应做到地点突出、内容简短、材料醒目。适合采用悬挂标语、张贴宣传画等对人们进行警示和提醒。也可设立固定电子显示屏，播放传染病防治相关公益广告或核心信息。

第四节　传染病防治健康教育基本理论与方法

多个健康教育理论被应用在传染病防治的健康教育实践中,包括健康信念模式、行为分阶段变化理论、社会规范理论、理性和计划行为理论等。

一、健康信念模式

健康信念模式(health belief model)是心理动力学理论在健康相关行为干预和改变中的应用。健康信念模式认为,人们只有认识到某种行为后果的危险性、严重性和易感性,帮助人们获得克服行为障碍的信心和自我效能感,才能促使人们产生改变不健康行为或养成健康行为的信念,并最终改变行为,保护和促进健康。

1. 知觉到某种疾病或危险因素的威胁,并进一步认识到问题的严重性　包括:①对疾病严重性的认识(perceived seriousness of the condition):指个体对罹患某疾病严重性的看法(如死亡、伤残、疼痛等)以及对疾病引起的社会后果的判断,如工作烦恼、失业、家庭矛盾、社会关系受影响等,如认识到艾滋病会引起死亡;②对疾病易感性的认识(perceived susceptibility to an ill-health condition):指个体对自己罹患某疾病或陷入某种疾病状态的可能性的认识,包括对医生指导的接受程度和自己对疾病发生、复发可能性的判断等,如认识到不使用安全套有可能引起性病和艾滋病,不正确洗手有可能引起痢疾、甲肝等肠道传染病等。

2. 对采纳或放弃某种行为的后果预期　包括:①对行为益处的认识(perceived benefits of specified action):指人们对于采纳或放弃某种行为后,能否有效降低患病的危险性或减轻疾病后果的判断,包括减缓病痛、减少疾病产生的社会影响等,只有当人们认识到自己的行为有益时,才会自觉地采取行动,如认识到坚持良好的卫生习惯能够有效预防传染病的发生;②对采纳或放弃行为的障碍的认识(perceived barriers to take that action):指人们对采取该行动困难的认识。如有些预防行为花费太大,可能带来痛苦,与日常生活的时间安排有冲突、不方便等。对这些困难的足够认识,是使行为巩固持久的必要前提。

3. 效能期待　也称为自我效能(self-efficacy),即一个人对自己的行为能力有正确的评价和判断,对自己通过行动,克服障碍,最终得到期望的结果具有自信心。如一个人坚信自己能够克服安全套带来的不适感,坚持正确、全程使用安全套。

4. 提示性因素　在具备了上述1~3方面的因素后,人们事先曾接受过的有关该方面的教育、疾病症状、大众媒体传播的信息等,都对人们采取实际行动产生提醒作用。

HBM自创建以来,被广泛地应用于性病、艾滋病、洗手、呼吸道传染病、口罩使用、营养与锻炼等多个领域或主题的健康教育与健康促进项目,包括活动的计划、设计和实施。

二、行为分阶段改变理论

行为分阶段改变理论将行为变化解释为一个连续的、动态的、由5个阶段逐步推进的过程,此过程包括10个认知和行为步骤。在认知层面有6个步骤,即提高认识、情感唤起、自我再评价、环境再评价、"自我解放"和"社会解放",在行为层面有4个步骤,包括反思习惯、强化管理、控制刺激和求助关系。

行为分阶段改变理论认为,人的行为变化通常需要经过以下5个阶段:

1. 无转变打算阶段(pre-contemplation)　在未来6个月中没有改变自己行为的考虑,

或有意坚持不改。要想使一个人产生行为改变的想法(意识),走出此阶段,进入下一个阶段,必须要开展3项工作(过程):①通过传播知识和信息提高行为改变的认知水平(consciousness raising),如可以借助发放结核病危害健康有关知识的小册子、举办有关讲座等,使干预对象产生结核病危害健康的意识;②角色扮演(dramatic relief/role playing),如可以让艾滋病高危人群进行角色扮演活动;③环境再评估(environmental reevaluation):如可以让干预对象意识到如果不改变现状会产生很多社会适应问题,比如参加社交活动的便利性受到限制、周围有很多人都使用安全套等,从而使干预对象产生要进行行为改变的压力。

2. 打算转变阶段(contemplation)　在未来6个月内打算采取行动,改变危险行为。干预对象已意识到了某种行为问题的严重性,也已经清楚改变行为所带来的好处,但也很清醒要改变现状自己所要付出的代价,已考虑要改变这种行为。在此阶段,干预对象开始产生要改变行为的情感体验(self-reevaluation),在内心中对行为改变进行权衡,出现矛盾的心态。

3. 转变准备阶段(preparation)　将于未来1个月内改变行为。干预对象已完全意识到某个行为问题的严重性,已决定要在下个月改变它。有的人已经打算加入减肥培训班、购买有关减肥的书籍、主动向医生咨询等。甚至已经开始部分地尝试某种行为,如肥胖者已开始尝试去散步,但还没有全面实施有效的减肥行为(减少油炸食品和高糖食品的摄入、进行有效的体力活动等)。在此阶段,人们已经完全放弃了不打算进行行为改变的想法(self-liberation),并做出严肃的承诺要进行行为改变,并且也已完全相信自己有能力改变当前的行为。

4. 行动阶段(action)　在过去的6个月中目标行为已经有所改变。干预对象已采取全面行为改变的行动,但改变后的行为还没有持续超过6个月。如肥胖者已全面开始实施减肥计划,每日平衡膳食、不吃油炸食品和油料作物、每天进行有规律的中等强度的运动、每天监测体重变化情况等,但这些行动还没有达到6个月以上,还不能认为已经达到了减肥的理想标准。

5. 行为维持阶段(maintenance)　新行为状态已经维持长达6个月以上,已经达到预期目的,此阶段重要的是要不断增强干预对象的信心。

分阶段改变理论在促进人们参与规律的身体活动、洗手等与传染病防治相关的行为干预的应用方面具有显著效果。

三、理性与计划行为理论

理性与计划行为理论是理性行为理论和计划行为理论的整合。

1. 理性行为理论　该理论的两项基本假设是:①人们大部分的行为表现都是在自己的意志控制下进行的,而且是合乎逻辑的;②人们的行为意向是行为是否发生或转变的直接决定因素。在决定某行为的发生或改变是否发生的心理过程中,最直接的因素是行为意向,即人们是否打算实施这个行为。决定行为意向最重要的因素是个人对此"行为的态度"和"主观行为规范",其中态度由个人对预期行为结果的相信程度和对这个结果的价值判断来决定;主观行为规范由个人的信仰决定。理性行动理论建立了动机、态度、信仰、主观行为规范、行为意向等各种因素和行为之间的逻辑关系。

2. 计划行为理论　该理论是在理性行为理论的基础上,加上一个"自觉行为控制"因素。自觉行为控制是指个人对于完成某行为的困难或容易程度的信念,包括对洞察力和控制力的信念,该信念来自过去的经验和预期的障碍。当一个人认为他拥有的资源与机会越多,所预期的障碍越小,自觉行为控制因素就越强。

由此可见,理性与计划行为理论由"对行为的态度""主观行为规范"和"自觉行为控制"3部分组成。这3者又决定了"行为的意向"和随后的行为改变,人们的一切行为都是人们在综合了自身价值判断、估计了别人可能会产生的看法和综合考虑了社会规范后,经过理性思考最终做出的决定。

3. 理性与计划行为理论的要素　根据理性与计划行为理论的原理,其构成要素主要包括:①行为:指在一定的时间内,一个人在某个环境中采取的有指向性的行动。②意向:是一个人是否采取某种行为的直接决定因素。③态度:一个人对于采取某种行为的积极的或者负性的感觉。④行为信念:指的是一个人对某种特定行为后果的信念和对行为后果的主观估计。⑤规范:一个人关于别人对某种行为的评价的想法。如"我这么做,别人会怎么想?别人也许会认为这么做是不道德的。"⑥遵从信念模式:指的是一个人在权衡了自己的观念模式与别人可能会产生的看法后,所持有的信念模式。如"尽管别人认为这么做不值得,但对于我来说,这么做是很重要的。"

理性与计划理论的主要缺点是,没有充分考虑环境因素对人们行为的影响。另外,有的时候人们可能先是有了某种行为,然后才改变了态度和观念。如《道路交通安全法》规定使用安全带,所以一个人在驾驶机动车时,尽管感觉很不好也不得不照做,但当他习惯了戴安全带后,觉得戴安全带还是很值得的。

四、社会规范理论

每一个社会群体都有自己成文或不成文的规矩或规则,大家共同遵守,违反这个共同规则就得不到大家的认同,会受到群体成员的排斥,甚至会被清除出该群体。这种在一个群体中大家都必须遵守的、成文或不成文的规矩或规则,就称为社会规范。社会规范是一个社会学和社会心理学领域的概念,在很多时候,社会规范主要是通过社会暗示、"潜规则"、心照不宣的形式影响人们的行为,实际上是一个群体的共同价值取向。

社会规范包括:

1. 强制性规范　对实施某些行为必须经过群体的允许的认识。比如,加入基督教,必须要接受洗礼;参加重要的大会或会谈需要穿着正装;在公共场所打喷嚏时遮掩口鼻等。

2. 期望规范　对群体中的其他人如何行事的认识。比如,认为春节期间聚会时人们都会喝酒、其他人在这种情况下都使用安全套等。

3. 公开性规范　文字性或口头性的行为准则。比如,一个国家的法律法规,一个机构的规定和规章制度,公共场所行为规范等。

4. 暗示性规范　没有明确的文字或口头的表述,但当一个人违反时会得到群体反对的信息。比如,在公共场合男女之间过分亲昵的行为,虽然没有明文规定不允许,但如果这么做,会遭到别人的侧目。在公共场所无遮掩的打喷嚏和咳嗽,虽然没有明文规定不允许,但如果这么做,会遭到他人的厌恶。

5. 主观规范　对群体中的重要成员如何看待某个行为的心理预期。

6. 个人规范　个人自身的行为准则。

社会规范不是一成不变的,时间的推移、群体之间的交流、社会的融合都会使社会规范发生改变。社会规范理论可被有效地应用于健康教育与健康促进领域。健康教育工作者的重要任务之一,就是要在不同的群体中,维护已有的、有益于健康的社会规范,消除或改变那些不利于健康的社会规范,创建有益于健康的、新的社会规范。

社会规范理论在防治传染病的健康教育方面,被广泛应用在促进洗手、预防接种行为、安全套使用、药物滥用和性病/艾滋病预防等方面,并取得显著效果。

(田向阳)

参 考 文 献

1. 国家卫生计生委.2013 中国卫生统计年鉴.http://www.nhfpc.gov.cn/htmlfiles/zwgkzt/ptjnj/year2013/index2013.html.

2. 李兰娟,任红.传染病学.北京:人民卫生出版社,2013.

3. Jefferson T,Del Mar C,Dooley L,et al. Physical interventions to interrupt or reduce the spread of respiratory viruses. Cochrane Database Syst Rev,2010,(1):CD006207.

4. Eastwood K,Durrheim D,Francis JL,et al. Knowledge about pandemic influenza and compliance with containment measures among Australians. Bull World Health Organ,2009,87(8):588-594.

5. Jefferson T,Foxlee R,Del Mar C,et al. Physical interventions to interrupt or reduce the spread of respiratory viruses:systematic review. BMJ,2008,336(7635):77-80.

6. Carmel S. The Health Belief Model in the research of AIDS-related preventive behavior. Public Health Rev,1990-1991,18(1):73-85.

7. Janz,NK,Becker MH. The Health Belief Model:A Decade Later,Health Education & Behavior,1984,11(1):1-47.

8. Sheppard BH,Hartwick J,Warshaw PR. The theory of reasoned action:A meta-analysis of past research with recommendations for modifications and future research. Journal of Consumer Research,198,15:325-343.

9. Prochaska JO,Butterworth S,et al. Initial efficacy of MI,TTM tailoring and HRI's with multiple behaviors for employee health promotion. Prev Med,2008,46(3):226-231.

10. Perkins,H. W. The Social Norms Approach to Preventing School and College Age Substance Abuse:A Handbook for Educators,Counselors,and Clinicians. San Francisco:Jossey-Bass,2003.

第二章

呼吸道传染病防治健康教育

第一节　呼吸道传染病防治形势与防控策略

一、呼吸道传染病防治形势

呼吸道传染病是指病原体从人体的鼻腔、咽喉、气管和支气管等呼吸道感染侵入而引起的一类传染性疾病。我国法定的呼吸道传染病包括：乙类的传染性非典型性肺炎（SARS）、人感染高致病性禽流感、人感染 H7N9 流感、麻疹、百日咳、白喉、流行性脑脊髓膜炎、猩红热、肺结核；丙类的流行性感冒、流行性腮腺炎、风疹。其中 SARS、人禽流感采取甲类传染病的预防、控制措施。

呼吸道传染病在世界范围内流行广泛，传播迅速，危害严重，是全球性重要的公共卫生问题之一。我国党和政府高度重视呼吸道传染病防控工作，颁布实施《中华人民共和国传染病防治法》，实行国家免疫规划，开展健康教育与健康促进活动等综合策略，使曾严重威胁儿童健康的麻疹、白喉、百日咳等常见呼吸道传染病得以有效控制，但传染病威胁依然存在。近十多年来 SARS、人禽流感等新发呼吸道传染病在我国的传入和流行，给人群健康和公共卫生带来了新的挑战。

不同的呼吸道传染病临床表现不同，常伴发热、头痛、肌痛、乏力、流涕、咳嗽、咳痰等症状，严重者可发生并发症或死亡。引起呼吸道传染病的主要病原体有病毒、细菌、支原体和衣原体等，90％以上为病毒。呼吸道传染病的传染源为患者和隐性感染者，特别是发病初期的患者（指出现发热、咳嗽、皮疹等症状者），传染性较强。呼吸道传染病好发于冬春两季，其传播途径主要通过空气、飞沫传播，也可通过直接密切接触或间接接触传播。人群对多数呼吸道传染病普遍易感，主要高危人群为儿童、老年人、体弱者、营养不良或慢性疾病患者、过度劳累者等。患有营养障碍性疾病，如维生素 D 缺乏性佝偻病，或护理不当、气候改变和环境不良等因素，则易发生反复上呼吸道感染或使病程迁延。呼吸道传染病的暴发流行好发于托幼机构、学校、养老院和集体单位等人群密集场所。

二、呼吸道传染病防控策略与措施

国家依法对呼吸道传染病防治实行预防为主的方针，采取防治结合、分类管理、依靠科学、动员群众参与的防控策略，综合采取适龄人群预防接种、健康教育与健康促进、

疫情监测和病例管理、环境卫生治理等防控措施。疫苗预防接种是保护个人健康，预防呼吸道传染病的首要措施。适龄人群应按国家扩大免疫程序，接种麻疹、腮腺炎、流行性脑膜炎、白喉、百日咳、卡介苗等国家计划免疫疫苗，也可自费自愿接种流感、B 型流感嗜血杆菌、肺炎链球菌、水痘等疫苗预防相应的呼吸道传染病。通过健康教育与健康促进活动，提高人群的自我保护意识和能力，是预防控制呼吸道传染病的重要策略和措施。

第二节　呼吸道传染病防治健康教育的目的与意义

一、呼吸道传染病防治健康教育的目的

健康教育与健康促进是呼吸道传染病防治的重要策略之一，旨在通过健康教育和健康促进策略和措施，充分动员全社会力量参与，消除或减轻影响健康的危险因素，预防和控制呼吸道传染病传播流行。通过有计划地开展呼吸道传染病防治健康教育，培养公众的传染病预防意识与公共卫生意识；掌握必要的传染病防治的知识和技能；指导人们采纳有益于预防呼吸道传染病的行为和生活方式，维护健康的公共环境，预防呼吸道传染病的流行与暴发。

二、呼吸道传染病防治健康教育的意义

从传染病发生与流行的条件来看，呼吸道传染病的传播与人们的不良卫生习惯或生活方式密切相关。健康教育可以使人们知晓正确的呼吸道传染病防治知识和措施，通过人们加强良好的个人卫生习惯（如勤洗手、勤通风等）来加以预防，从而切断呼吸道传染病的传播途径，是预防麻疹、流行性感冒（简称流感）等呼吸道传染病传播的有效措施之一。健康教育的作用不仅局限于此，通过健康教育，可以增强群众和社区对呼吸道传染病的防范意识，有利于早期发现和报告传染病，正确采取就医行为或疫苗接种，加强个人防护，积极配合卫生部门采取治疗、消毒、隔离等疫情控制措施，从而达到传染源的早期发现和治疗、切断传播途径、保护易感人群的目的。健康教育对于预防与控制呼吸道传染病的传播及避免呼吸道传染病的疫情扩散也是非常重要的。例如流感的防治工作中，通过健康教育，不仅可以使人们主动采取接种疫苗等预防措施防止流感的传播，而且也告诉人们出现哪些早期症状应尽早求医治疗，同时还可以提高患者的自我防护意识，采取打喷嚏掩盖口鼻等方法减少对他人的传播，从而降低和控制流感的流行。

从国家政策和公共卫生管理的角度看，坚持预防为主是我国卫生工作的基本方针，健康教育与健康促进是贯彻这一方针的重要策略。通过健康促进，倡导各级政府部门将健康融入所有政策；通过健康教育普及卫生防病知识，提倡健康文明的生活方式，提高公民防控传染病健康素养，使维护健康成为广大群众的自觉行动，从而减少呼吸道传染病的发生。在呼吸道传染病没有暴发或流行前，通过开展关于呼吸道传染病健康教育，可以提高公众对呼吸道传染病暴发的早期预警与应对能力。在呼吸道传染病暴发和流行后，可以通过对公众开展健康教育，促进公众配合卫生部门采取有针对性的呼吸道传染病防控措施，以有效遏制呼吸道传染病的扩散和蔓延。

第三节　呼吸道传染病防治健康教育的重点内容

一、通用知识要点

(一) 什么是呼吸道传染病

呼吸道传染病好发于冬、春两季,传播迅速、流行性强。常见的有流行性感冒、肺结核、麻疹等。

呼吸道传染病主要通过近距离飞沫传播,患者在咳嗽、打喷嚏、吐痰时可以将病菌散落在空气中或物品表面上,健康人吸入受污染的空气后,就有可能染病。此外,用手接触污染物品后,如果没有洗手,再触摸眼睛、嘴、鼻子,也是呼吸道传染病的重要传播途径之一。

有呼吸道传染病的患者如果在人群密集、通风不好的环境中随意吐痰、打喷嚏或咳嗽,有可能造成很多人染病,导致疾病流行。

多数呼吸道传染病可以通过接种疫苗加以预防,一旦患病在痊愈后可以获得终身免疫。

(二) 主要症状

呼吸道传染病一般起病急,常伴有发热、咳嗽症状,水痘、流脑、麻疹等呼吸道传染病还伴有皮疹。

除发热、咳嗽、流涕等共有特征外,不同呼吸道传染病还有一些特有症状。例如:

1. 流感　一般表现为高热(腋下体温≥38℃)、乏力、头痛及全身酸痛等症状明显,与普通感冒相比,流感的全身症状重,鼻塞、流涕、咽痛等呼吸道症状轻。

2. 麻疹　口腔黏膜有黏膜斑,发病3～5天皮肤出现斑丘疹。

3. 风疹　发热1～2天后皮肤出现红疹,耳后、枕部淋巴结肿大。

4. 流行性腮腺炎　发病1～2天后出现颧骨弓或耳部疼痛,然后出现一侧或双侧腮腺肿大。

5. 水痘　典型水疱皮疹约历时1～6天,斑疹出现后数小时即转化为丘疹、疱疹,分批出现,呈向心性分布,即躯干、头部较多,四肢处较少。

(三) 预防措施

1. 接种疫苗是预防呼吸道传染病的有效手段。儿童应按时完成计划免疫,按时接种麻疹、白喉、百日咳、流脑等疫苗,老年人、体弱者和慢性病患者可以接种流感疫苗预防流感。

2. 要养成勤洗手、不随地吐痰的良好卫生习惯,尽量避免用脏手触摸眼睛、鼻子和嘴。

3. 打喷嚏或咳嗽时,要用手绢或纸巾掩口鼻,或用上臂衣袖遮掩。

4. 居室经常开窗通风,保持室内空气新鲜。

5. 儿童、老年人、体弱者和慢性病患者尽量不到人多拥挤、空气流通不好的公共场所;流行期间少串门访客,到公共场所应戴口罩。

6. 注意饮食营养、加强体育锻炼,提高机体免疫力,可有效预防呼吸道传染病。

7. 如果有发热、咳嗽和打喷嚏等症状,应自觉居家隔离、休息,症状较严重者应及早就诊,做到早发现、早报告、早隔离、早治疗。

8. 呼吸道传染病患者应主动和健康人隔离,咳嗽和打喷嚏时应用纸巾或手帕掩住口鼻,并立即洗手,外出应戴口罩,尽量不去公共场所,防止传染他人。

二、分类教育内容

在通用知识要点的基础上,以需求为导向,可遵循分类教育的原则,根据具体情况,选择教育内容。如针对不同场所:学校和托幼机构、养老机构等,选择使用面向重点人群的信息内容;针对疾病的流行情况:在本地区某一呼吸道传染病的流行季节,选择具体的教育内容加大宣传教育力度;区分不同人群:对患者及其家属、高危人群、公众、医护人员等密切接触者,提供适用的健康教育内容。

无论是哪种呼吸道传染病,开展健康教育都需要把握住三个基本内容:是什么、为什么、如何做。其中,如何做是重要的、必不可少的内容。

【示例】 <center>科普宣传稿:风疹的预防</center>

风疹是由风疹病毒引起的一种常见的急性呼吸道传染病,冬春两季是多发季节。由于风疹的疹子来去得快,如一阵风似的,风疹也因此得名。风疹的传染性强,易感者多为 5 岁以上的儿童,在幼儿园及小学可成批儿童发病。风疹病毒一般通过咳嗽、谈话或喷嚏等飞沫传播,或由患者的口、鼻、眼分泌物直接传染,也可母婴垂直传播,怀孕早期特别是头 3 个月感染风疹后可通过胎盘感染胎儿。

风疹潜伏期一般是 14～21 天。主要临床表现:以发热、全身皮疹为主要特征,常伴有耳后、枕部淋巴结肿大。全身症状一般较轻,病程短,预后良好,得过风疹的人能够获得持久免疫力,重症或引起死亡者少见。但是孕期 3 个月内的妇女患风疹,其胎儿可发生先天性风疹,引起死产、早产、各种先天性畸形等严重损害,因此必须重视孕妇的预防。

风疹的预防措施:①流行季节经常开窗通风,勤晒被褥。②幼儿园、学校加强学生晨检,发现可疑患者及时隔离、报告;教育儿童讲卫生、勤洗手,不用手擦鼻子、揉眼睛,不与他人共用毛巾、口杯。③接种风疹疫苗,保护易感人群。儿童家长要带儿童按照计划免疫程序,按时接种疫苗;妇女在青春期或怀孕前接种疫苗。④孕早期妇女在风疹流行期间避免接触风疹患者。

第四节 呼吸道传染病防治健康教育常用措施与方法

一、面向公众健康教育

社会公众是呼吸道传染病防治知识的广大受众群体,也是呼吸道传染病流行期间的潜在患者和易感人群。要结合本地实际情况,有重点、有针对性地通过多种方式和途径普及呼吸道传染病防治基本知识,倡导科学文明卫生习惯,减少呼吸道传染病对人们的传播和危害。

1. 城乡社区卫生服务机构利用宣传栏、板报、张贴健康传播材料等开展冬春季呼吸道传染病预防的科普宣传,使居民了解常见呼吸道传染病的特征和预防方法,争取做到早发现、早报告、早隔离、早治疗,避免乱投医和乱服药。

2. 保护易感人群,是控制呼吸道传染病的重点,主要措施是预防接种,提高人群预防传染病的能力。尤其要加强农村儿童、流动人口的计划免疫管理和宣传,教育人们主动接种疫苗。

3. 利用大众传媒在重大卫生宣传日进行科普宣传。例如,每年 4 月 25 日全国儿童预防接种宣传日、10 月 15 日世界洗手日等,充分利用传统媒体(如电视、广播、电影、报刊)、纸质媒体(海报、小册子等各类健康传播材料)、新媒体(网站、微博、手机报、手机微信)等方式开展呼吸道传染病防治知识的宣传教育。

二、公共场所健康教育

各类公共场所人群密集,流动性大,是易导致呼吸道传染病流行的场所,加强各类公共场所健康教育,是预防控制呼吸道传染病的重要措施。

1. 各类公共场所要充分利用橱窗、黑板报等固定健康教育阵地,定期更换内容,对服务对象进行日常性健康教育,普及科学卫生知识。

2. 疾病流行期间,宣传普及重大传染性疾病防治知识。例如在商场、宾馆、饭店等大型公共场所向顾客免费发放健康传播材料,利用流媒体、闭路电视等进行流感防治健康教育。

3. 针对重点服务对象,举办专题讲座、开展健康咨询,例如在超市、农贸市场等开展人禽流感相关知识的健康教育,改变高危人群的危险行为,防控人群的感染。

4. 铁路、汽车、客船、飞机等公共交通场所,人员拥挤,往来频繁,健康人与患者混杂,易导致境外呼吸道传染病的传入与流行,是冬春季节针对呼吸道传染病防治开展健康教育的重点场所。

三、重点人群健康教育

1. 针对患者及其家属　医疗卫生机构结合日常诊疗工作开展患者健康教育。如在患者候诊时通过电子屏幕、闭路电视、宣传栏、墙报、图片、手册等宣传普及传染病防治知识,为门诊患者提供健康教育处方等。重症患者住院治疗期间,医生应及时告知患者及其家属病情及防治措施,这有助于患者配合治疗和疾病康复。

2. 针对儿童、学生、孕妇、老年人、慢病患者等高危人群　在幼儿园、学校、妇幼保健机构、养老机构、社区生活小区等重点场所,运用开设健康教育课程、健康讲座、发放健康传播材料、健康义诊与咨询等常用形式,开展有针对性的健康教育活动,进行行为指导和行为矫正。例如,指导人们如何在打喷嚏时正确掩盖口鼻,教会学生如何正确洗手。

3. 针对流动人口　城市流动人口通常居住聚集,因其劳动强度大、健康观念差、居住空间相对狭小,使呼吸道传染病传播机会大大增加。流动人口健康教育的重点是提高对呼吸道传染病的认知,加强自我防护,出现可疑症状及时就诊。利用岗前培训、班组会议,组织同伴教育等,都是有效的方式方法。

第五节　流感防治健康教育

一、流感防治健康教育知识要点

(一) 核心信息

1. 流行性感冒是由流感病毒引起的急性呼吸道传染病。

2. 培养良好的生活卫生习惯,提高机体免疫力。

3. 流行季节尽量少去公共场所，做到勤洗手，外出要戴口罩。

4. 重点人群接种流感疫苗是预防流感的最有效手段。

5. 得流感后注意自我隔离，遵医嘱进行适当治疗，不滥用抗生素。

（二）知识要点释义

1. 何谓流感　流感是由流感病毒引起的急性呼吸道传染病。流感传染性强，传播速度快，呈季节性流行，我国北方的冬春季、南方的冬春季和夏季是流感高发季节。

2. 易感人群　人群对流感病毒普遍易感，感染率最高的通常是青少年。流感发病率高但病死率低，死亡者大多为年迈体衰、年幼多病、孕妇或有慢性基础疾病者等高危人群。流感病毒变异和重配也会导致流感出现流行或大流行，如 2009 年发生的甲型 H1N1 流感就是由一种新型流感病毒引起的。

3. 流感的传播途径　患者和隐性感染者是流感的主要传染源，主要通过其呼吸道分泌物的飞沫传播，也可以通过接触传播。流感患者或隐性感染者说话、咳嗽、打喷嚏时会喷出带有流感病毒的飞沫，吸入这样的飞沫就可能被感染。接触了含有流感病毒的鼻涕、唾液、痰液等污染过的日常用品，如碗筷、水杯、电话等，然后又接触自己的口、鼻，也有可能被感染。流感患者从潜伏期末到发病的急性期都有传染性。

4. 如何预防流感　平时要保持室内空气清新，注意通风；养成良好的个人卫生习惯，勤洗手，尽量避免用手触摸眼睛、鼻和口；咳嗽、打喷嚏时用手帕或纸巾掩住口鼻，或用上臂衣袖遮掩；均衡饮食、适量运动、充足睡眠、避免过度紧张和疲劳；在流感流行期间，尽量不到人多拥挤、空气流通不好的公共场所；到公共场所应戴口罩。

接种流感疫苗是预防流感及其并发症的最有效手段，孕妇、老年人、婴幼儿、慢性病患者等流感高危人群可在每年流行季节来临前接种 1 次流感疫苗预防流感。

由于流感病毒容易发生变异，每年生产的疫苗只针对当年流行的流感病毒，因此，流感疫苗应每年接种才能获得有效保护。

5. 得了流感怎么办　流感潜伏期短，通常为 1～3 天。主要临床表现：发病急，轻症流感常与普通感冒表现相似，但其发热和全身症状更明显。单纯的流感是一种自限性疾病，病程一般在一周左右，预后良好。孕妇、婴幼儿、原有慢性心肺疾患和老年患者预后较差，患流感后出现严重疾病和死亡的风险较高。

（1）目前已有特异性抗流感病毒药物。在发病 36 小时或 48 小时内尽早开始抗流感病毒药物治疗。使用抗病毒药物的种类和剂量，要听从医生的意见。

（2）遵照医嘱合理使用对症治疗药物。避免盲目或不恰当使用抗菌药物。仅在流感并发细菌性肺炎、中耳炎和鼻窦炎等情况时才可以恰当、合理的选用抗生素。

（3）病情较轻者在家中静养，不要上班、上学或去其他人群密集的公共场所，避免传染他人；多喝白开水，注意营养，吃清淡易消化的食物；外出或与他人接触时应主动戴上口罩；咳嗽、打喷嚏时应用手帕或纸巾掩住口鼻。

（4）密切观察病情变化，尤其是老年和儿童患者。病情严重者，及时到医院就诊治疗。

二、流感防治健康教育常用措施和方法

1. 常用健康教育措施与方法，见本章第四节。

2. 常用的宣传教育形式举例

（1）张贴卫生宣传画、宣传标语等：在社区、学校、单位等地的宣传栏张贴生动有趣、简洁

明了的宣传画,使群众能够通过观看学习到流感相关的防治知识。

(2)张贴宣传标语:

"养成良好卫生习惯、预防流感人人有责"

"勤通风、勤洗手、多喝水、打疫苗"

"接种流感疫苗　享受健康生活"

"关爱健康　预防流感"

(3)开展知识竞赛:在有条件的学校、单位或者社区中开展流感防治知识竞赛,通过竞赛的形式让大家掌握流感防治知识。

(4)利用重大卫生主题宣传日:开展义诊与咨询,免费发放流感防治小册子、折页、传单、口罩等。

第六节　麻疹防治健康教育

一、麻疹防治健康教育知识要点

(一)核心信息[来自《麻疹诊断》(WS 296—2017)]

1. 麻疹是由麻疹病毒引起的急性呼吸道传染病,多发生于5岁以下儿童,可诱发肺炎、中耳炎和心肌炎等并发症,严重时可危及生命。

2. 麻疹传染性强,易在儿童聚集的场所如幼儿园、学校等发生流行。

3. 吸入麻疹患者咳嗽、打喷嚏时喷出的飞沫,或与麻疹患者密切接触,就有可能被感染。

4. 麻疹患者应与他人隔离,外出时应佩戴口罩,防止传染他人。

5. 接种麻疹疫苗是预防麻疹最有效的方法。

6. 儿童聚集场所出现多例皮肤出疹患儿,应及时向当地疾病预防控制中心报告。

(二)知识要点释义

1. **什么是麻疹**　麻疹是由麻疹病毒引起的急性、全身性、出疹性呼吸道传染病,四季均可发病,以冬末春初为多见,其传染性极强,未患过麻疹或未成功免疫的人均易感,儿童是主要易感人群。在疫苗前时代,麻疹呈世界性分布,是危害儿童生命健康极其严重的传染病之一。开展计划免疫后,全球及我国麻疹发病率急剧下降,但麻疹依然是严重威胁我国儿童健康的传染病之一。目前,麻疹尚无特效药,肺炎是小儿感染麻疹最常见、最严重的并发症,重症肺炎可引起心力衰竭,严重者危及患儿生命。

2. **麻疹是怎么传播的**　患者是麻疹唯一的传染源,出疹前后5天内均有传染性,尤其是潜伏期末期和出疹早期的传染性最强。麻疹病毒主要通过空气飞沫传播。患者经打喷嚏、咳嗽、讲话将病毒播散到空气中,易感者吸入病毒后可感染。

3. **麻疹的临床症状**　麻疹临床表现以发热、流涕、打喷嚏、咳嗽、眼结膜炎、口腔黏膜出斑及全身皮肤红色斑丘疹等为主。麻疹的病程可分为:

(1)潜伏期:约10天(7~21天)。在潜伏期内可有轻度体温上升。

(2)前驱期(出疹前期):一般2~4天。主要表现有:发热,体温可达38℃,甚至更高;流涕、喷嚏、咳嗽及流泪、畏光、眼结膜炎等症状。发热2~3天后,口腔颊黏膜周围可见有红晕的蓝白色斑点,称柯氏斑,是麻疹早期诊断的标志。

(3)出疹期:发热2~5天后可出现特征性皮疹:自耳后、发际、前额、面、颈部开始自上而下波及躯干和四肢手掌足底,为玫瑰色丘疹,疹间有正常皮肤。出疹时体温达到高峰,全身症状加重。

(4)恢复期:若无并发症,皮疹出齐后体温开始下降,进入恢复期。皮疹出齐后,依出疹顺序逐渐隐退,色变暗,有色素沉着及糠皮样脱屑,2~3周消退。疹退同时体温随之下降到正常,病情自愈。若无肺炎、喉炎、脑炎等严重并发症者,预后良好。患病后可获得持久的免疫力,多数人可终身免疫。

4. 麻疹的预防

(1)接种麻疹疫苗是预防麻疹的最有效方法:麻疹疫苗接种时间为出生的第8个月龄和18~24个月龄各接种一次。预防接种前,家长务必将孩子的身体健康状态如实告知接种医生。由于大龄儿童和成人麻疹发病率呈上升趋势,建议五年内没有接种过麻疹疫苗的40岁以下的人员也应积极接种。

(2)控制传染源:加强对患者的管理,坚持早发现,早诊断,早隔离,早治疗。麻疹患者应进行居家或医院隔离,原则上隔离至出疹后5天,并发肺炎者延长至10天。麻疹患者外出就诊时要戴口罩,尽量减少到人多拥挤、空气流通不畅的公共场所,避免传染他人。

(3)保持良好的个人卫生习惯:注意室内空气流通,开窗通风,晾晒被褥。注意防寒保暖,平衡饮食,加强体育锻炼,增强体质。

(4)尽量不要到人口拥挤、空气流通比较差的公共场所,尤其要注意加强对8月龄以内的、还未到疫苗接种年龄的婴幼儿的保护。如果不得不去,一定要做好个人防护,如戴口罩等,以减少感染麻疹的机会。

5. 麻疹的治疗　麻疹是麻疹病毒引起的疾病,目前尚未发现有直接杀死麻疹病毒的特效药。患麻疹时,需要精心护理,防止并发症,并加强支持疗法。具体应注意以下几点:

(1)隔离:一般患者应在家隔离对症治疗至出疹后5天。如出现肺炎、喉炎、脑炎等并发症时应住院隔离治疗。与患者密切接触者应医学观察3周。见图2-1。

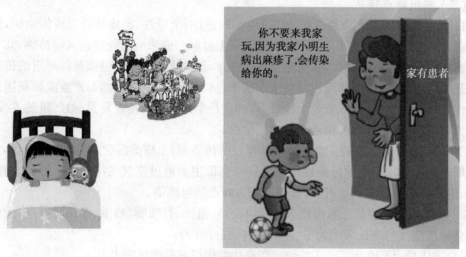

图 2-1　麻疹患者居家隔离
(来自嘉兴市疾病预防控制中心)

(2)卧床休息,室内保持清洁、温暖、空气流通,光线不宜过强。见图2-2。

(3)加强护理:细心的护理是患者顺利康复的重要条件。前驱期及出疹期高热时,可冷

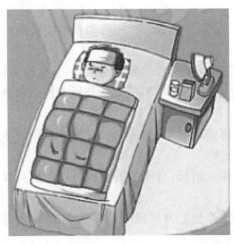
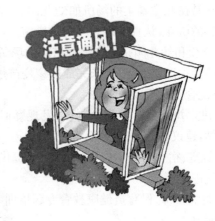

图 2-2　家庭护理-1
（来自嘉兴市疾病预防控制中心）

敷头部或必要时用少量退热剂,切忌大量发汗与急速降温;让孩子多喝水,给予易消化而富有营养的流质或半流质饮食;保持皮肤清洁,常用温水擦净鼻子保持清洁,用生理盐水漱口,用眼药水或抗生素眼膏保护眼睛。见图 2-3。

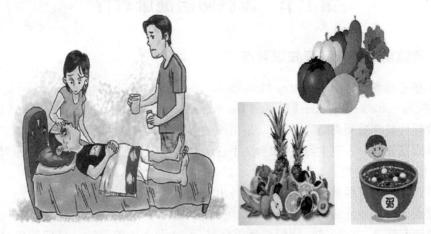

图 2-3　家庭护理-2
（来自嘉兴市疾病预防控制中心）

(4)除非合并肺炎细菌感染时,无需常规应用抗生素。

二、健康教育常用措施和方法

(一) 开展重点人群健康教育

麻疹是 5 岁以下儿童常见的呼吸道传染病。围绕麻疹防治的健康教育,重点人群是准妈妈、新妈妈以及儿童的奶奶姥姥等主要看护人。常采用的方式是结合孕妇学校或儿童预防接种日开展健康教育活动。可以在医院妇产科、儿科门诊和预防接种点举办健康课堂,面对面指导或咨询,发放宣传彩页、科普资料等;也可以在每年 4 月 21 日"全国儿童预防接种宣传日"通过媒体、社区宣传栏、墙报等广泛宣传。

（二）开展重点场所健康教育

麻疹易在儿童聚集的场所如幼儿园、学校等发生流行。幼托机构和学校需提高对麻疹流行危害的认知，认真做好各项防护措施。

1. 学校和幼儿园是人口高度密集的场所，为减少麻疹的发生与流行，日常应做好入托、入学查验接种证工作，发现未完成麻疹疫苗规定接种的儿童，应立即与所在地的预防接种点联系，并配合安排好及时补种。

2. 建立并认真落实晨检制度，发现疑似麻疹患者应及时报告，对确诊麻疹的学生应劝阻其上学，建议做好居家隔离，并配合好应急接种。

3. 教室、宿舍等场所应该经常通风，提供湿式清扫，有条件的学校可以定期对教室和宿舍内空气进行消毒。

4. 组织教师、保育员健康教育专题培训，提高他们开展健康教育活动、对学生进行行为指导的能力。

5. 举办健康讲座、主题班会、给儿童讲故事、看图说话、做洗手游戏等，开展适应儿童学习特点的健康教育活动，普及麻疹防治知识，培养良好生活习惯。

6. 如出现多例发热伴感冒样症状、皮疹等表现的患儿，尤其是发病前有其他患儿接触史的，极有可能发生了麻疹流行，应及时向当地疾病预防控制中心报告。

第七节　流脑防治健康教育

一、流脑防治健康教育知识要点

（一）核心信息（来自 Laboratory Methods for the Diagnosis of Meningitis caused by Neisseria meningitidis, Streptococcus pneumoniae, and Haemophilus inf luenzae, WHO Manual, 2nd Edition）

1. 流行性脑脊髓膜炎简称"流脑"，是由细菌感染引起的急性呼吸道传染病。

2. 养成良好的个人卫生习惯，如勤洗手、打喷嚏、咳嗽时使用手帕，不直接面对他人等，可以减少传播、感染的机会。

3. 冬春流行季节尽量少去公共场所，外出要戴口罩。

4. 重点人群接种流脑疫苗是预防流脑的有效手段。

5. 流脑起病急，出现发热、剧烈头疼等症状后，立即去医院就诊。早期发现、早期治疗可以减轻症状、防止死亡。

6. 与流脑患者的密切接触者要接受医学观察，在医生指导下预防性服药。

（二）知识要点释义

1. 什么是流脑　流脑是由脑膜炎奈瑟菌感染引起的急性呼吸道传染病。致病菌由鼻咽部侵入血液循环，形成败血症，最后局限于脑膜及脊髓膜，形成化脓性脑脊髓膜病变。本病特点是传染性强，隐性感染多；起病急，病情重，常表现有高热、剧烈头痛、呕吐、皮肤瘀点及颈项强直等脑膜刺激征；病后幸存者中少数可留有智力障碍、听力损伤等后遗症。

2. 流脑是怎么在人群中传染的　流脑全年均可发生，以冬春季节发病较多。带菌者和患者是传染源。病原菌主要通过带菌者和患者咳嗽、喷嚏、说话等形式，随飞沫进入易感者呼吸道引起感染。

人群对脑膜炎奈瑟菌普遍易感。中国曾是流脑的高发国家，随着流脑疫苗的广泛接种，流脑的发病率已降至很低的水平,但是流脑的病死率居高不下,大约在5%～18%之间。当前在局部地区仍有流脑集聚性疫情报告,主要发生在学校,流脑病例中低于15岁人群发病数占发病总数的60%以上。因此,加强流脑局部地区重点单位和重点人群的疾病监测和提高疫苗接种率,是防控流脑的重要策略。

3. 流脑的临床表现　流脑的潜伏期一般为2～3天,短则数小时,最长潜伏期可达10天以上。根据临床表现,流脑病例主要分为普通型、暴发型和轻型三种。

(1)普通型:约占90%。病程可分为上呼吸道感染期、败血症期和脑膜炎期三个阶段。在上呼吸道感染期,有发热、咽痛、鼻炎和咳嗽等上呼吸道感染症状;败血症期表现为恶寒、高热、头痛、呕吐、乏力、肌肉酸痛、神志淡漠等,约70%患者出现瘀点、瘀斑;脑膜炎期多与败血症期症状同时出现。发病后24小时,除高热外,主要表现为剧烈头痛、呕吐,可呈喷射性,烦躁不安,严重者可昏迷。婴幼儿多不典型,高热、拒食、烦躁、啼哭不安外,惊厥、腹泻及咳嗽较成人多见。

(2)暴发型:病情凶险,进展迅速,发病6～24小时内即出现休克、昏迷、抽搐等症状,可危及生命,病死率高。

(3)轻型:临床表现为低热、轻微头痛、咽痛等上呼吸道感染症状;皮肤黏膜可有少量细小出血点;亦可有脑膜刺激征。脑脊液可有轻度炎症改变。

(4)流脑并发症及后遗症:可引起耳聋、失明、眼神经麻痹、瘫痪、精神异常和脑积水等后遗症。

4. 如何预防流脑

(1)接种脑膜炎球菌疫苗是预防流脑的主要措施。接种含不同血清菌群成分的脑膜炎球菌疫苗可预防相应菌群的脑膜炎球菌引起的流脑。

(2)流脑病菌对日光、干燥、寒冷、湿热及消毒剂耐受力很差,所以要注意个人和环境卫生,保持室内的清洁,勤洗勤晒衣服和被褥;保持室内空气流通、新鲜。流行期间应尽量避免大型集会及集体活动,不要带孩子到患者家去串门,尽量不带孩子去公共场所如商店、影剧院、公园等游玩;如非去不可,应戴上口罩。

(3)改善居住、工作环境的拥挤状况,经常通风换气,特别是幼儿园、学校、工地等人群聚居场所。

(4)对已感染患者,应做到早期发现,早确诊,早报告,就地隔离、治疗。早期发现、早期治疗可以减轻症状、防止死亡。

(5)保护密切接触者。密切接触者主要包括同吃、同住人员。出现病例后,对家庭成员、医护人员及其他密切接触者密切观察,一旦出现发病迹象(发热),即应进行治疗,以免延误。密切接触者要在医生指导下预防性服药。幼儿园、学校出现病例后,即使不是密切接触者,最好也要在医生指导下服药预防。服药不仅可防止发病,也可消除带菌状态,阻断传播。

二、流脑防治健康教育常用措施和方法

流脑防治健康教育的重点人群是儿童青少年。重点场所是托幼机构、学校、流动人口聚集的工地等。用于流感和麻疹等常见呼吸道传染病防治健康教育的措施和方法,如媒体宣传、利用重大卫生宣传日、利用预防接种时机,对重点场所、重点人群进行宣传教育,等等,同样适用于流脑防治的健康教育工作。

(朱贞　杨静　王慧玲　邵祝军　高源)

参 考 文 献

1. 流行性脑脊髓膜炎诊断标准(WS 295-2008).
2. 田向阳,程玉兰.健康教育与健康促进基本理论与实践.北京:人民卫生出版社,2016.
3. 王国强.中国预防控制 60 年.北京:中国人口出版社,2015.
4. 米光明.护理健康教育学.第 2 版.北京:人民军医出版社,2013.
5. 黄敬亨.健康教育学.第 5 版.上海:复旦大学出版社,2011.

第三章

肠道传染病防治健康教育

第一节 肠道传染病防治形势与防控策略

一、肠道传染病防治形势

肠道传染病是病原体经口侵入肠道并能由粪便排出病原体的一类传染病。肠道传染病在世界范围内,尤其是发展中国家流行广泛,危害严重,是当今全球性重要的公共卫生问题。急性肠道传染病起病急、传播快、波及范围广,可以引起流行、暴发,危害人民身体健康,甚至影响经济发展和社会安定。历史上,霍乱、伤寒的流行曾经给人类造成重大的灾难。20世纪末期以来,手足口病的广泛流行给儿童健康带来新的威胁;肠出血性大肠杆菌0157:H7感染性腹泻在我国部分地区的暴发流行,成为又一重要的公共卫生挑战。我国法定报告的肠道传染病包括甲类的霍乱、乙类的细菌性和阿米巴痢疾、伤寒和副伤寒、病毒性肝炎中的甲肝和丙肝,丙类的包括除上述疾病以外的感染性腹泻、手足口病等疾病。肠道传染病可导致儿童营养不良、生长发育障碍和成人劳动力损失。

肠道传染病病原体复杂多样,主要有细菌、病毒和寄生虫三大类,不同病原引起的疾病传播方式与流行病学特征相似,主要通过粪-口途径传播。人群普遍易感,感染后虽可获得一定程度的免疫力,但多不稳固和持久。肠道传染病在一年四季都可发生,但在我国一些肠道传染病发病具有明显的季节性,如细菌性痢疾的发病高峰一般在夏秋季节,而轮状病毒、诺如病毒引起的腹泻以秋冬季节发病较多。感染性腹泻的主要受害对象是儿童,这也是5岁以下儿童的主要致死原因之一。

二、肠道传染病的防控策略

肠道传染病由于病原复杂,来源广泛,防控难度较大。目前多数肠道传染病尚没有理想的疫苗,一般采取是"防制并重,以防为主,标本兼治,综合治理"的防控策略,综合采取健康教育与健康促进、病例监测和管理、饮食卫生监督管理、环境卫生治理等防控措施。其中积极开展爱国卫生运动,搞好环境卫生,及时清除、处理垃圾和人畜粪便,发动群众开展除四害运动,既是我国卫生工作基本方针,也是肠道传染病防控最为重要的措施。其关键是做好"三管一灭"工作,即饮食、饮水、粪便卫生管理和消灭苍蝇、蟑螂,并通过健康教育提高公众健康素养水平,讲究个人卫生,做到"勤洗手、吃熟食、喝开水",严格把好"病从口入"关。

第二节　肠道传染病防治健康教育的目的与意义

一、肠道传染病防治健康教育的目的

健康教育与健康促进是肠道传染病防治的重要策略之一,旨在通过健康教育和健康促进策略和措施,充分动员全社会力量参与,消除或减轻影响健康的危险因素,预防和控制肠道传染病传播流行。肠道传染病健康教育是以肠道传染病防治为主要内容对人们进行教育的过程,其目的在于通过信息传播和行为干预,向公众传播普及防控肠道传染病的相关科学信息;帮助公众和有关重点人群树立科学认识、积极预防的正确态度,提高自我防控能力;指导公众采纳有益于预防肠道传染病的行为和生活方式。

二、肠道传染病防治健康教育的意义

肠道传染病防治的关键是治疗或控制传染源、切断传播途径和保护易感人群,而这三个环节中的任何一个都离不开健康教育与健康促进策略的综合运用。

肠道传染病防治健康教育的意义在于:首先,动员相关部门和全社会关注肠道传染病防治工作,形成肠道传染病防治工作良好的社会氛围,争取更多的社会资源参与到肠道传染病防控工作。第二,在公众中广泛开展肠道传染病防治健康教育,可以普及肠道传染病防治知识,增强公众预防肠道传染病的意识,养成良好的卫生习惯,减少感染肠道传染病的风险。第三,通过对患者开展健康教育活动,使患者及家属充分了解肠道传染病基本知识,提高患者的治疗依从性,同时自觉采纳个人、家庭隔离防护措施,提高防治传染病的责任感和道德感,从而大大提高肠道传染病防治效果。

第三节　肠道传染病防治健康教育的重点内容

肠道传染病防治健康教育重点内容分为面向所有人群和面向重点人群的知识要点两大类。其中面向所有人群的知识要点是通用的健康信息。在开展健康教育工作时,在通用知识要点的基础上,可根据具体情况,如针对学校和托幼机构、医疗机构等,选择使用面向重点人群的信息内容。

一、通用知识要点

(一)什么是肠道传染病

肠道传染病是由细菌和病毒等病原感染引起的以消化道症状为主的传染性疾病。常见的有霍乱、细菌性痢疾、伤寒、感染性腹泻、手足口病等。夏秋季是肠道传染病发生和流行的高峰季节,这些疾病发病急、传播快、传染性强、危害性大,如不及时采取有效的预防控制措施,很容易造成肠道传染病的流行。

(二)肠道传染病的传染源和传播途径

肠道传染病的传染源是肠道传染病患者和病原携带者,其粪便和呕吐物中带有的大量致病菌从体内排出,污染周围环境和水源。肠道传染病可通过水、食物、日常生活接触和苍蝇等媒介进行传播。

1. 经水传播　如果生活饮用水源被肠道传染病患者和病原携带者排出的粪便、呕吐物污染或在水中洗涤患者的衣裤、器具、手等,都容易造成水源污染,可引起霍乱、伤寒、细菌性痢疾等疾病的暴发流行。

2. 经食物传播　食品在加工、储存、制作、运输、销售等过程中,被肠道传染病的病原体污染,可造成局部的流行和暴发流行。

3. 接触传播　通过握手、使用或接触患者的衣物、文具、门具、门把手、人民币等造成病原体传播。

4. 昆虫传播　有些肠道传染病的病原体可在苍蝇、蟑螂等媒介昆虫体内存活一段时间,并随着昆虫的活动进行传播。

(三)肠道传染病的人群易感性

人群普遍易感。

(四)影响肠道传染病发病的因素

肠道传染病的发病和流行是众多因素综合作用的结果。主要有社会因素和自然因素两大类。社会因素如居民的生活条件、卫生设施、风俗习惯等;自然因素如气温、降雨量、相对温度、水旱灾害等,均可直接或间接影响肠道传染病的发病强度。另外,个人卫生习惯、机体免疫水平及病原体变异或传入新菌型等,对发病强度影响也很大。

(五)肠道传染病的主要症状

肠道传染病一般临床症状主要有恶心、呕吐、腹痛、腹泻、食欲不振等胃肠道症状,有些可伴有发热、头痛、全身中毒症状。症状的轻重要看感染的是哪种细菌和病毒,有些肠道传染病来势十分凶险,如霍乱和中毒性细菌性疾病、食物中毒等,细菌在人体内大量的生长繁殖,毒素迅速进入人体血液,若不及时治疗,可引起严重的并发病,导致多器官衰竭而死亡。

(六)易发肠道传染病的季节及其原因

夏秋季节是肠道传染病的高发季节。夏秋季高温潮湿的气候,很适合苍蝇和病菌的繁殖生长;食物容易腐败变质,引起急性中毒;雨水充足,易污染水源,造成疾病的水源性传播;夏秋季人们喜爱生食瓜果,如洗涤消毒不彻底易患肠道传染病;出汗多,水和盐分丢失增多,喜欢开电扇和空调睡眠容易着凉造成机体抵抗力下降等,也是导致肠道传染病易发的因素。

但2013年以来,我国其他感染性腹泻病暴发多以诺如病毒暴发疫情为主,尤其是2014年冬季以来,诺如病毒暴发疫情大幅增加,显著高于历年水平,主要发生在学校、托幼机构和医疗机构等人群聚集场所。诺如病毒具有明显的季节性,人们常把它称为"冬季呕吐病",常发生在10月至第二年3月的冬春季节。

(七)预防肠道传染病要做到"六要""六不要"

1. "六要"　食物要新鲜、要煮熟煮透;食具(碗、筷、汤勺等)要煮沸消毒;要消灭苍蝇;饮用水要消毒,生吃瓜果应洗净,用开水烫过或削去皮;饭前便后要洗手,搞好个人及环境卫生;发现腹泻患者要及时报告医院、及时就医。

2. "六不要"　不要吃生腌的海产品;不要喝生水;不要吃苍蝇叮爬过而未重煮的食物和腐败变质的食物;农村不要在河里、井边洗刷马桶、粪具和吐泻患者的衣服、污物;不要到有急性肠道传染病病菌和病毒的河里去游泳、洗澡;不要到急性肠道传染病患者家去串门。

(八)预防肠道传染病,要把好"病从口入"关,做好"三管一灭"

1. 管好饮食　不吃腐败变质的食物;不吃苍蝇叮爬过的食物;不暴饮暴食;饭前便后要洗手;隔夜的饭菜和买回来的熟食要重新煮沸;餐具、食物要防蝇;餐具要煮沸消毒;生熟刀板要分开;生食瓜果要洗涤消毒;杜绝生吃水产品。

2. 管好水源　自来水要按规定消毒;不喝生水;不到被污染的河、塘水中取水、洗澡;不在河边洗刷肠道传染病患者的衣服、用具和便桶;防止粪便、农药、脏水污染水源;使用河水的地方,应划分饮水段和用水段。

3. 管好粪便　粪便要进行无害化处理;不施鲜肥;患者的呕吐物和排泄物未经消毒,不得乱倒。

4. 消灭苍蝇　保持室内外环境卫生,消除和控制苍蝇孳生地;采取各种措施消灭苍蝇、蟑螂、老鼠。

二、面向重点人群知识要点

(一) 学校和托幼机构

1. 每日进行晨检,发现可疑患者时,要采取立即送诊、居家观察等措施;对患者所用的物品要立即进行消毒处理;

2. 出现聚集性病例时,建议适当停课;

3. 教育、指导学龄儿童、中小学生养成正确洗手等良好的卫生习惯;老师要保持良好的个人卫生状况;

4. 教室和宿舍等场所要保持良好通风;定期对托幼机构和学生个人卫生用具(水杯、毛巾等)、餐具等物品进行清洗消毒;

5. 定期对活动室、寝室、教室、门把手、楼梯扶手、桌面等物体表面进行擦拭消毒;

6. 每日对厕所进行清扫、消毒,工作人员应戴手套,工作结束后应立即洗手;

7. 积极配合卫生部门采取肠道传染病防控措施。

(二) 医疗机构

1. 各级医疗机构应加强预检分诊,专辟诊室(台)接诊发热、出疹的病例。增加候诊及就诊等区域的清洁消毒频次,室内清扫时应采用湿式清洁方式;

2. 医务人员在诊疗、护理每一位病例后,均应认真洗手或对双手消毒,或更换使用一次性手套;

3. 诊疗、护理肠道传染病病例过程中所使用的非一次性仪器、体温计及其他物品等要及时消毒;

4. 对住院患者使用过的病床及桌椅等设施和物品必须消毒后才能继续使用;

5. 患者的呼吸道分泌物和粪便及其污染的物品要进行消毒处理。

(三) 儿童家长及看护人

1. 饭前便后、外出回家后要用肥皂或洗手液等给儿童洗手;看护人接触儿童前、替幼童更换尿布、处理粪便后均要洗手;

2. 儿童生活用品要及时清洗、暴晒或消毒;注意保持家庭环境卫生,居室要经常通风,勤晒衣被;

3. 不要让儿童喝生水、吃生冷食物;

4. 肠道传染病流行期间不宜带儿童到人群聚集、空气流通差的公共场所;避免接触患病儿童;

5. 儿童出现腹泻症状要及时到医疗机构就诊;

6. 居家治疗的患儿避免与其他儿童接触,以减少交叉感染;父母要及时对患儿的衣物进行晾晒或消毒,对患儿粪便及时进行消毒处理。

第四节　肠道传染病防治健康教育策略与方法

一、肠道传染病防治健康教育策略

(一) 社会动员,构建完善的肠道传染病健康教育组织体系

1. 政府部门给予政策支持,为健康教育工作提供必要的资金。卫生行政部门做好组织协调以利于健康教育的计划实施。

2. 疾病预防控制中心/健康教育机构承担着开展健康教育的重要职责。要依据卫生行政部门及上级部门的要求,组织开展本地防控肠道传染病健康教育工作;做好上级部门传播材料的接收与转发;根据本地实际情况制作各种肠道传染病的健康教育资料;提高对疫情的快速反应能力,及时开展应急宣传教育;配合有关媒体如广播、电视、报纸等做好日常宣传教育;对辖区健康教育专兼职人员开展包括肠道传染病防控知识、相关传播材料使用及效果评估的培训;对健康教育工作进行督导检查、技术指导和效果评估。必要时直接深入重点地区、重点人群开展健康教育工作,组织社区、单位通过宣传栏、展板、专题讲座、发放传播材料等方式普及防病知识,有针对性地开展知识讲解和行为指导。

3. 爱卫办要组织开展爱国卫生运动,督促机关、学校、企事业单位、街道、乡镇政府搞好环境卫生。引导群众树立良好的卫生意识,克服随地大小便、乱扔垃圾等生活陋习,养成良好的卫生习惯。

4. 各级各类医疗卫生单位要加强对肠道传染病防控的宣传教育,疫情流行地区的医疗机构要及时开展针对患者及其家属的知识传播和行为指导。

5. 城乡基层社区卫生服务机构对街道、乡镇居民开展健康教育,充分发挥基层网络的作用,通过专栏、展板、发放传播材料等多种形式,普及肠道传染病防治知识。必要时配合社区、村进行宣教资料分发入户,提高群众自我防范意识和自我保护能力。

(二) 需求评估,确定优先解决的肠道传染病问题

根据当地肠道传染病防控工作有关的问题及其严重程度,确定优先和重点开展肠道传染病健康教育的内容。如饮水卫生问题,食品卫生问题,环境卫生问题,当地肠道传染病的流行季节、高危人群及其行为问题,等等。根据需求评估,确定健康教育目标,制订肠道传染病防治健康教育计划。

(三) 综合干预,开展多渠道、多种形式的健康教育活动

从社会公众的需求出发,结合当地的实际情况,采用人际传播与大众传播相结合的综合干预方式,充分利用当地现有的条件,将最急需的健康信息及时传播到目标人群。

(四) 督导评估,提高健康教育的成效

肠道传染病健康教育督导评估工作是整个健康教育工作重要一环,对提高健康教育工作成效具有非常重要的现实意义。

1. **督导评估对象**　各级政府部门,基层卫生工作人员、健康教育人员和社会公众。

2. **督导评估内容**　政府部门责任制建立和实施情况,健康教育机制建设和人员培训情况,健康教育活动开展情况、宣传材料张贴和发放情况,社会公众肠道传染病知识知晓率和行为形成率。

3. **督导评估方法**　采取查阅工作档案(包括文件、会议记录、工作记录、照片等)、座谈

及个人访谈、现场观察、问卷调查等定性和定量相结合的方法进行。督导评估结果要及时向有关部门反馈。

二、肠道传染病防治健康教育的常用方法

不同类型肠道传染病由于严重程度和管理程序不同,其健康教育对策与方法亦有不同。有些肠道传染病,如霍乱是甲类管理传染病,一旦发生疫情,就成为突发公共卫生事件,需要紧急处置,因此健康教育分为紧急状态下的应急健康教育和日常健康教育两种形态。本章从预防为主的视角出发,主要讨论日常健康教育方法。

各级医疗卫生机构应在政府领导下,与当地教育、宣传、广电等部门密切合作,充分利用12320公共卫生公益热线、广播、电视、报纸、网络、手机短信、宣传单、宣传画等多种方式,开展肠道传染病防治知识的宣传工作,掌握最基本的预防措施,强调保持良好的个人卫生习惯及环境卫生措施对于有效预防肠道传染病的重要性,动员群众主动参与者,形成群防群控。具体可选择以下方法:

1. 运用广播、电视和报纸等大众媒体开展宣传(包括专栏、专版及电视专题讲座)。

2. 在政府、社区、医院、学校、托幼机构等重点人群中开展培训。

3. 设计制作宣传折页、传单、张贴画等各种宣传品,进行发放,覆盖到社区、学校等单位,做到资料到户、到人。

4. 利用机关企事业、村及居委会、窗口行业的宣传栏、科普画廊、板报等进行宣传。

5. 开通热线咨询电话(如12320热线)为社会人群答疑。

6. 利用疾病预防控制中心、医疗机构等相关网站开展健康知识的宣传,利用微博、微信发布防控知识。

7. 在肠道传染病高发季节,依靠社区卫生服务站、乡镇卫生院在服务辖区内开展健康教育讲座活动,设立以肠道传染病防治知识为主题的健康教育宣传栏、宣传板报,开展候诊和随诊教育,组织人员深入社区,宣传相关知识并张贴、发放健康教育海报等。

第五节 手足口病防治健康教育

一、健康教育知识要点

(一)重点场所与目标人群

学龄前儿童是手足口病的主要感染对象,其中多半病例发生在5岁以下儿童。成人也可感染,往往无症状,但具有传染性。因此,托幼机构及小学校等集体单位的托幼儿童、低年级学生,社区、家庭散居儿童家长及看护人员、各级医疗、妇幼保健机构的医护人员等是手足口病防治健康教育的重点人群。

(二)核心信息

国家卫生健康委疾病预防控制局于2018年3月发布了《手足口病防控核心信息》。

1. 手足口病是由多种人肠道病毒引起的一种儿童常见传染病,常见血清型有肠道病毒71型(EV71)和柯萨奇病毒A16型(CV-A16)。

2. 发病人群以5岁及以下儿童为主,重症死亡主要集中在3岁及以下儿童。同一儿童可因感染不同血清型肠道病毒而出现多次发病。

3. 大多数患者症状轻微,以发热和手、足、口腔等部位的皮疹或疱疹为主要症状,呈自限性,7～10天病程后痊愈。

4. 少数患者可出现脑炎、脑干脑炎、急性弛缓性麻痹、肺水肿、肺出血、心肺功能衰竭等严重并发症,甚至引起死亡。

5. 手足口病主要通过接触患者鼻咽分泌物、唾液、疱疹液、粪便,以及接触被污染的玩具、奶瓶、餐饮具等物品或环境进行传播。

6. 我国自主研发上市的EV71疫苗可有效预防EV71相关手足口病发病、重症和死亡,对CV-A16等其他肠道病毒无交叉保护。

7. 接种EV71疫苗的适龄儿童为6月龄至5岁,建议尽早接种,低龄儿童尽量在12月龄前完成2剂次接种程序。

8. 目前肠道病毒无特异抗病毒药,以支持和对症治疗为主,早期识别重症是成功救治的关键。

9. 良好的个人和环境卫生是预防手足口病的重要手段,具体如下:①进食前、如厕后、处理呕吐物或更换尿布后应洗手;②不要与他人共用毛巾或个人物品;③经常清洁和消毒常接触的物品表面,如家具、玩具等;④避免与手足口病患者接吻、拥抱等密切接触;⑤为防止将病毒传染给别人,患病儿童应居家隔离至康复后一周。

二、健康教育策略与方法

(一) 工作重点

手足口病防治健康教育工作,重点是使5岁以下儿童家长及托幼机构工作人员等了解手足口病的临床症状,掌握基本的预防措施,强调保持良好的个人卫生习惯及环境卫生措施对于有效预防手足口病的重要性,动员托幼机构老师和管理人员、儿童家长成为手足口病防控工作的主动参与者,形成群防群控。与重症或死亡病例发病前1周或发病后有共同生活、居住史的5岁以下儿童,要对其家长或监护人进行健康教育,做好儿童的密切观察,出现症状要及时就诊和治疗。

(二) 主要形式

1. 医疗机构　一方面加强医院感染控制的宣传教育,提高医护人员避免院内交叉感染的自觉意识;另一方面,充分利用专栏、闭路电视、流动字幕以及发放健康教育处方等普及手足口病防治相关知识。

2. 小学校和幼教机构　①组织管理:组织开展预控手足口病的健康教育能力培训,每一所幼教机构有专人负责。加强对共用物品的消毒,食品与环境卫生工作,建立晨、午间体检制度。②健康教育活动:定期组织召开家长会、讲座、发放宣传材料等形式向孩子家长宣传手足口病防治知识;采用儿歌、讲故事、主题班会等生动具体的形式,对儿童、学生开展勤洗手、喝开水、常通风等相关内容的教育和行为指导。

【示例】儿歌　　　　　　　　**预防肠道传染病**

讲究卫生好习惯,饭前便后勤洗手;
室内通风勤开窗,清洁卫生要做好;
咳嗽喷嚏吐痰时,别忘纸巾掩口鼻;
不喝生水手抓食,生吃瓜果洗干净;
营养休息和运动,增强体质可防病。

3. 发挥各级社区卫生服务、妇幼保健等机构的作用,通过黑板报、展板、面对面宣传、宣传发放材料、单位网站等形式,开展辖区内健康教育,做到家喻户晓。

4. 农村要充分发挥乡村医生、妇女和计生干部的作用,针对重点人群入户面对面宣传教育。

5. 在流行季节,通过广播、电视、报刊、网络等大众传媒,采取电视滚动字幕、新闻报道、专题讲座、专家热线、手机短信等形式进行专题宣传和防治动态的新闻报道。

6. 疾病预防控制中心要根据当地需要,制作折页、宣传画、墙报、行为提示标牌等宣传材料,及时发放到托幼机构和社区群众手中。

三、健康教育实例

实例1 某市预防手足口病大型健康咨询活动方案

活动主题:预防手足口病,保护婴幼儿健康

活动时间:6月25日8:30

活动地点:××区××乡镇

一、活动组织及分工

1. 邀请参加领导 市卫生局负责。

2. 组织媒体报道 市卫生局负责。

3. 现场咨询专家 儿科临床专家2位、传染病临床专家1位,由市卫生局负责;流行病专家、消毒专家各2位,市疾控中心负责;某区临床专家2位,某区卫生局负责。

4. 发放宣传品 市疾控中心负责。

5. 现场布置 ××区卫生局负责。

6. 协作单位 ××区教育局、公安局等。

要求:场地宽阔,便于宣传车的进出。场地与深入宣传地点距离家庭及幼儿园较近,步行可到。现场布置要有主席台、音响,制作横幅2条《预防手足口病,保护婴幼儿健康》,长度符合现场的情况,现场周围可用彩旗围住。每张咨询台安排1～2位专家,同时需要发放宣传品的站台4张。

二、活动内容

1. 专家讲课

临床专家:讲解手足口病的临床症状、预防措施及患儿的护理。

消毒专家:讲解洗手和日常生活消毒的相关知识。

2. 入户宣传 专家入户,向家长讲解预防手足口病的相关知识。

3. 入幼儿园宣传 到幼儿园,向幼儿园老师讲解让孩子养成洗手习惯的重要性及其平日玩具消毒的具体方法。

4. 专家咨询

(1)流行病学专家:宣传手足口病防治知识等。

(2)消毒专家:讲解正确的洗手步骤以及洗手的重要性等。

(3)医疗专家:讲解患儿的护理知识及预防知识等。

5. 发放宣传品

(1)折页《预防手足口病,保护婴幼儿》

(2)彩页:《预防手足口病保护婴幼儿——致家长的一封信》

(3)消毒湿巾和压缩毛巾及其他宣传品

实例2　健康教育工作图片与传播材料

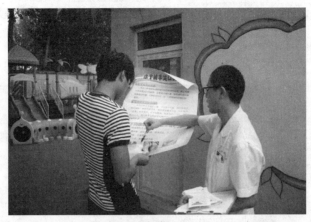

图 3-1　向社区群众开展手足口病防治知识宣传教育

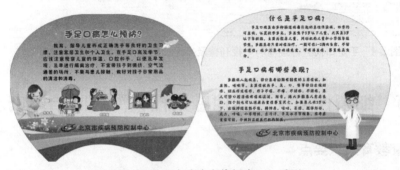

图 3-2　手足口病防治宣传折扇（正、反面）
（来自北京市疾控中心传染病地方病控制所）

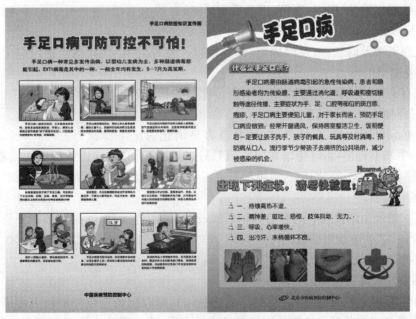

图 3-3　手足口病防治知识宣传海报
（来自 http://www.chinacdc.cn/与北京市疾控中心传染病地方病控制所）

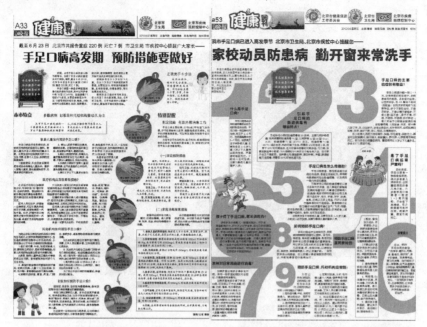

图 3-4　手足口病流行期间利用报刊普及手足口病防治知识(来自法制晚报)

第六节　细菌性痢疾和其他感染性腹泻病防治健康教育

一、健康教育知识要点

(一) 细菌性痢疾防治知识要点

1. 痢疾是我国的常见和多发肠道传染病,常年散发,夏秋多见。

2. 痢疾症状以发热、腹痛、腹泻、里急后重、排脓血便为主,严重者可发生感染性休克和(或)中毒性脑病。

3. 痢疾患者要及时就医,及时隔离,彻底治疗。患者的排泄物、呕吐物,及被污染的食物、用具,都要严格消毒。

4. 痢疾有有效的抗菌药治疗,治愈率高。疗效欠佳或转为慢性者,可能是未经及时正规治疗、使用药物不当或耐药菌株感染。

5. 患者必须卧床休息,多饮开水,饮食以容易消化的流质食物为主,如米汤、藕粉、稀粥、面条等。牛奶不宜多喝,以免增加腹胀,切忌过早的给予有刺激性或多渣滓食物。有呕吐、失水、高热者,需给予静脉补液,也可给予患者口服补液盐。慢性菌痢患者尤需注意个人卫生,并加强免疫力。

6. 痢疾一般经生活接触、水、食物和蝇传播;重点是做好饮食、饮用水和粪便管理,消灭苍蝇等"三管一灭"预防控制措施。

7. 个人把好"病从口入"关,做到"勤洗手、喝开水、吃熟食、管粪便"。

(二) 感染性腹泻防治知识要点

1. 感染性腹泻俗称"拉肚子",指除霍乱、痢疾、伤寒和副伤寒以外的肠道传染病,其流行面广,发病率高。细菌感染性腹泻一般夏秋季节多发,而病毒感染性腹泻等则秋冬季节发病较多,是导致 5 岁以下儿童死亡的重要原因。

2. 感染性腹泻主要经食物或水通过消化道传播,也可经日常生活接触传播。

3. 感染性腹泻常有腹痛、腹泻,恶心、呕吐、食欲不振、发热等症状,严重者可出现脱水,甚至昏迷、死亡。

4. 腹泻患者应尽早就医,注意补充水和盐分,在医生指导下正确使用药物。

5. 预防感染性腹泻病的关键是把住"病从口入"关,饭前便后洗手、不喝生水、生吃瓜果洗净是预防感染性腹泻的有效措施。

6. 搞好环境卫生、食物防蝇、消灭蟑螂,能有效预防感染性腹泻。

二、健康教育措施和方法

一般措施可参见前述第四节、第五节及下面所列健康教育实例的相关内容。不同疾病由于严重程度和受关注程度不一致,其健康教育措施及核心信息和重点目标人群等存在一定的差异。如菌痢防治健康教育的重点人群为餐饮行业、农贸市场、集体食堂从业者、外出务工人员和学生,以及一些特殊人群,如艾滋病病毒(HIV)感染者,由于免疫力低下,痢疾成为这一人群常见疾病。在夏秋流行季节应重点做好儿童家长、托幼机构和在校学生的防治感染性腹泻的健康教育工作。

三、健康教育实例

实例1　某市肠道传染病健康教育活动方案

为保障我市人民群众健康,我市将大力开展霍乱、痢疾和感染性腹泻病的健康教育活动,根据我市具体情况,现制订方案如下。

(一)目的

提高居民传染病防治知识水平,减少肠道传染病对群众的危害,提高群众的健康水平。

(二)内容

霍乱、痢疾和感染性腹泻病的基本知识、流行特征及防治方法。

(三)宣传策略

通过运用广播、电视、网络传播、报刊专版、讲座、现场宣传及发放实用宣传品等方式,进行全方位、立体化地宣传。

(四)目标人群

全体市民,重点人群为餐饮行业、农贸市场、集体食堂从业者,外出务工人员和学校学生,重点地区为城乡接合部流动人口较多的地区。

(五)实施时间

夏秋季(5～10月)。

(六)工作安排

1. 印制宣传折页、宣传海报、防治手册、给家长的一封信等宣传资料。制作印有肠道传染病防治知识的毛巾、香皂、纸巾等宣传用品。由疾控中心分发到全市开设肠道门诊的所有医院。

2. 培训健康教育师资。在疾控中心、医疗机构选拔肠道传染病防治的公共卫生、临床方面的专家,对其进行肠道传染病防治、沟通技能等方面的培训,作为健康教育师资。

3. 广泛开展防治知识宣传教育

(1)社区、医疗机构诊室张贴"病从口入"宣传画,"夏季防治肠道传染病"宣传海报,医疗机构肠道门诊摆放宣传折页,肠道门诊接诊医生对就诊腹泻患者开展面对面教育。

(2)疾控中心和社区/乡镇医院深入城乡接合部等流动人口集中地区,向重点人群如餐饮行业、农贸市场、集体食堂从业者、外出务工人员等开展"勤洗手、喝开水、吃熟食"等预防肠道传染病的宣传活动,进行防治科普讲座,发放宣传材料等。

(3)在学校、托幼机构等重点场所开展防治培训。

(4)依靠社区卫生服务站、乡镇卫生院在辖区内开展健康教育讲座活动。设立以肠道传染病的防治知识为主题的健康教育宣传栏、宣传板报,对就医者开展候诊和随诊教育。

(5)针对居民的不同情况,为部分年老体弱居民上门服务,让健康教育活动落实到每一户居民家中。

(6)利用机关企事业、村及居委会、窗口行业的宣传栏、科普画廊、板报等宣传阵地进行宣传。

4. 通过报刊、电视、网络向市民进行防治知识宣传。

(1)报刊、电视:由各级卫生局/疾控中心通过市报、电视台发布感染性腹泻流行情况及防治知识。

(2)以微博等方式在新浪、搜狐等网络及健康教育官方微博上发布防治知识。

(3)与12320公共卫生公益电话联合开展咨询活动。

实例2　××镇肠道传染病防治健康教育工作计划

根据《20××年×县肠道传染病防治健康教育工作实施计划》,结合我镇实际,制订肠道传染病防治健康教育工作计划。

(一)实施地区

全镇17个村和1个街道居委会,农村为重点地区。

(二)内容

不同目标人群的内容可以不同,主要包括以下几个方面:

1. 霍乱、痢疾和其他感染性腹泻等肠道传染病防治的基本知识。

2. 霍乱、痢疾和其他感染性腹泻等肠道传染病预防控制中各级政府、基层医务人员、厨师及服务人员、农户应承担的义务和法律责任。

3. 农村群宴申报制度。

4. 餐饮加工卫生操作规范,尤其是海水产品的采购、加工、烹调、储存等知识。

(三)实施措施与方法

1. 政府领导,层层签订目标责任书

(1)镇防治重大人类疾病工作领导小组负责领导、管理全镇的霍乱、痢疾和感染性腹泻等肠道传染病,社事办具体负责落实。

(2)镇、村逐级签订健康教育目标管理责任书,实行目标管理和考核。

2. 人员培训

(1)参加县上组织的培训;掌握实施方案、调查方法、人员培训方法和培训内容等。

(2)对镇、村、组干部进行集中培训,内容包括霍乱、痢疾和感染性腹泻等肠道传染病的防治基本知识和策略、相关法律责任和制度、入户宣传方法和工作安排等。

(3)统一组织对村卫生站医务人员进行全员培训,内容包括霍乱、痢疾和感染性腹泻等肠道传染病的预防知识、诊断要点、治疗要点、报告制度、消毒隔离制度等,强调树立"早发现、早诊断、早治疗、早隔离"原则。

(4)对游厨及服务人员进行培训,内容包括霍乱、痢疾和感染性腹泻等肠道传染病的预防基本知识、食物(特别是海产品)的采购、加工、烹饪、储存等操作规范、群宴申报制度、应履行的责任等。

3. 入村入户宣传教育

(1)逐户发放健康教育宣传资料,要求发放到户。

(2)利用"三下乡"活动、赶场等机会采用发放资料、播放音像资料等方式进行宣传教育,要求每个流行季节至少开展一次。

(3)流行季节每月至少两次利用镇、村广播室进行宣传。

(4)在镇、村人口集中的醒目位置刷标语,做到村村至少有一条标语。

(5)医疗卫生机构宣传:镇、村医疗机构张贴宣传画,对前来就诊的腹泻患者发放健康教育处方,进行口头教育和指导。

(四)部门职责

镇政府领导管理本地健康教育工作、健康教育材料发放、落实各项经费和进行目标管理考核,村领导管理本村健康教育工作、宣传活动支持和保障、刷标语、播放宣传广播,健康传播材料发放到户等。

镇卫生院组织基层医疗机构医务人员全员培训和对全镇餐饮行业监督和抽查。

村卫生站张贴宣传画、开具健康教育处方、内部培训等。

(五)考核指标

1. 培训　是否按时完成培训任务。

2. 宣传　是否张贴宣传画、是否有标语、户户是否有宣传资料、知识知晓率及相关具体目标是否达标等。

(六)经费保障

镇政府将霍乱等肠道传染病防治健康教育工作经费纳入经费预算,并保证日常经费的情况下,根据工作实际予以增补。

实例3　健康教育工作图片与传播材料

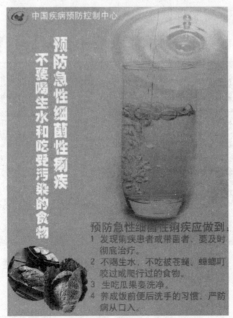

图3-5　预防肠道传染病宣传海报

(来自:中国疾病预防控制中心)

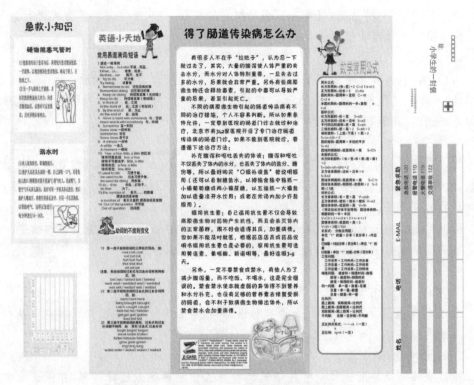

图 3-6　小学生肠道传染病防制健康提示卡
（来自北京市疾控中心宣传折页）

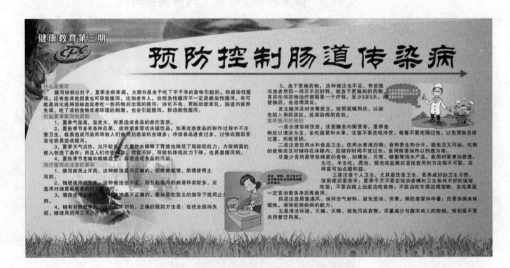

图 3-7　肠道传染病防治健康教育宣传栏

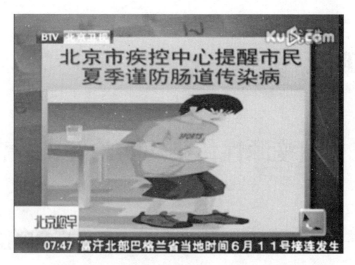

图 3-8　利用电视进行肠道传染病防治知识宣教

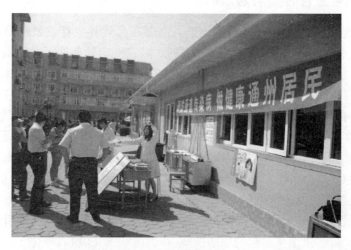

图 3-9　深入社区开展肠道传染病防治健康教育

（李锡太）

参 考 文 献

1. 詹思延.流行病学.第 7 版.北京:人民卫生出版社,2012.
2. 李兰娟.传染病学.北京:人民卫生出版社,2013.
3. 中国疾病预防控制中心.http://www.chinacdc.cn/jkzt/crb/.
4. 世界卫生组织.http://www.who.int.
5. 王国强.中国疾病预防控制 60 年.北京:中国人口出版社,2015.

第四章

自然疫源性传染病防治健康教育

第一节　自然疫源性传染病防治形势与防控措施

一、自然疫源性传染病防治形势

自然疫源性传染病是病原体不依赖于人而能在自然界生存或繁殖，只在一定条件下才能传染给人与家畜的传染病。该传染病的病原体，在一定的条件下向周围扩散，其播散的范围叫疫源地。自然条件能保证动物传染源的生存，能保证病原体在动物体内繁殖、循环的地区，称为自然疫源地。范围较小或单个的疫源地称为疫点，范围较大或连成片的若干个疫源地称为疫区。自然疫源性传染病的传染源多为野生动物或家畜、家禽，一般在动物中传播和流行，是一种在自然条件下可长期存在的疾病，其病原体、媒介和宿主都是一定地理景观中一定生物群落的成员，即使人类不参与，也可以通过媒介感染宿主造成流行，从本质上自然疫源性传染病是（自然野生）动物间流行的疾病，但人类涉足这些地区后也会感染发病。因此大多数的人兽（畜）共患传染病都属于自然疫源性传染病。

自然疫源性传染病根据病原体种类，一般可分为5大类：①由病毒引起的如狂犬病、流行性乙型脑炎等；②由细菌引起的如结核病、布鲁菌病等；③由衣原体、立克次体等引起的如恙虫病、Q热等；④由真菌引起的如念珠菌病、放线杆菌病等；⑤由寄生虫引起的如弓形虫病、血吸虫病等。

病原生物与宿主的特性决定了常见自然疫源性传染病的传播途径包括：①消化道食入被病原体污染的食物和水；②通过呼吸道吸入含有病原体气溶胶、飞沫核和尘埃；③接触感染了病原生物的动物、皮毛、乳类、肉类制品或动物的排泄物以及被病原体污染的土壤、水体；④通过节肢动物叮咬而传播。通过控制自然疫源性传染病在动物间的流行，就可以减少和阻断其在人间的流行。

自然疫源性传染病因病种多、流行广泛、传染源和传播途径多样，一直以来都是全球性的公共卫生问题，也是我国的公共卫生重大问题和重要挑战。我国政府领导及相关部门十分重视，自20世纪50年代起，通过预防为主，群防群治，人群-动物疾病防控并重等综合策略，至20世纪末，使血吸虫病、布鲁菌病、流行性出血热、狂犬病等严重危害人群健康的疾病得到有效控制。但是随着全球化进程不断加快，农牧业经济发展、人口流动加大、生活方式改变等人类环境、行为因素变化，这些疾病的疫情近些年又有回升，防控形势依然严峻。

二、自然疫源性传染病防控策略与措施

（一）防控特点

自然疫源性传染病的传染源不仅来自于野生动物,也来自人类饲养的家禽家畜。此病的重点人群包括在自然疫源地内工作和生活的人员,野外作训的军人;畜牧业和家禽养殖业的人员;禽肉类产品加工、乳制品加工、皮毛加工业的工作人员。预防和阻断自然疫源性传染病的流行常常需要卫生、农林部门、社区及居民多方合作。它的防控特点归结为以下几点:

1. 具有生物因素的特点　传染病是由致病性的细菌、病毒及寄生虫等生物因素引起的,由此其预防的特点包括有疫苗接种。

2. 通过行为因素可影响疾病的发生或流行　可以通过加强个人防护、及时进行症状识别、及时就诊等因素减轻或抑制传染病的流行过程。

3. 具有职业、环境因素特点　自然疫源性传染病的发生多与从事生产的环境、工作的环境因素有关,通过改善这些环境可以达到控制疾病流行的目的。

4. 受政策因素的影响　通过加强和规范的多方面管理,多部门积极配合,强调源头或传染源治理,理顺和行使经济补偿的政策,往往能使得疾病的控制得到突破性进展。

5. 受当地文化因素尤其是饮食习惯的影响　生食和饮生水是经口传播消化道传染病发生的主要因素,可以"洗净手、喝开水、吃熟食"为口号进行宣传以提高群众的健康素养。

（二）防控策略

1. 建立政府领导、部门协作、社区联动、群众参与、群防群治的传染病防控工作机制,将其列入当地经济发展和卫生总体规划中,确定目标责任,并给予相应经费、人力、物力、政策等支持,建立健全传染病防控组织管理体系。

2. 建立卫生和农业等多部门的人兽(畜)共患传染病防治工作协调小组;建立专家定期会议制度。发生人兽(畜)共患传染病暴发疫情要在接到疑似或确诊报告后 24 小时之内互相通报,并且根据疫情情况,双方共同组织专家组,开展流行病学调查及实验室检测,并根据调查结果提出防治对策建议。

3. 组织对各级医务人员培训教育。在流行区利用各种形式培训临床医生,提高医师对自然疫源性疾病的诊治能力,避免延误报告;通过对村医、兽医的培训,使他们掌握自然疫源性传染病的防护知识,承担基层疫病防护工作。

4. 建立起健康教育与信息传播体系和网络,普及自然疫源性传染病防护知识,提高重点人群健康意识和能力,开展群防群控。

（三）防控措施

自然疫源性传染病防控措施包括三个方面:针对传染源和动物宿主的控制(杀灭、隔离、免疫和治疗病畜);疫源地生态环境改造,切断在动物间传播;以及阻止从动物传播到人(改变人类的行为方式,控制传播媒介)。

第二节　自然疫源性传染病防治健康教育目的与意义

健康教育的核心是教育人们树立健康意识、养成良好的行为习惯和生活方式,以降低或消除影响健康的危险因素。自然疫源性传染病防治健康教育是结合疾病的特点开展健康教

育,使目标人群了解和掌握防治知识,树立防病意识,改善行为习惯,从而预防和减少传染病的发生和流行,达到保障人类生命健康的目的。

开展自然疫源性传染病健康教育的意义在于,通过普及防病知识,提高人们的防范意识,提高自我保护的能力;通过健康教育与健康促进还有利于政府和相关部门建立起群防群控的社会机制,提高全社会的参与意识,主动参与疾病防治工作,更好地实现疾病预防控制。

自然疫源性传染病防治的健康教育与健康促进目标如下:

1. 教育目标　提高人们对自然疫源性传染病的认知水平,了解常见自然疫源性传染病的传染源、传播途径、典型症状、易感人群及如何防治等相关知识,增强防护意识和能力;教育人们树立对传染病的正确态度,防止对常见传染病预防措施的轻视又要克服对一些病死率高、病情较凶险传染病的恐惧心理。

2. 行为目标　人们能自觉地采取有效防护措施,并能积极配合进行动物疫病的防治。

3. 健康目标　降低自然疫源性传染病发病率,减少因病导致的伤残和死亡。

4. 政策/环境目标　改善支持性环境,形成政府领导、预防为主、群防群控的社会氛围。

第三节　自然疫源性传染病防治健康教育重点内容与主要策略

一、健康教育重点内容

自然疫源性传染病的健康教育需要根据其特点,针对其典型临床表现、主要危害、防控措施进行科普普及。2005年中国疾病预防控制中心制作了"重点人兽共患病"的VCD宣传片,针对严重影响我国人民群众健康的8种重点自然疫源性传染病,深入浅出地普及防治知识。2011年中国农业出版社出版了《身边的健康杀手——人兽共患病》一书,介绍了30种常见、多发人兽共患病,力求使大众读者容易理解,达到普及自然疫源性传染病知识的目的。

常见自然疫源性传染病健康教育的重点内容,主要包括:

1. 倡导"同一个世界,同一个健康"　重点是针对传染源做好动物传染病的预防及控制,从根本上防止人兽共患传染病从动物传到人,实现动物-生态-人类健康繁荣。

2. 建立良好的卫生习惯　自然疫源性传染病的发生和传播与人们的生活环境和习惯密切相关。针对不同的传播途径,教给大家相应的预防措施,改变不良卫生和生活习惯。如布鲁杆菌病主要通过接触病畜及其流产物、食用被污染的生乳和生肉等感染,针对这一特征可教育人们处理流产和接生幼畜时戴手套,食用熟肉和煮沸的奶。

3. 深入开展城乡环境卫生整洁行动　减少老鼠生存场所、媒介生物(蚊子、苍蝇等)的孳生地。改善居住、工作环境的拥挤状况,并经常通风换气,特别是幼儿园、学校、工地等人群聚居地区,努力创造促进健康的良好环境。

4. 加强犬、猫圈养管理　需进行犬的登记管理和犬类传染病的防治,如狂犬病疫苗的接种和包虫病的驱虫。

5. 接种疫苗　教育健康人群去当地社区卫生服务中心或疾病控制机构咨询接种疫苗相关事宜。

6. 宣传国家相关政策　通过对某些传染病免费检查和补助项目的宣传,如包虫病免费检查和对于具有手术适应证愿意接受手术的患者国家提供补助等,做到早发现、早治疗以保护人民健康。

7. 宣传合理用药基本知识 不少患者由于缺乏基本的合理用药知识,对药效的期望值过高、对较长疗程的用药治疗心理准备不足、用药的依从性较差甚至相信民间家传秘方,因而影响了疾病的疗效。应把普及合理用药知识,强化科学用药作为对重点人群健康教育的重要内容。

8. 加强动物及其制品的检疫 通过健康教育使人们更加重视对畜禽及其产品的检疫,及时淘汰检出阳性畜禽或被污染的产品,防止自然疫源性传染病从动物传染到人。

二、健康教育主要策略与方法

自然疫源性传染病防治健康教育的主要策略是要根据不同种类的疾病,针对不同人群,因地制宜开展不同方式的健康教育活动。

(一)面向目标人群教育与行为干预

1. 面向高危职业人群,如牧区的牧民、屠宰场的工人、林区作业的工人等对他们进行相关的传染病防控的专题讲座、健康义诊与咨询。

2. 流行区在流动人口集中的场所如机场、火车站、车站和口岸,利用电子滚动屏、张贴宣传画、标语等提醒人们对自然疫源性传染病的防范,制作宣传折页、宣传小手册放置在报刊架上便于人们取用。

3. 在不同自然疫源性传染病的重点流行地区,依靠当地社区,广泛宣传和发动群众,让群众认识疾病的严重危害,自觉配合专业人员贯彻落实各项防控措施。

(二)广泛利用各种媒体开展宣传教育

1. 借助传统大众媒体广播、电视、电台、报纸和新媒体互联网、手机微信等向群众宣传常见自然疫源性传染病的防治基本知识。

2. 利用重大事件借助新闻媒体向公众传播,提高对传染病的防范意识和自我保护能力。

3. 利用当地特有的文化习俗和活动,如春节花会、少数民族节日等,寓教于乐,开展多种形式健康教育。

4. 借助名人效应,例如当地意见领袖说服群众,采纳有利于健康的行为和生活方式。

第四节 狂犬病防治健康教育

狂犬病是一种古老的人兽共患的烈性传染疾病,又称"疯狗病"或"恐水症",一旦发病,几乎100%死亡。人通常因被患病动物咬伤或抓伤而感染狂犬病病毒,99%的人狂犬病来源于犬。狂犬病在世界范围内广泛流行,但不同国家和地区的防控程度不同,北美、西欧、日本、韩国等已通过对犬的大规模免疫等措施成功消除了人狂犬病的流行,而全球每年仍有约5.9万人死于狂犬病,绝大多数病例分布在亚洲和非洲。

我国是狂犬病严重流行的国家之一,2007年人狂犬病病例数为3300例,随着加强人的暴露后免疫等一系列措施的实施,狂犬病发病人数逐年下降,2017年病例数降至516例。我国积极响应世界卫生组织等提出的"到2030年人狂犬病零死亡"的全球计划,广泛开展狂犬病的宣传教育活动。

一、狂犬病防治健康教育知识要点

(一) 核心信息

依据狂犬病预防控制的要点,狂犬病防治健康教育应当围绕下述核心信息展开:

1. 被狗、猫等动物咬伤、抓伤等情况下,应立即用肥皂水彻底冲洗伤口不少于15分钟,并尽早到医疗机构接受处理伤口、疫苗接种等暴露后预防处置。

2. 及时、科学、规范地进行暴露后预防处置能有效预防狂犬病的发生。

3. 狂犬病是完全可防可控的,对犬只做好管理和免疫,是消除人狂犬病的根本途径。

4. 倡导文明养犬,拴养宠物犬,定期注射狂犬病疫苗。

(二) 知识要点

1. **什么是狂犬病**　狂犬病是由狂犬病病毒感染引起的一种动物源性传染病,狂犬病病毒主要通过破损的皮肤或黏膜侵入人体,临床大多表现为特异性的恐水、怕风、咽肌痉挛、进行性瘫痪等,患者最终往往因呼吸循环衰竭而死亡(图4-1)。

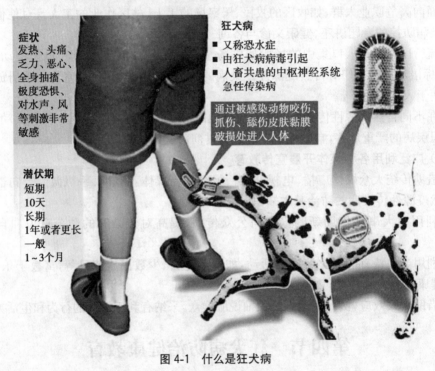

图 4-1　什么是狂犬病

(http://www.chinacdc.cn)

2. **狂犬病的潜伏期**　狂犬病的潜伏期一般为1～3个月,一周以内发病或超过一年发病者极为罕见。

3. **狂犬病的传染源和感染途径**　狗是导致人狂犬病最主要的传染源,其次是猫,狐狸、狼等野生食肉动物以及蝙蝠均可传播狂犬病。人通常因患病动物咬伤、抓伤或舔舐黏膜或伤口而感染。偶有因宰杀患病动物而罹患狂犬病的报道。此外,通过人体器官移植亦可感染狂犬病。

4. **被犬、猫等咬伤、抓伤后怎么办**　对于轻微伤口(不导致生命危险的情况下),建议第一时间自行用肥皂水冲洗伤口,然后及时到犬伤门诊进行暴露后预防处置。受伤较重应及时就医。

5. 狂犬病暴露后预防处置都包括哪些措施 包括彻底冲洗伤口、接种狂犬病疫苗,以及必要时注射免疫球蛋白。彻底的伤口冲洗可以减少伤口处的病毒,疫苗接种可诱导机体产生中和病毒的抗体,免疫球蛋白的作用是在疫苗诱导机体产生抗体之前,直接中和伤口部位的狂犬病病毒。需要注意的是,狂犬病疫苗并非只打一针,有"5 针法"和"4 针法"两种免疫程序,一定要及时、全程注射。

6. 日常生活中如何预防狂犬病 犬是人狂犬病的主要传染源,其次是猫。因此,饲养犬、猫的家庭应定期给宠物注射狂犬病疫苗;宠物外出时拴养,避免对他人的伤害;避免与流浪犬、猫直接接触;一旦被犬、猫等咬伤、抓伤,及时到犬伤门诊进行狂犬病暴露后预防处置。

二、狂犬病防治健康教育主要策略

(一)依据教育对象的特点确定教育的形式和方法

我国狂犬病病例主要发生在农村地区,0~9 岁和 50~59 岁年龄段人群高发,呈现"一老一少"高发特点。这一流行病学特点决定了狂犬病防治健康教育的重点人群是农村地区"一老一少"人群,重点场所是学校、村镇、乡镇卫生院。主要采用大众传播与面对面传播相结合的形式与方法。

在经济、文化、医疗较发达的城市和农村区域开展狂犬病防治健康教育,可以采用更多现代化的传播方式,借助发达的电子网络平台和公共卫生咨询平台较为迅速地传播狂犬病防治健康信息,影像资料、网络新闻、手机短信、微信等方式可发挥更大的作用。

(二)常态化教育与突发疫情强化教育相结合

无论是城市还是乡村,对于狂犬病防治健康教育应当维持无疫情时的常态化教育和突发疫情时的强化教育两种情况。近年来,由于犬只管理不到位,流浪犬多,一犬伤多人恶性事件屡有发生,已经证实一犬伤多人事件中的伤人犬多为流浪犬且狂犬病病毒感染几率极高,而且此类事件在公众中引发的恐慌心理也是显而易见的。此外,地震灾区、洪水受灾区等地区犬伤人事件也比较突出,给灾区狂犬病防治健康教育提出了挑战。在持续常态化健康教育的同时,应针对国内常见的易导致狂犬病疫情发生的突发情况制订健康教育应对措施。

(三)多部门合作,提供技术支持和行动指导

狂犬病是人兽共患病,狂犬病的防治依赖卫生部门、农业部门、公安部门等多部门的密切合作,狂犬病防治健康教育同样需要多部门合作。卫生部门获得的人狂犬病疫情信息对于指导农业部门开展犬的狂犬病疫苗免疫,采取措施控制流浪犬数量等至关重要,对于公安部门规范群众养犬行为,减少流浪犬和犬伤事件也有重要意义。因此,狂犬病防治健康教育需要多部门配合,协调一致行动。

三、狂犬病防治健康教育常用方法

(一)应急健康教育措施与方法

1. 借助新闻媒体与公众保持顺畅的沟通,及时发布信息。

【案例】2012 年 5 月 12 日,一只流浪犬在北京市区连续咬伤数十名群众,后该犬被确诊为狂犬病,北京市相关部门通过电视新闻和网络媒体及时发布了对该事件的追踪报道,引起受伤者高度重视,全部接受了规范的狂犬病暴露后预防处置,无一人发病。

2. 制作各种应急宣传品,有效通过各种渠道进行发放。

【案例】2008 年 5 月 12 日四川汶川发生大地震之后,灾区流浪无主犬增多,犬只伤人事件增多,使狂犬病流行的风险增加。驻灾区防疫队伍组织印发了针对狂犬病防治的健康教育张贴画和手册,通过张贴画和下发宣传手册使得灾区群众做到了犬只拴养、远离流浪犬、发生犬伤后及时去医疗队接受狂犬病暴露后预防处置,有效控制了灾后可能的狂犬病疫情抬头趋势。

3. 加强心理健康教育,消除恐慌心理　由于狂犬病对人 100% 致死,并且国内发生的狂犬病暴露很难确证伤人动物的免疫情况,加之个体心理素质差别,个别患者表现过度惶恐,甚至出现类似精神障碍的行为。狂犬病防治健康教育在传播防治知识,指导被犬咬伤者及时接受正确处置的同时,也需加强心理健康教育,消除患者不必要的恐慌。

(二) 常态化健康教育措施与方法

1. 开通热线电话、网络互动平台等,为公众提供咨询服务　目前,国家 12320 公共卫生热线已经组织编写了狂犬病防治基本知识问答,国内一些狂犬病防治专家也建立了一些狂犬病防治专题的网络互动平台,可以通过电话、微博、微信等方式为公众提供狂犬病防治方面的咨询服务。

2. 举办应对突发公共卫生事件专题讲座和培训　狂犬病的突发疫情需要卫生、农业、公安等多部门参与。在新形势下,需要总结狂犬病相关突发公共卫生事件处置的典型案例,通过组织相关部门和人员讲座和培训等,普及恰当的处置方式以及媒体沟通技巧,使得疫情发生后能够得到快速、妥当的处置。

3. 利用一切可及的媒介传播相关卫生知识　现代社会,人们可以通过手机、电脑、电视等有效接收各类信息。因此,在利用传统的书面材料,如张贴画、宣传手册等的同时,借助现代化媒介传播狂犬病防治相关知识将起到事半功倍的作用。例如,北京市持续通过网络访谈、地铁公益广告、市民短信告知、社区宣传栏等宣传狂犬病防治相关知识,对于遏制不文明养犬、提高犬的狂犬病疫苗接种率等起到了积极作用。

在信息较为闭塞的边远农村地区,狂犬病防治健康教育可围绕核心信息采取人际沟通为主的方式,如宣讲、咨询,配合挂图、手册等群众喜闻乐见的方式开展。

四、狂犬病防治健康教育实例

2005 年,北京市结束连续 11 年无狂犬病疫情的历史,再度开始报告狂犬病病例。针对北京市民对狂犬病再度出现后的高度关注,北京市采取了一系列行之有效的健康教育措施来宣传狂犬病防治知识。

与小动物诊疗行业协会、北京养犬协会、国际爱护动物基金会、皇家宠物食品等社会组织和企业多方合作,开展公益宣传。北京市各区县积极组织开展"进学校、进社区、进乡村、进诊疗机构"的四进活动,进行针对性的狂犬病防控宣传。通过多渠道多形式的宣传教育活动,文明养犬、及时预防处置等狂犬病防控常识深入人心,北京市狂犬病疫情得到有效控制。

第五节　布鲁菌病防治健康教育

一、布病流行情况与防控策略

布鲁菌病(简称布病)俗称"懒汉病",是由布鲁菌属的细菌侵入人、兽机体后引起的人兽共患的传染-免疫变态性疾病,是《中华人民共和国传染病防治法》规定的乙类传染病。布病流行范围广,几乎遍布世界各地,每年世界卫生组织的报告病例数逾 50 万。我国绝大多数省份都有不同程度的流行,但主要集中在内蒙古等东北、西北等地区。

布鲁菌的宿主很多,已知有 60 多种动物(家禽、家畜、野生动物、驯化动物)可以作为布鲁菌贮存宿主。布病往往先在家畜或野生动物中传播,随后波及人类,是人畜共患的传染病。各种饲养动物羊(山羊和绵羊)、牛、猪既是动物布病的主要传染源,也是人类布病的主要传染源。其感染途径是通过呼吸道、消化道和经皮肤接触感染。人类普遍易感,以隐性感染为主,发病与职业、饮食和卫生习惯密切相关。

布病的临床表现除发热、多汗、骨关节疼痛外,还可出现疲乏无力等症状,故俗称"懒汉病"。布病急性期治疗效果好,治愈及好转率达 90% 以上;但有少数患者转为难以治愈的慢性病,可导致关节变形、肝硬化、不孕不育等后遗症,甚至丧失劳动能力。

布病是自然疫源性传染病,涉及人类、动物及环境,只有控制和消灭畜间布病,才能防止人间布病的发生,最终达到控制和消灭布病的目的。布病防控工作应坚持政府领导,多部门协调配合,群众广泛参与的工作机制。坚持"预防为主",采取综合防控措施是布病防治的基本策略。综合防控措施包括畜间免疫、检疫、淘汰病畜和培育健康畜群,加强职业人群健康教育、防护阻断及行为干预。

二、布病防控健康教育知识要点

(一)面向公众的布病防控健康教育关键信息

1. 布鲁菌病又称"懒汉病",在我国很多地区流行日益严重。

2. 布病主要表现为发热、多汗、关节疼等。患病后治疗不及时或不彻底会转为慢性,可导致关节变形、肝硬化、不孕不育等后遗症,甚至丧失劳动能力。

3. 羊、牛、猪等家畜是布病的主要传染源,从事畜牧养殖、加工、销售人员是本病的高发人群。

4. 布病主要通过接产羊羔、屠宰病畜或吸入被病菌污染的尘埃而感染。食用未煮熟的羊(牛)肉和奶,也可感染布鲁菌病。

5. 做好个人防护,不吃未煮熟的羊、牛肉,不喝未煮沸的羊、牛奶,接触牲畜时佩戴口罩、手套、帽子、穿工作服,可有效预防布病。

(二)重点人群布病防治健康教育的知识要点

除上述核心信息外,针对布病防控重点人群,要具体指导他们养成良好的卫生习惯和科学饲养家畜。包括:

1. 不购买未检疫牲畜;

2. 不饲养未免疫牲畜;

3. 及时淘汰、扑杀感染布病牲畜;

4. 不能有意让感染布病牲畜进入流通领域;

5. 不能贩卖、屠宰、加工病(死)家畜(动物)及其皮张;

6. 接触羊(牛)羔、胎盘、病(死)家畜(动物)分泌物或为牲畜检查时做好个人防护;

7. 不要食用生、鲜或未熟乳、肉及其制品;

8. 不要食用或喂饲其他动物病(死)家畜(动物);

9. 对生活环境、饲养环境、栏舍、饲养用具等进行清洁消毒;

10. 对畜禽粪便进行无害化处理；

11. 人与畜禽不能共用生活用品；

12. 人和畜禽不能混杂居住；

13. 怀疑布病要及时就医，防止慢性化和残疾。

三、布病防治健康教育主要策略和方法

布病流行是先畜间后人间，畜间布病需要一定的时间、方式、渠道才能传染给人。预防和控制了畜间布病的发生和流行，可以有效地防止人间病例的出现，因此要把对畜间布病的预防控制放在首位。通过健康教育活动，普及畜间布病防治知识，同时提高公众对布病的防护意识，促使人们建立正确的生活习惯和行为，保障人民群众身体健康。

（一）主要策略

1. 以健康促进理念为指导　布病防治工作是一项社会性工程，各级政府切实加强对布病防治工作的领导，制订布病防治计划和规划，协调卫生与农业部门防控合作，在人力、物力、财力和政策上给予大力支持，全面落实布病防控措施。在制订地方性布病防控中长期规划时应考虑当地的具体情况，确定布病健康教育与健康促进的目标和重点。

2. 以布病防治相关法律法规为依据　我国《中华人民共和国动物防疫法》将布病列入二类动物疫病管理，《中华人民共和国传染病防治法》将将人间布病列入乙类传染病管理，《职业性危害因素分类目录》将布病列入职业性生物危害因素。要加强布病相关法律法规的宣传教育，树立人们知法执法、依法维护健康权益的观念。

3. 针对不同目标人群特点开展健康教育　依据分类教育的原则，对不同目标人群，以职业高危人群为重点，开展有针对性的健康教育。

(1)加强重点场所和重点人群布病防治健康教育：针对养殖人员、畜产品生产、加工、经营和运输人员，屠宰人员和从事动物疫病防治人员等重点人群，要深入、具体地开展布病防治健康教育。

(2)加强布病患者健康教育：充分发挥各级医疗疾控机构医务人员指导作用，给布病患者传授关于布病的基本知识，消除布病患者心理恐慌，提高治疗的依从性，主动配合治疗，防止布病转为慢性。

(3)普及全民布病防治健康教育：充分发挥卫生工作者、教师、干部、学生、大众媒介等的传播作用，普及布病防治知识教育，提高群众自我保护意识和能力。

（二）主要措施与方法

布病防治工作涉及不同人群，应针对不同人群特点，开展不同方式的健康教育，才能提高布病防治健康教育活动的效果。

1. 社会公众健康教育　充分利用大众传媒，如电视、广播、报纸、互联网、宣传栏、热线咨询电话、宣传单等形式，开展公众的健康教育活动。在农村地区，利用精准扶贫义诊、集市贸易、举办宣讲活动，用当地语言编写山歌、顺口溜宣传布病防治知识，加大布病防治健康教育力度。少数民族地区，要动员宗教领袖利用宗教活动宣传布病防治知识；在偏远山区，可动员乡村干部参与，或通过学校老师给学生上布病防治课，通过小手拉大手，宣传布病防治知识。

2. 重点场所和重点人群健康教育　在养殖、畜产品生产、加工、经营、运输，定点屠宰等重点场所设置宣传栏，张贴宣传画，介绍布病防治知识、安全作业或工作制度、个人防护制度

等。农牧和卫生健康行政部门负责对从业人员和兽医工作者、乡村卫生人员进行培训。建立乡干部包村,村干部包户的管理机制,充分发挥乡村兽医和医生技术指导作用,定期或不定期组织养殖人员、畜产品生产、加工、经营、运输人员、定点屠宰人员等重点人群接受布病防治知识培训,发放健康教育干预包(宣传册、手套、帽子、口罩、消毒剂等),严格把控布病流行的各个环节。

3. 布病患者健康教育 在布病流行重点地区,各级医疗机构应在候诊厅等地方设置宣传栏,张贴宣传画,宣传布病有关防治知识。加大各级医务人员布病防治知识培训提高布病诊断和治疗水平。医疗卫生人员对布病患者及其家属采取口头教育或发放传播材料的形式,提高患者治疗的依从性,使患者主动配合治疗,完成规范治疗疗程,减少布病误诊、漏诊和慢性化。

第六节 登革热防治健康教育

登革热是由登革病毒引起的急性发热性疾病,主要通过埃及伊蚊或白纹伊蚊(俗称黑白花蚊子)叮咬传播,具有疫情发生突然,传播迅猛的特点。1989 年 9 月 1 日起列入《中华人民共和国传染病防治法》乙类传染病。人群对登革病毒普遍易感,流行区大龄儿童和青少年发病率高;人感染后可表现为无症状隐性感染、普通和重症登革热等,重症多见于二次感染、老年人及有心脑等基础性疾病患者。

登革热在全球 100 多个热带和亚热带国家广泛流行,超过 1/3 的人口存在被登革病毒感染的风险。自 1978 年以来我国登革热散发和暴发疫情主要是输入性病例引发。登革热的流行与气候和季节有关,病例主要集中在东南沿海地区,6～12 月为流行期,8～10 月为流行高峰期。有效防控登革热需坚持政府主导,卫生、环境、教育、工商业、旅游以及立法监督机构等多部门合作,动员群众积极参与的综合防控策略。大力宣传普及防治知识,提高公众对登革热知识的了解和自我及家庭防护意识,主动参与伊蚊消杀控制,实现登革热病例早发现、早诊断、早报告、早隔离、早治疗,是登革热防控的有效方法。

一、登革热防治健康教育知识要点

(一)面向公众预防登革热知识要点

1. 登革热是由登革病毒引起的急性发热性疾病,伊蚊(埃及伊蚊或白纹伊蚊,俗称黑白花蚊子)叮咬是登革热的唯一传播途径。

2. 在登革热高发期被伊蚊叮咬,或到过登革热流行的国家或地区,且有被伊蚊叮咬的经历,都有可能患上登革热。

3. 目前还没有疫苗用于预防登革热,因此最佳预防措施是灭蚊和防蚊,也就是杜绝蚊虫孳生和做好个人防护,避免被伊蚊叮咬。

4. 了解伊蚊活动规律,防止蚊虫叮咬。户外伊蚊多在白天活动,上午 8～10 点、傍晚 4～6 点是伊蚊出没的高峰时段。

5. 防蚊措施

(1)居室内安装纱窗、纱门和蚊帐。

(2)外出在裸露的皮肤上涂抹驱蚊液及驱蚊花露水。从室外返回室内后要立即用含皂的清洗剂清洗掉身上的驱蚊液。

（3）到登革热流行区旅游，尽量避免在伊蚊出没频繁时段在树荫、草丛、凉亭等户外阴暗处逗留；在绿化带、林带等户外活动时，宜穿浅色长衣长裤。

6. 灭蚊措施

（1）清理家中水缸、盆、罐坛等积水容器，翻盆倒罐清除积水，水养植物3～5天要换水或者改为土培，水缸要加盖，垃圾桶要加盖，地漏、下水道等处防止积水，并时常喷洒杀虫剂，让伊蚊找不到产卵地点。

（2）及时清除沟渠、天台等积水，填塞竹节、树洞，对于长期无法清除的积水，可以投放杀灭蚊虫的药剂。

（3）观赏性喷泉、水池等至少应每周清理一次，或安装水泵促进水循环。

（4）定期检查并及时修补储水罐、污水池盖的破损处，用防蚊网遮盖。

（二）高危人群及患者知识要点

1. 早发现　登革热的潜伏期为被蚊子叮咬后3～15天，平均为5～8天。在登革热流行区生活、工作，或到登革热流行区旅行归来后2周内，如果出现发热（38℃以上）、严重的头痛、眼痛、肌肉痛、关节和骨骼疼痛、恶心、呕吐、腹痛腹泻、皮疹等症状，则可能感染登革热；如果儿童出现发热（38℃以上）或体温降低（36℃以下）、烦躁、易怒、嗜睡、拒绝进食、皮疹等，则可能感染登革热，应立即到医院就诊。

2. 早诊断　登革热临床表现多而无特异性，其他疾病（例如流感、疟疾）可以有类似的临床表现。需根据患者流行病学史、临床表现及实验室检查结果作出诊断。

3. 早报告　居家治疗的患者及医疗机构及时报告疫情可以使疾病控制机构及时开展流行病学调查，设置疫点，加强病例管理，政府主导落实蚊媒控制措施，有效控制疫情蔓延。

4. 早治疗　目前尚无特效的抗病毒治疗药物，主要采取支持及对症治疗措施。轻症病例治疗主要是卧床休息，口服补液防止脱水，不宜过早下地活动，防止病情加重。重症病例的早期识别和及时救治是降低病死率的关键，需住院治疗。

5. 早隔离　让患者在有蚊帐的床上休息，防蚊隔离至退热及症状缓解，防止登革热家内传播。杀灭家中成蚊，清除室内外积水。安装纱门纱窗，防止蚊虫进入房间。

二、登革热防治健康教育措施和方法

流行地区中小学校、社区是开展健康教育的重点场所，社区居民、学生及其家长是登革热防控健康教育的重点人群。可采用媒体传播、专题讲座、社区宣传、发放传播材料以及各种当地群众喜闻乐见的方法和措施，广泛普及登革热防治知识。具体方法可参见本章第三节相关内容。

第七节　流行性出血热防治健康教育

流行性出血热，又称肾综合征出血热，是一种由汉坦病毒引起、经鼠传播的急性传染病。汉坦病毒流行广泛，危害严重。我国是流行性出血热主要流行地区，报告发病数占世界报告病例数的90%以上。人感染汉坦病毒后潜伏期通常为7～14天，也偶见短至4天或长至2个月。典型病例具有三大主征，即发热、出血和肾脏损害，并依次出现五期过程，发热期、低血压休克期、少尿期、多尿期和恢复期。轻型或治疗合理而及时的患者，往往五期过程不明显或出现越期现象；重症患者则病情重，来势凶猛，预后较差。

我国流行性出血热呈现春季和秋冬季两个发病高峰,秋冬季高峰远高于春季高峰。各省市均有病例报告,东北三省、山东、陕西、河北等省发病较多。流行性出血热的发病取决于人的生活工作习惯和动物的生活习性,如果感染的啮齿类动物主要栖息在农田,人感染则主要与农业活动有关;如果感染的啮齿类动物栖息在人家或其他建筑物内,则感染主要发生在居家环境中。预防控制流行出血热采取以防鼠灭鼠、疫苗接种、环境治理和健康教育为主的综合性防控措施。

一、流行性出血热防治健康教育知识要点

(一) 关键信息

1. 流行性出血热是危害人类健康的重要传染病,是由汉坦病毒引起的,以鼠类为主要传染源的自然疫源性传染病。

2. 防鼠灭鼠是预防流行性出血热的主要措施。防鼠为切断传播途径,灭鼠为消灭传染源。

3. 疫苗接种是保护易感人群的有效措施。接种疫苗,防止出血热。

4. 防控流行性出血热要做到早发现、早报告。发现疑似病例,应尽早就医并及时向疾病控制机构报告。

5. 流行性出血热患者的治疗原则为"三早一就"(早发现、早休息、早治疗、就近治疗)。

(二) 知识要点

1. 防鼠灭鼠是预防流行性出血热的主导措施,防鼠为切断传播途径,灭鼠为消灭传染源。

鼠类感染汉坦病毒后为无症状持续性感染,长期携带病毒,持续性排毒,在尿液、粪便和唾液中都可检出,在肺中病毒浓度最高。当含有汉坦病毒的鼠尿液和粪便被搅起漂浮到空气中时,人可通过吸入含汉坦病毒气溶胶而感染;还可以通过手在接触含有病毒的鼠尿液、粪便或鼠窝后触摸自己的眼睛、鼻子、嘴巴而感染;还可通过被鼠咬伤而感染。因此,在清除鼠尿、粪和鼠窝,清扫闲弃已久的棚子或房屋,及工作环境(如粮仓)中有鼠类滋生、活动,都有可能罹患流行出血热。

(1)确保家中及工作场所无鼠。妥善保管粮食、食物,可放在有密封盖的塑料、玻璃或金属的容器内。及时清洗餐具和炊具,清除溢出的食物。宠物食品及时收拾不过夜。妥善保管生活垃圾,放在有密封盖的容器内。经常检查房间内可能存在的孔隙,密封所有的可能成为鼠类出入的孔隙。在老鼠可能存在的地方安放捕鼠夹或投放毒鼠饵。

(2)防止鼠进入室内。使用有盖的垃圾桶,及时清理家周围的垃圾,灌木和杂草。检查房子外面的孔、洞,及时封堵。及时清理旧车、旧轮胎等鼠类可能居住物体。房子周围不要堆放柴草,木材堆放时要与地面至少有1尺的距离。在老鼠可能出现的地方布放捕鼠夹或毒鼠饵。

(3)清扫有鼠类尿、粪污染的地方时,要适当防护。要戴橡胶或塑料手套,戴口罩,先用消毒剂喷洒,浸泡5分钟后,将污物装入垃圾桶,再用消毒剂或漂白剂擦拭污染区域表面,脱下手套前,用肥皂水或喷雾消毒剂洗手,脱手套后用香皂和温水清洗双手。其中消毒剂可用家用消毒剂或0.05%的含氯消毒剂。不要用扫把或吸尘器清扫啮齿类动物的尿液和粪便,这样容易使病毒颗粒进入空气中,通过呼吸道感染人。

(4)清扫闲置的棚屋、谷仓或其他建筑时,要适当防护。应在清扫前30分钟打开所有的门窗,然后戴橡胶或塑料手套,用消毒剂清理所有鼠尿、粪、鼠窝或死亡的鼠,再用消毒剂擦

拭或喷洒地面、清洁台面、橱柜、抽屉等。用消毒剂、洗涤剂熏蒸或喷洒擦拭家具。

（5）清理捕鼠夹和鼠窝。戴橡胶或塑料手套，用消毒剂喷洒死老鼠或鼠窝及其周边区域，浸泡5～10分钟。将鼠窝的材料或带有死老鼠捕鼠夹放到塑料袋里。如需重复使用捕鼠夹，取下老鼠放在袋里，消毒捕鼠夹。密封塑料袋，将整个袋子放到第二塑料袋内，密封。将密封袋放到有盖子的垃圾桶内，定期清运。用肥皂和水或喷雾消毒剂或漂白粉溶液洗手套，然后脱下手套。用肥皂和温水洗手。注意在布放捕鼠夹、投放毒鼠饵时要防止儿童接触！

2. 疫苗接种　我国针对流行性出血热实行扩大免疫规划项目，流行区高风险人群应接种疫苗。

自2008年起，流行性出血热疫苗已纳入我国扩大免疫规划，以高发省份中的高发乡镇作为目标地区，对16～60岁人群进行常规预防接种。出血热高危地区10～70岁人群都是接种对象。一般疫区的林业工人、水利工地民工、野外宿营工作人员和部队官兵等也应接种。由于经济开发、军队调防，由非疫区进入疫区的人群接种疫苗尤为必要。

3. 早发现、早报告　发现疑似病例，应尽早就医并及时向疾病控制机构报告。

1个月内有鼠类接触史，突然发病，畏寒或寒战，继之高热，典型症状表现为面部、颈部和胸部潮红（三红），头痛、腰痛和眼眶痛（三痛）及伴有恶心、呕吐、腹痛、腹泻等消化道症状，高度疑似流行性出血热，应及时就医。医疗机构应及时向疾病预防控制机构报告。

4. 坚持"三早一就"治疗原则，对本病预后具有决定性因素。

本病的治疗原则为"三早一就"（早发现、早休息、早治疗、就近治疗），应把治疗措施立足点放在"早"字上。

早休息：发病后立即卧床休息，减少活动。体温高热者可采用物理降温，不宜采用酒精擦浴，以免加重毛细血管损伤。物理降温无效者可采用地塞米松等退热，切忌发汗退热药以免进一步降低血容量。同时注意液体和能量的补充，防止脱水。

早治疗：采取预防性治疗，即根据本病的发病机制及发生发展规律，在病程各期到来之前，采取针对性的治疗措施，可有效控制病情和病程。

就近治疗：就近在当地医院治疗，避免长途转送加重病情。

二、流行性出血热防治健康教育方法和措施

流行性出血热健康教育的重点人群是出血热流行地区的农村居民、疫区有可能接触鼠类的职业人群。可采用各种适宜方法和措施，以群众喜闻乐见的形式，传递相关健康信息及科学防鼠、灭鼠知识，提高人们的防控意识和能力。具体方法可参见本章第三节。

第八节　包虫病防治健康教育

棘球蚴病，俗称为"包虫病"，是由棘球绦虫的幼虫寄生于人和动物体内引起的一种人兽共患寄生虫病，可导致肝、肺、脑及骨骼等几乎所有器官和组织的占位型病变和损害。包虫病是严重危害人群健康和生命安全的一种传染病，也是导致我国西部农牧区群众因病致贫、因病返贫的重要原因之一。

棘球绦虫的生活周期包括三个形态，虫卵、幼虫和成虫，幼虫和成虫又分别需要不同的宿主才能完成生命周期。犬体内的成虫排出的虫卵随粪便污染环境（食物）和水体，牛羊等食草动物因食入被虫卵污染的水、草或其他食物而使虫卵进入体内并发育成幼虫寄生在脏

器中,犬食用含有幼虫的牛羊脏器后幼虫在犬体内发育成成虫。

犬是包虫病的传染源,人因食入被虫卵污染的水或食物而感染。故包虫病是经口传播的传染病,主要与暴露于易感环境的程度有关。感染后包虫病潜伏期可短至数月,长至数十年。预防包虫病应从个人防护、牛羊脏器处置和犬的管理驱虫等方面着手。人不是包虫病的传染源,对于已感染的患者,应做到早筛查,早发现,早治疗。

通过健康教育,可以增强群众和社区对包虫病的防范意识,加强个人防护,积极配合和参与包虫病的防治,促进患者的治疗,切断传播途径、保护易感人群。通过对公众开展健康教育和行为干预,促进公众采取有效的包虫病防护措施,配合卫生部门采取有针对性的包虫病防控措施,可以有效遏制包虫病的扩散和蔓延。

一、包虫病防控健康教育的重点内容

(一) 重要信息

1. 包虫病的传染源是狗,狗从粪便排出虫卵,人通过直接接触或食用含有虫卵的水和食物而感染。

2. 不要将动物的生鲜脏器喂狗,每月给狗喂药驱虫,防止狗传染人。

3. 在包虫病流行区包虫病患者药物治疗是免费的;国家对包虫病患者的手术治疗提供补贴;包虫病患者要定期复查。

(二) 包虫病防治知识要点

1. 包虫病的筛查　国家提供对包虫病的免费检查,早期检查和发现包虫病有利于早期进行治疗,尤其是泡型包虫病,早期发现能及时挽救患者的生命。

2. 包虫病的治疗　包虫病的治疗包括药物和手术治疗两种。药物有阿苯达唑片剂和乳剂两种,服药初期会有轻度的恶心等不良反应,如能坚持服药可慢慢适应,服药后每 3 个月复查一次肝功,评价肝功状况,每 6 个月进行一次影像学复查,评价疗效,并确定下一步的治疗方案。对于具有手术适应证愿意接受手术的患者国家提供 8000 元的补助。

3. 犬的登记和驱虫　感染犬是包虫病的传染源,犬只管理和驱虫是防治包虫病的关键,包虫病防治部门需要对犬进行登记和管理,并每月进行驱虫,驱虫后需将 3 日的犬粪进行掩埋。平时要将犬进行拴养。

4. 家庭屠宰动物脏器的处置　羊、牛、猪等内脏中含有的水泡样的病变脏器会将包虫病传给犬,不要将病变脏器直接喂狗,也不要随意丢弃,要深埋、焚烧或煮沸 30 分钟后喂犬。

5. 加强个人防护　包虫病是由患病的羊、牛传给犬,犬再传给人和羊、牛的。个人防护的要点是:不玩狗、勤洗手、喝开水、吃熟食。

二、包虫病防控健康教育常用方法

包虫病的健康教育采取以包虫病防治专业人员为主,动员广大基层干部群众、学校教师和社区人员共同参与的策略。针对不同人群特点,可采用以下方法:

(一) 重点人群的健康教育

1. 领导干部健康教育　各级领导和相关部门干部在包虫病防治过程中起组织和决策的作用,可利用会议和宣讲活动等向领导干部宣传包虫病防治工作的重要性、相关政策方针、防治策略措施等,同时及时汇报、沟通在防治工作中的困难和存在问题。

2. 医务人员健康教育　根据医务人员特点,可通过集中培训、进修学习等各种形式对各级医疗机构,包括乡、村医务人员进行包虫病防治知识和项目管理等方面的培训,提高受训人员的业务能力以及开展居民和患者健康教育的能力。

3. 儿童和学生的健康教育 儿童和学生是包虫病的易感人群。针对儿童和学生的健康教育,可与学校教育相结合。在教育部门的配合下,将包虫病防控健康教育纳入中小学教学计划,保证学生有学习包虫病相关知识的课程安排。可通过宣传展板、墙报,采用文字、图片和影像资料、专题讲座等多种形式向儿童和学生开展健康教育活动。并且通过"小手拉大手"活动,由学生向家长传播包虫病知识,培养良好的卫生习惯,规范个人和家庭卫生行为。

(二) 高危人群的健康教育

高危人群包括疫区的养犬户、牧民等,这些人与传染源犬接触机会多,不良的卫生和工作习惯可能会导致包虫病的感染和传播。在健康教育中要突出包虫病与自身的直接关系,培养良好的卫生和工作习惯。可印制宣传单、宣传画、纸杯、日历等生活用品发放入户,利用集市或日常家犬登记和驱虫工作向养犬户和群众进行宣传教育,可通过集中学习,观看音像资料,家畜病变脏器现场讲解、请包虫病患者或患者家属现身说法等形式向高危人群进行宣传教育,提高他们对包虫病危害的认识,了解包虫病防治知识和方法,改变不良生活习惯和作业方式,加强自身防护。

(三) 一般人群的健康教育

1. 城镇居民的健康教育 以各单位、社区、活动中心等为单位,以社区干部、单位宣传员等为骨干,发放各种防治包虫病宣传单、宣传画等健康教育材料,或邀请疾控中心或医院等的专业技术人员开展相关知识专题讲座,提高城镇居民对包虫病的认识。

2. 大众健康教育 主要采取以大众传播为主的形式。可利用广播、电视、报纸、手机短信等媒体传播预防包虫病的健康信息,可在主要街道和人流较多地区制作宣传牌,悬挂宣传横幅,发放各种传播材料,开展义诊咨询活动等,提高广大群众对包虫病危害的认识。

(吕新军 朱武洋 席进孝 陶晓燕 崔步云 李建东 伍卫平)

参 考 文 献

1. Organization W H. WHO Expert Consultation on Rabies. Third report. WHO Technical Report Series, 2018, (1012):1-139.

2. Organization W H. Rabies vaccines. WHO position paper. Wkly Epidemiol Rec, 2018, 16(93):201-220.

3. 俞永新. 狂犬病和狂犬病疫苗. 第2版. 北京:中国医药科技出版社, 2009.

4. 中华人民共和国卫生部. 狂犬病诊断标准. 北京, 2008.

5. Song M, Tang Q, Wang D M, et al. Epidemiological investigations of human rabies in China. BMC Infect Dis, 2009, 9:210.

6. 狂犬病预防控制技术指南(2016版). 中国病毒病杂志, 2016, 6(03):161-188.

7. Hampson K, Coudeville L, Lembo T, Sambo M, Kieffer A, et al. Estimating the global burden of endemic canine rabies. PLoS Negl Trop Dis, 2015, 9:e0003709.

8. 王国强. 中国预防控制60年. 北京:中国人口出版社, 2015.

9. 世界卫生组织. 登革热:诊断、治疗、预防控制指南. 2009.

10. 国家卫生计生委办公厅. 登革热诊疗指南(2014年版). 2014.

11. 宋干, 杨庭群. 全国流行性出血热防治手册. 第2版. 北京:人民卫生出版社, 1998.

第五章

性传播疾病防治健康教育

第一节 性传播疾病与健康教育相关的特点

性病是性传播疾病(sexually transmitted diseases,STD)的简称,指主要通过性接触而发生传播的一组传染病。性病在全世界广泛流行,为重要的公共卫生和社会问题。我国目前流行的主要性病有艾滋病、梅毒、淋病、生殖道沙眼衣原体感染、尖锐湿疣、生殖器疱疹等,是重点防治与监测的疾病。由于艾滋病的严重性和特殊性,其往往是作为一种重点性病加以讨论。

自20世纪70年代末性病在我国重新出现后,已在全国广泛流行。全国性病疫情监测资料显示,全国99%的县级行政区均有病例报告,梅毒和淋病等性病的病例报告数呈现逐年上升的趋势,在法定传染病发病排序中位居前列。近年来,不同人群性病患病率也呈明显上升趋势。性病流行主要分布在沿海地区的长三角和珠三角地区,以及一些少数民族相对集中的地区;在人群分布上主要发生在高危人群(如女性性工作者及其嫖客、男男同性性行为者)和脆弱人群(如流动人口、学生);在年龄分布上主要发生在15~49岁年龄组性活跃人群。近年来,随着艾滋病经性传播成为主要的感染途径,性病流行越来越呈现与艾滋病流行在地区分布上的重叠,在老年人群中报告发病率的增幅大于30%。

所有的人都是性病易感人群,其危险因素在不同性别中有所不同。由于受到社会经济、行为等因素的影响,某种人群可能会成为性病感染的高危人群或脆弱人群。生物学易感性、行为特征、求医情况、文化程度和性别不平等等因素都对人群的脆弱性和后果产生影响。虽然某些性病有间接传播的可能性,部分性病可以经血或母婴传播,但绝大多数性病的感染是通过异性或同性间的直接性接触发生,性病患者是性病最主要的传染源。

第二节 性传播疾病防治健康教育目的、意义

健康教育是通过有计划、有组织、有系统的教育活动,使人们自觉地采纳有益于预防和控制性病的行为和生活方式,消除或减轻导致性病的危险因素。通过健康教育方式预防性病的感染、阻断性病的传播,从而达到降低性病的发生,减少性病感染的传播风险。通过健康教育过程以改善、达到、维持和促进个体提高防范性病艾滋病的意识及能力,建立和促进个人、社会对性病预防和保持自身健康状况的责任感;帮助人们确定哪些是有害于自己或他人健康的危险行为,促进个体或社会采用明智的决策或选择有利于健康的行为,改变危险行

为；是让受众人群了解性病的防治知识和信息获得途径，达到维护不受性传播疾病危害健康的目的。

长期以来，人们都把健康理解为表面上的"不生病"或"不虚弱"的表现，性病也有如其他疾病一样的表象存在。健康与疾病之间不存在一个明确的界限，一个人体内可能潜伏某种感染，而表面上仍是"健康"的，只有在出现症状或体征时才认为是"生病"，加之人们对性病的认识不足，因此健康教育对于提高防范意识、早期发现、早期治疗是十分必要的。健康教育意义在于它的影响大大超过疾病预防或治疗，它是前瞻性的。健康促进不仅仅是疾病预防，而是可减少疾病负担，降低个体、家庭和社会因性病带来的经济损失。

第三节　性传播疾病防治健康教育的重点内容

健康教育内容需围绕性病防治核心信息及防治知识要点，包括性病的定义、传播途径、危害、预防措施、正确求医、规范诊疗、个人及性伴危险因素评估、降低和改变危险性行为等内容。为广泛开展性病健康教育，提高各类人群的防范和风险意识，中国疾病预防控制中心性病艾滋病预防控制中心于2011年10月编制并发布了以下针对所有人群的性病防治知识核心信息。

1. 性病（性传播疾病的简称，英文缩写 STD）是以性接触为主要传播方式的一组传染病。性病是可防可治的。

2. 性病危害人体及下一代的身心健康，对家庭幸福、社会稳定和经济发展构成严重威胁。

3. 梅毒是性病中危害最大的一种传染病。

4. 采取积极有效的措施，性病是可以预防的。

5. 主动就诊、及时发现、尽早治疗是性病防治的关键。

6. 性病患者应该到正规医疗卫生机构接受规范诊断和治疗以获得最佳的治疗效果。

7. 性病与艾滋病的关系。

8. 科学认识性病，预防控制性病是全社会的共同责任。

第四节　性传播疾病防治健康教育
主要策略、措施、方法

政府倡导、多部门合作、全社会参与、大力开展全民性病防治健康教育活动，针对各类人群的特点及信息需求开展不同形式的健康教育，包括针对一般大众、青少年、干部职员、流动民工、老年人、门诊就诊者、男性同性性行为者、女性性工作者等。对一般人群以普及知识为主，对目标人群采取针对性教育，对高危人群开展结合干预措施的健康教育，经常性的健康教育活动与重要时段集中性健康教育相结合。健康教育策略，是一项治本的策略，可以从根本上预防性病的发生，要改变人群的行为需要深入持久地开展这项工作。

通过健康教育把有关性病、艾滋病的健康教育和知识普及给大众，根据各类人群特点，采取不同的措施和方法，提高知识普及的针对性、实用性、可及性及可接受性。

一、公众健康教育

由于所有的人都是性病的易感人群,往往人们对性病的认识和防范意识也较差,要么认为性病离自己很远,要么恐性。围绕性病防治核心信息及防治知识要点,广泛宣传性病的危害、早期发现和规范诊疗的重要性,以及性病感染与艾滋病传播的关系。

(一) 关键信息

1. 性病的传播途径以性接触为主,还可以通过母婴、血液传播。

2. 个别性病病例可通过血液传播。如梅毒可通过输入或注射被梅毒污染的血液或血液制品而感染。

3. 在少数情况下,生活密切接触者也可能通过污染的生活用具传播性病。日常工作接触和人际交往不会传播性病,如握手、拥抱、礼节性接吻、共用餐具和水杯、共用劳动工具和办公用品及其他无皮肤破损或无血液暴露的接触不会造成性病传播。

4. 性病会促进艾滋病、丙型肝炎的感染和传播。人体感染性病后可造成皮肤黏膜的破溃、炎症等,容易感染艾滋病或丙型肝炎病毒并将病毒传染给他人,因此防治性病是预防控制艾滋病和丙型肝炎的一项重要措施。

5. 由于很多性病存在潜伏期和无症状期,不同的性病其潜伏期长短也不同,而且不是所有发生在生殖器部位的损害都是性病,感染性病尤其是生殖道沙眼衣原体感染可无自觉症状,因此需要重复检查。某些男性无症状者容易感染其性伴,因此性伴也需要重复检查。

6. 性病可造成家庭内传播,夫妇中的一方感染上性病,可通过夫妻间的性生活传染给对方,使对方身体和情感的方面受到伤害,甚至导致家庭解体。

7. 性病可防可治。一期和二期梅毒、淋病、生殖道衣原体感染可以治愈;尖锐湿疣、生殖器疱疹可以临床治愈,但易反复发作;三期梅毒难以治愈。

8. 青少年处在身心发展的重要阶段,应树立正确的性观念,掌握预防性病和自我防护的知识和技能。教育青少年免受性病的侵害,是每个家庭、学校、社区和全社会的责任。

9. 每个人都有权了解和掌握预防性病的基本知识,避免危险行为,强化自我保护的意识和技能,并将这些知识和技能告诉他人。

10. 性病患者是性病的受害者,全社会应给予尊重、宽容与关怀,减少社会歧视、促进社会和谐。

(二) 主要活动

1. 利用大众传播媒介进行宣传,充分利用电子媒介(如广播、电视、网络、手机报)、书面媒体(如报纸、杂志、书籍),以及板报、专栏、橱窗等方式开展宣传。

2. 面向社区、厂矿等开展知识讲座、咨询、义诊及板报、橱窗宣传。

3. 利用大型活动日(周)开展科普活动,并利用人群聚集较多时机发放宣传册及科普读物,普及预防知识(图5-1)。

4. 以村委会、村卫生服务站为基地开展农村性病知识健康教育。可通过农村广播和村委会农村知识园地进行性病防治知识宣传。

5. 在大学、中学内开展性病、艾滋病知识讲座,举办科普写作竞赛,进行性病预防知识问卷调查,制作专题宣传栏和通过卫生课给予健康行为指导。

6. 免费发放、社会营销,公共场所或相关场所安装自动售套机等多种方式促进安全套的使用。

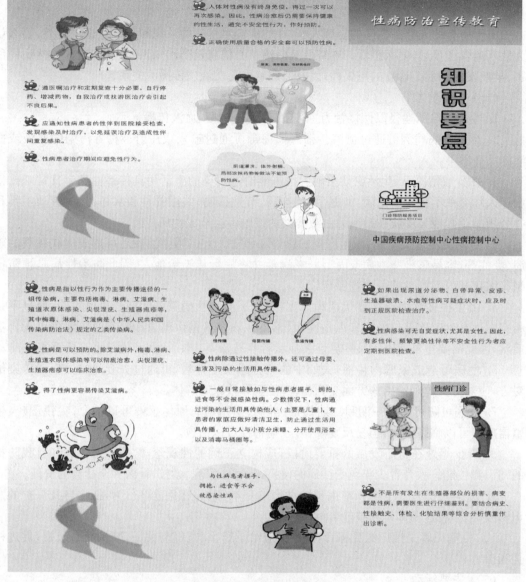

图 5-1　性病防治宣传折页

（来自中国疾病预防控制中心性病艾滋病预防控制中心）

二、不同人群的健康教育

（一）孕产妇人群

孕产妇感染某些性病后,可通过胎盘或产道传染给胎儿,因此孕产期妇女一定要按照孕产期保健要求定期进行孕、产检,及早了解感染状况,及早治疗,减少先天梅毒的发生。

1. 关键信息

（1）性病可危害家庭中下一代的健康。性病可通过母婴传播。患有梅毒的哺乳期妇女可通过乳汁使婴儿感染梅毒。患有淋病、沙眼衣原体感染的妊娠妇女可由其产道分泌物导致新生儿淋菌性或沙眼衣原体性眼结膜炎。

（2）性病对女性的危害更大,不及时治疗可导致子宫颈炎、盆腔炎、输卵管炎等,造成不孕、宫外孕、流产、早产、死产等。人乳头瘤病毒感染（尖锐湿疣）可导致宫颈癌。

（3）孕产妇和婴儿应该接受提供孕产期保健和助产服务的医疗保健机构开展的梅毒筛查和治疗,梅毒抗体阳性孕产妇和婴儿应在有条件的医疗机构进行规范的诊断治疗,以预防和控制先天梅毒的发生。

2. 主要活动　主要由妇幼保健医院和机构负责组织、策划和开展活动。

（1）各级妇幼保健机构应逐步形成妇幼服务网络,提供婚前、孕前性病防治健康教育和咨询服务。

（2）鼓励育龄妇女、孕产妇及其配偶、性伴主动接受性病咨询和筛查。

（3）开展孕产妇课堂时,将性病防治知识作为一项重要内容。

（4）妇幼保健门诊印制和主动给就诊者发放性病健康教育处方和相关预防宣传资料。

（二）流动人口健康教育

由于流动人口对卫生服务的利用受到一定限制,预防控制性病的公共卫生活动在该人群中不够深入和连续,同时由于该人群已婚者居多,夫妻长期分居,加之自我防护意识缺乏,容易有多性伴等危险行为,而成为性病感染和传播的危险人群。

1. 关键信息

（1）遵守性道德、保持单一性伴侣、避免婚前和婚外性行为是预防性病的有效措施。

（2）性病好发于中青年等性活跃期人群,使社会丧失部分劳动力,增加疾病负担,影响家庭、社会稳定和经济发展。

（3）性病可以引起男女泌尿、生殖系统的慢性炎症,内脏和全身的病变,造成不孕、不育、残疾,甚至死亡。

（4）阴道灌洗、体外射精、滥用抗生素、局部涂抹药物等做法不能有效预防性病。

2. 主要活动

（1）在流动人口聚集地开展性病防治健康教育,在车站、码头、劳务市场、建筑工地等流动人口聚集地采用流动宣传车、展板、发放宣传折页等宣传方式开展宣传。

（2）在大型建筑工地,流动人口多的厂矿开展专题讲座,发放宣传资料、安全套推广活动,讲解和演示安全套的正确使用方法。

（3）制作一些印有性病防治知识的生活用品（如扑克牌、雨伞等）发送给民工（图5-2）。

（4）制作干预服务包,内含性病防治宣传资料、安全套,及能提供性病诊疗规范服务的医疗机构名称、咨询电话、地址、乘车路线等信息的信息卡,发放给流动人口多的工地、企业等。

（三）高危人群

包括女性性工作者（FSW）、男男同性性行为者（MSM）、吸毒人群、嫖客人群。这些人群在性活动时多存在多性伴及无保护的性行为,感染性病后不但在同类人群中传播,会传染给配偶等一般人群,成为性病感染传播的高危人群和桥梁人群,因此对他们的健康教育与干预尤为重要。

1. 关键信息

（1）卖淫、嫖娼是违法行为,国家明令禁止,杜绝商业性行为,是预防控制性病的治本之策。

（2）与不了解的人发生性行为、多性伴性行为、男男性行为者正确使用质量合格的安全套,可以大大降低感染和传播性病的风险。

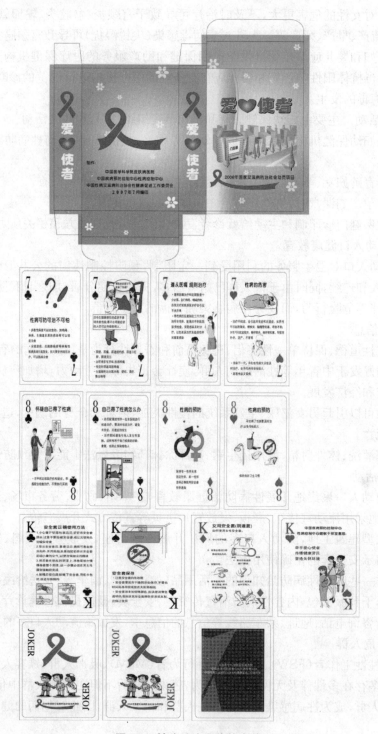

图 5-2　性病防治宣传扑克牌
（来自中国疾病预防控制中心性病艾滋病预防控制中心）

（3）发生易感染性病的高危行为后，应及时到正规医疗机构接受性病检测。频繁更换性伴、男男性行为者及有其他可能感染性病的行为者，应定期做医学检查。

（4）明知自己有性病而故意传染他人是违法行为。

2. 主要活动

（1）了解当地各种娱乐、酒吧、美容美发屋等场所的涉及男男同性性行为、商业性性服务人群情况，定期对相关场所及人员进行性病预防健康教育。

（2）采取知识问卷、现场演示、现场咨询、发放安全套及宣传册等形式开展宣传。

（3）定期对涉及场所及人员进行相关性病检测及筛查、安全套推广活动，并讲解演示安全套的准确使用方法（图5-3）。对可疑性病者及时有效转介至相关医疗机构进行进一步诊断治疗。

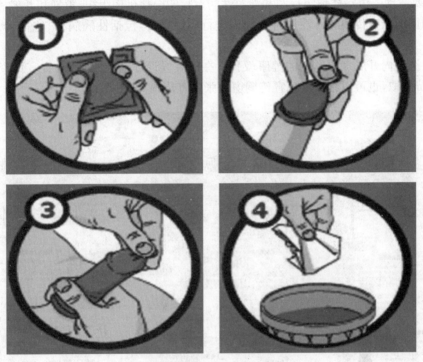

图 5-3 安全套使用方法图解
（来自中国疾病预防控制中心性病艾滋病预防控制中心）

（4）同伴教育：吸纳女性性服务人员或男男同性性行为人员为同伴教育员，进行相关知识、观念或行为技能的培训后，利用他们参与相关人群的健康教育和干预活动。

（四）性病患者健康教育

许多人由于缺乏对性病的认识和基本知识，有过高危行为和接触后，生殖器或身体出现异常反应，怀疑自己得了性病后讳疾忌医，有的到私人诊所就医，延误了最佳诊疗时机，有的即使得到诊断，不按医嘱正规治疗，给自己身体和家人带来不必要的伤害。

1. 关键信息

（1）性病门诊就诊者、有危险性行为史或有可疑梅毒临床表现者应主动寻求梅毒检测，争取早诊早治。

（2）出现尿道分泌物、白带异常、皮疹、生殖器部位破溃、水疱等性病可疑症状，应及时到正规医疗卫生机构进行检查和治疗。

（3）正规医疗卫生机构性病就诊者的隐私可以得到保护，可以为性病患者提供准确诊断和规范治疗。

（4）目前大多数性病有有效的治疗药物，及早进行规范的治疗可以取得很好的治疗效果。遵照医嘱完成治疗，以减少并发症、及早恢复健康。

（5）患者治疗后定期复查十分必要，自行服药、停药、增减药物会引起治疗失败等不良后果。

（6）性病患者在治疗期间应避免性行为，发生性行为时必须正确使用安全套。应尽早告知性伴到医院接受检查和治疗，避免性伴间重复感染。

（7）性病患者在考虑结婚、生育问题时，应接受规范治疗和医学咨询。

2. 主要活动　由疾病预防控制和涉及性病诊疗的医疗机构组织、策划和开展活动。

（1）利用大众宣传模式对性病科普知识进行广泛宣传，包括性病病种、危害、预防措施、就医渠道。

（2）在医院内开展多种形式的健康教育。在医院候诊厅播放录像、设置宣传资料架，供就诊者免费索取，也可以制作性病宣传橱窗及张贴宣传画等（图5-4）。

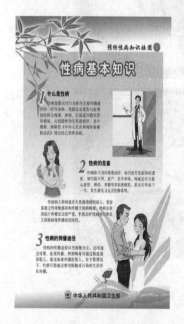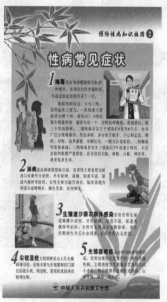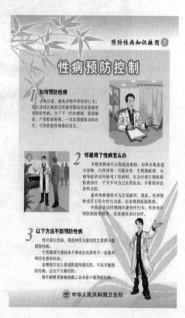

图5-4　性病防治宣传画
（来自中国疾病预防控制中心性病艾滋病预防控制中心）

（3）主动为患者提供门诊预防干预服务。诊疗后为每位患者免费发放性病健康教育处方和服务包，必要时提供诊疗后3～5分钟的咨询服务（图5-5、图5-6）。

（4）动员医务人员走出诊室，深入高危场所接近目标人群，提供性病和生殖健康咨询服务，讲解防病知识，发放防病知识手册，主动发现性病可疑患者（图5-7）。

（5）为性病患者提供规范的诊疗服务，以及安全套推广、性伴通知及随访服务。嘱咐患者动员其配偶或性伴到医院接受检查、诊断和治疗。

（6）性伴通知，制作性伴通知卡（包括联系人、电话、医院名称及地址等相关信息），嘱咐患者动员其配偶或性伴尽早到医院接受检查、诊断和治疗。

（7）安全套推广活动，在医院的适宜场所可安装安全套自动售套机，供需求者方便索取，在诊室有免费安全套发放，并能演示正确使用方法。

性病门诊健康教育处方

一、什么是性病

性病是指以性行为作为主要传播途径的一组传染病。在我国，性病主要指梅毒、淋病、艾滋病、生殖道沙眼衣原体感染、尖锐湿疣、生殖器疱疹等。其中梅毒、淋病、艾滋病是《中华人民共和国传染病防治法》规定的乙类传染病，由于艾滋病危害严重等原因许多国家将其单独列出。多数性病是可防可治的。除艾滋病外，梅毒、淋病、生殖道衣原体感染等可以彻底治愈，尖锐湿疣、生殖器疱疹可以临床治愈。

二、性病的危害

性病危害人体及下一代的身心健康，如不及时规范治疗，可引起严重的并发症和后遗症，如梅毒不及时治疗会导致心血管和神经系统的损害，孕妇将性病可传染给胎儿，引起胎儿发育不良、流产、死产、早产和先天梅毒等；淋病可引起盆腔炎、附睾炎等，并可导致不孕、不育症，以及新生儿淋菌性眼结膜炎等，同时更容易感染和传播艾滋病。性病对家庭幸福、社会稳定和经济发展构成了严重威胁，已成为世界上最重要的公共卫生问题之一。

三、性病的传播途径

1. 性传播：这是性病最主要的传播途径，即通过阴道性交、口交、肛交等性行为方式传播；
2. 血液传播：通过污染的血液、血制品、共用注射器或针头等传染，如梅毒、艾滋病；
3. 母婴传播：通过怀孕和分娩的过程传染给胎儿或新生儿，如梅毒、艾滋病；
4. 在极少的情况下，性病还可通过污染的生活用具传播，但由于性病病原体对外界的抵抗力差，室温下不久就会死亡，一般用蒸剂也可以杀灭。所以一般的日常生活接触如握手、拥抱和进食等不会传播性病。

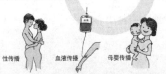

性传播　　血液传播　　母婴传播

四、性病的主要症状

根据所患性病的不同，男性患者可出现尿道分泌物、尿频、尿急、尿痛、皮疹、水疱、生殖器溃疡、赘生物等；女性患者可出现阴道分泌物增多、颜色改变、有异味、排尿疼痛、下腹痛、外阴瘙痒、皮疹、水疱、生殖器溃疡、赘生物等。如果用皮肤上述可疑症状，怀疑自己感染性病时，应及时到正规医院检查治疗。因为早诊断、早治疗能够防止并发症和后遗症的发生。需注意的是，很多性病都是在感染早期无任何自觉症状，只有通过化验检查才能查出来。因此，凡是有不安全性行为的人均需要到性病门诊接受咨询和必要的化验检查。

五、性病治疗期间的注意事项

1. 为了尽快恢复健康，除药物治疗外，良好的情绪、营养与适当的锻炼也很重要。患者在治疗期间应注意避免劳累及进食辛辣刺激性食物；
2. 遵照医嘱治疗十分必要，自行停药、频减药物，或找游医治疗会带来不良后果；
3. 尖锐湿疣和生殖器疱疹治愈后有可能会复发，但不必过分担心和忧虑，只要复发后积极治疗，注意避免劳累、感冒、酗酒等复发诱因，随着身体抵抗力的增强，多数病人复发次数会逐渐减少或不再复发；
4. 在治疗期间如遇到问题（药物反应、疗效不满意等）应及时到正规医院检查咨询；
5. 治疗后定期复查对判断治疗效果有重要作用，患者需要遵医嘱，及时到医院复查；
6. 约请配偶或性伴来院检查是对自己和他人健康负责的行为，患者应动员他们及时到医院接受检查和治疗；
7. 为了早日康复，最好在治疗期间不要过性生活。

六、性病的预防

1. 人体感染性病后不会产生终身免疫，可再次感染，因此患者治愈后需改变不安全行为，保持健康的生活方式；
2. 使用安全套可以有效地预防性传播艾滋病。阴道灌洗、体外射精、局部涂抹药物等做法不能预防性病的传播；
3. 家庭里如有性病患者应好好家庭内部的清洁卫生，保护家人尤其是女孩避免感染。如到内裤洗裤褥、患者内衣裤不要与小孩的混在一起洗，大人、小孩分床睡，分开使用浴盆，马桶圈每天擦洗等；
4. 性病患者如果考虑结婚、怀孕等问题，最好等完全治愈后，身体恢复一段时间较为理想。

求医信息

图 5-5　性病健康教育处方

（来自中国疾病预防控制中心性病艾滋病预防控制中心）

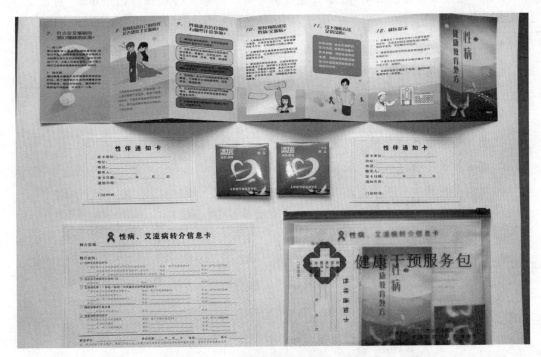

图 5-6　性病防治宣传服务工具

（来自广西壮族自治区卫生健康委防治艾滋病办公室　广西壮族自治区
皮肤病防治研究所　广西壮族自治区皮肤病医院）

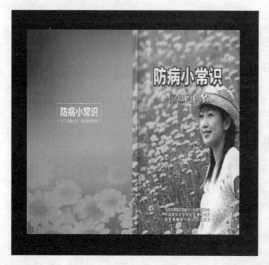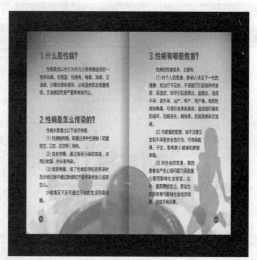

图 5-7　性病防治宣传折页

（来自中国疾病预防控制中心性病艾滋病预防控制中心）

三、性传播疾病健康教育效果评估

性病知识知晓率问卷（来自中国疾病预防控制中心性病艾滋病预防控制中心）可用于健康教育活动与措施开展前人群对防治知识情况摸底和开展后一定时间内人群对防治知识掌握情况，即对健康教育各种活动、措施实施效果评估。问卷 1 答对 8 道题为知晓，问卷 2 答对 12 道题为知晓。

性病知晓率调查问卷（5-1）（本问卷可用于对各类人群的知晓率调查）

1. 你知道的性病主要有哪些（要求至少说出三种）？＿＿＿＿＿

2. 性病是仅发生在生殖器部位的疾病（对　错）

3. 避免多性伴可以降低感染性病的危险（对　错）

4. 使用安全套不仅能预防艾滋病，也可预防性病的传播（对　错）

5. 感染性病不会增加感染艾滋病的机会（对　错）

6. 孕妇感染梅毒会传染给胎儿引起先天性梅毒（对　错）

7. 性病治愈后由于没有免疫力，还会再次被感染（对　错）

8. 性病患者的性伴不必进行检查治疗（对　错）

9. 握手、共同进餐不会传播性病（对　错）

10. 口服抗生素、阴道冲洗等方法可以预防性病的发生（对　错）

性病知晓率调查问卷（5-2）（本问卷用于高危人群调查）

1. 你知道的性病主要有哪些（要求至少说出三种）？＿＿＿＿＿

2. 性病是仅发生在生殖器部位的疾病（对　错）

---

3. 避免多性伴可以降低感染性病的危险(对 错)

4. 使用安全套不仅能预防艾滋病,也可预防性病的传播(对 错)

5. 感染性病不会促进艾滋病的传播(对 错)

6. 孕妇感染梅毒会传染给胎儿引起先天性梅毒(对 错)

7. 性病治愈后还会再次被感染(对 错)

8. 性病患者的性伴必须进行检查治疗(对 错)

9. 握手、共同进餐不会传播性病(对 错)

10. 口服抗生素、阴道冲洗等方法可以预防性病的发生(对 错)

11. 有无在场所接受过任何医疗机构为你提供的妇科、生殖健康及性病服务等(是 否)

12. 有无在场所接受过任何机构、任何形式的性病知识宣传、咨询(是 否)

13. 有无在场所接受过性病检测(指梅毒检测)(是 否)

14. 如怀疑自己得了性病,会考虑到哪里去求医(正规的综合医院 妇幼保健院 计划生育服务站 疾病控制部门 私人诊所)

第五节 梅毒防治健康教育措施和方法

梅毒是一种全身扩散、引起各系统病变的性传播疾病。20 世纪 90 年代末以来,全国梅毒报告病例数明显增加,流行呈快速上升趋势。对包括梅毒在内的 5 种性病,原卫生部 2013 年 1 月颁布了重新修订的《性病防治管理办法》,鉴于目前我国梅毒流行的危险因素广泛存在,流行形势日益严峻,原卫生部于 2010 年 6 月颁布了《中国预防与控制梅毒规划(2010—2020 年)》,明确提出了梅毒控制与健康教育策略与措施。感染梅毒后可发生生殖器部位溃疡和炎症,从而更容易感染和传播艾滋病病毒。由于其他几种性病易于诊断治疗,且健康教育措施和方法与此相同,因此本节着重介绍梅毒的健康教育。

由于梅毒是性病中危害最大的一种传染病,不仅对感染者本身,且危害下一代健康,目前根据我国传染病报告情况统计,梅毒感染已居乙类传染病报告前列。因此在本节进行重点介绍。

一、公众健康教育

各级卫生行政部门和专业机构要将梅毒防治知识和正确求医信息等内容结合到艾滋病防治宣传工作中,广泛宣传梅毒的危害、早期发现和规范诊疗的重要性,以及梅毒感染与艾滋病传播的关系,普及梅毒防治知识,提高公众的防范意识和能力,减少社会歧视。

1. 关键信息

(1)每个人都应该了解和掌握预防梅毒的基本知识,科学认识梅毒,避免不安全性行为,保护个人健康和家庭幸福,并将掌握的知识和技能传授给他人。

(2)梅毒是性病中危害最大的一种传染病。梅毒流行广泛,在我国传染病发病数中位居前列,已成为重要的公共卫生和社会问题。

(3)梅毒可通过性、血液和母婴途径传播,传播途径与艾滋病基本一致。

（4）梅毒患者是疾病唯一的传染源。夫妻间可通过性生活传染给对方，影响家庭和睦。

（5）有卖淫嫖娼、多性伴、男男性行为的人群是感染传播梅毒和其他性病的高危人群。

（6）感染梅毒后可发生生殖器部位溃疡和炎症，从而更容易感染和传播艾滋病病毒。

（7）梅毒的传染性很强，对人体的危害性很大，可引起全身各器官及组织的损害。

2. 主要活动

（1）利用各种传播媒介进行梅毒预防宣传，充分利用电子媒介（如广播、电视、网络、手机报）、书面媒体（如报纸、杂志、书籍），以及板报、专栏、橱窗等方式开展宣传（图 5-8）。

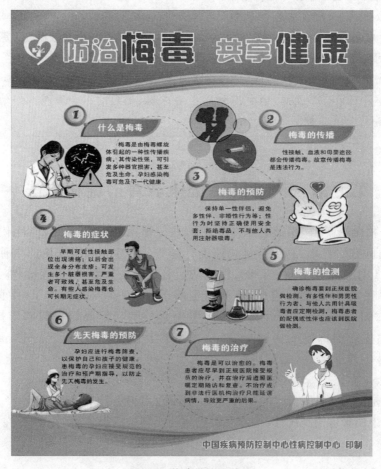

图 5-8　梅毒防治宣传画
（来自中国疾病预防控制中心性病艾滋病预防控制中心）

（2）面向社区、厂矿等开展知识讲座、咨询、义诊及板报、橱窗宣传。

（3）利用大型活动日（周）开展科普活动，并利用人群聚集较多时机发放宣传册及科普读物，普及预防知识（图 5-9）。

（4）以村委会、村卫生室为基地开展农村性病知识健康教育。可通过农村广播和村委会农村知识园地进行性病防治知识宣传。

（5）免费发放、社会营销，公共场所或相关场所安装自动售套机等多种方式促进安全套的使用。

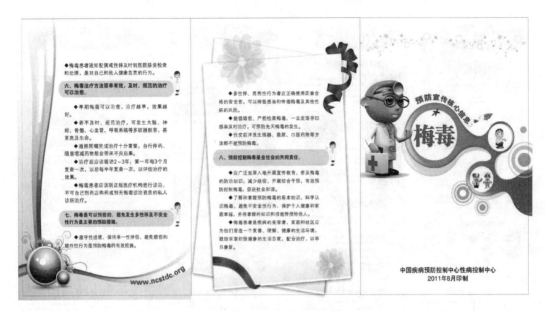

图 5-9　梅毒防治宣传折页
(来自中国疾病预防控制中心性病艾滋病预防控制中心)

二、重点人群健康教育

重点人群中流动人口、孕产妇、青少年等均处在性活跃时期,造成梅毒的感染与传播的风险较一般人群大。针对各人群特点,广泛开展梅毒防治知识普及及健康教育,提高重点人群对梅毒的防病意识,降低梅毒感染与传播危险及其危害。

1. 关键信息

(1)性接触传播:最主要的传播途径。未经治疗的早期梅毒患者传染性最大。

(2)母婴传播:孕妇感染梅毒可传给胎儿,未经治疗的早期梅毒孕妇传染性最强,可引起流产、早产、死产和新生儿先天梅毒,严重危害下一代健康。

(3)血液传播:输入被梅毒螺旋体污染的血液,或与他人共用被梅毒螺旋体污染的注射器吸毒等情况都有可能感染梅毒。

(4)有卖淫嫖娼、多性伴、男男性行为的人群是感染和传播梅毒和其他性病的高危人群。

(5)梅毒在临床上可分为一期梅毒、二期梅毒、三期梅毒、隐性梅毒和先天梅毒。不同感染时期会出现不同的临床表现,也可以无症状,但具有传染性。

(6)怀疑感染梅毒后应尽早到正规医疗机构进行梅毒检测,大多数县区级及以上公立医疗机构都可提供梅毒检测。

(7)艾滋病自愿咨询检测门诊(VCT)、社区药物维持治疗门诊可提供艾滋病和梅毒的免费咨询和检测。

(8)多性伴、男男性行为者应正确使用质量合格的安全套,可以降低感染和传播梅毒及其他性病的风险。

(9)提倡婚前、产前检查梅毒。

2. 主要活动

(1)开设预防知识讲座,设立各种板报、专栏、橱窗宣传,散发宣传资料(图 5-10)。

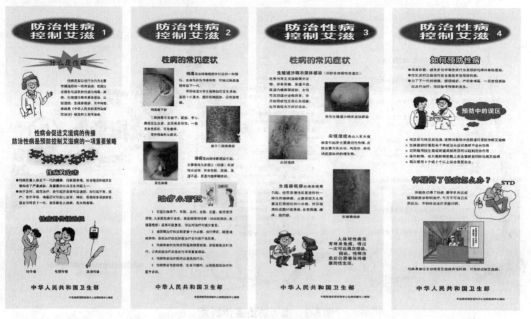

图 5-10 性病防治宣传挂图
（来自原中华人民共和国卫生部）

（2）开展婚前和孕前保健服务，利用婚前和孕前课堂开展梅毒防治知识讲座并发放宣传资料，婚检和孕检时进行梅毒筛查。

（3）依托进城务工人员业余学校平台，结合安全教育和岗位技能培训加入梅毒健康教育内容。

（4）在流动人口较集中的厂矿企业、农贸市场、建筑工地或居住地等地方开展活动，设立各种宣传板报、专栏、橱窗，分发宣传资料及印有防治知识的扑克牌等生活用品（图 5-11）。

（5）在大学、中学内开展梅毒知识讲座，举办科普写作竞赛，进行梅毒预防知识问卷调查，制作专题宣传栏和通过卫生课给予健康行为指导。

（6）各级疾病预防控制中心与学校合作，在各类大专院校和中等职业学校中开展梅毒防治健康教育讲座。

三、高危人群健康教育

高危人群主要包括女性性工作者（FSW）、男男同性性行为者（MSM）、吸毒人群、嫖客人群，存在多性伴、无保护性性行为、共用注射器等危险行为。感染梅毒后不但在同类人群中传播，还会传染给配偶等一般人群，成为性病感染传播的高危人群和桥梁人群，因此对他们的健康教育与干预尤为重要。

1. 关键信息

（1）卖淫、嫖娼是违法行为，国家明令禁止，杜绝商业性行为，是预防控制性病的治本之策。

（2）与不了解的人发生性行为、多性伴性行为、男男性行为者正确使用质量合格的安全套，可以大大降低感染和传播性病的风险。

（3）频繁更换性伴、男男性行为者及有其他可能感染性病的行为者，应定期做医学检查。

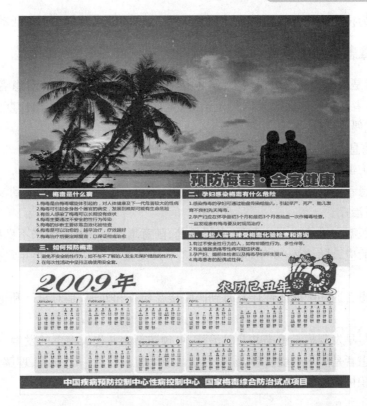

图 5-11 梅毒防治宣传年历

（来自中国疾病预防控制中心性病艾滋病预防控制中心 国家梅毒综合防治试点项目）

（4）怀疑感染梅毒后应尽早到正规医疗机构进行梅毒检测，大多数县区级及以上公立医疗机构都可提供梅毒检测。

（5）艾滋病自愿咨询检测门诊（VCT）、社区药物维持治疗门诊可提供艾滋病和梅毒的免费咨询和检测。

（6）发生了无保护性交、怀疑自己的性伴感染梅毒以及接触过可疑血液或与他人共用过注射器者，应及时到医疗机构或 VCT 门诊接受梅毒的检测。

（7）明知自己有性病而故意传染他人是违法行为。

2. 主要活动

（1）摸清当地各种娱乐、酒吧、美容美发屋等场所的涉及男男同性性行为、商业性性服务、吸毒等情况，定期对相关场所及人员进行梅毒预防健康教育。

（2）采用现场咨询，可邀请具备临床医疗背景的医务人员参与到场所的现场咨询与现场体检，对可疑梅毒者及时有效转介至相关医疗机构进行进一步诊断治疗。

（3）安全套推广活动，采用各种方式促进和提高安全套在高危人群中的使用，免费为高危人群发放安全套，并演示讲解安全套的正确使用方法。

（4）制作各种适宜于高危人群的通俗易懂的梅毒宣传册、宣传图谱、宣传画，发放至涉及场所及人员。

（5）定期对涉及场所及人员进行梅毒检测及筛查，并讲解演示安全套的准确使用方法（图 5-3）。

（6）同伴教育：吸纳女性性服务人员或男男同性性行为人员为同伴教育员，进行相关知识、观念或行为技能的培训后,利用他们参与相关人群的健康教育和干预活动。

四、梅毒患者健康教育

梅毒患者是梅毒传播的主要传染源,也是治疗管理的重点对象。对患者进行健康教育的目的是使患者严格按照医嘱及时规范治疗、定期复查和接受随访,治疗期间避免性活动,以防传染给配偶或性伴。

1. 关键信息

(1)早期梅毒可以治愈,治疗越早,效果越好。

(2)梅毒患者应该到正规医疗机构进行诊治,不可自己到药店购药或到没有梅毒诊治资质的私人诊所治疗。

(3)遵照医嘱完成治疗十分重要,自行停药、随意增减药物都会带来不良后果。

(4)治疗后应该随访 2～3 年;第一年每 3 个月复查一次,以后每半年复查一次,以观察治疗的效果。

(5)梅毒患者通知配偶或性伴及时到医院接受检查和处理,是对自己和他人健康负责的行为。

(6)孕妇尽早发现梅毒感染并及时治疗,可预防新生儿先天梅毒的发生。

(7)梅毒患者是疾病的受害者,家庭和社区应为他们营造一个友善、理解、健康的生活环境,鼓励采取积极健康的生活态度,配合治疗,以早日康复。

2. 主要活动

(1)利用各种渠道对梅毒防治知识进行广泛宣传,包括传播途径、危害、预防措施、就医渠道。

(2)在医院内开展多种形式的健康教育。在医院候诊厅播放录像、设置宣传资料架,供就诊者免费索取,也可以制作梅毒宣传橱窗及张贴宣传画等。

(3)主动为患者提供门诊预防干预服务。诊疗后为每位患者免费发放梅毒健康教育处方和服务包,必要时提供诊疗后 3～5 分钟的咨询服务(图 5-12)。

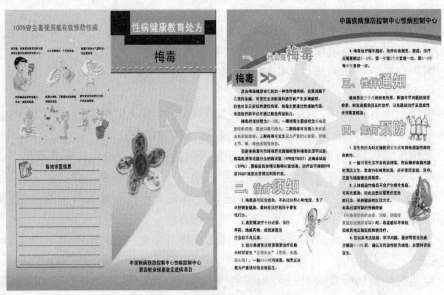

图 5-12　梅毒防治宣传折页
(来自中国疾病预防控制中心性病艾滋病预防控制中心)

（4）为梅毒患者提供规范的诊疗服务，包括患者隐私保护、规范用药及疗程、定期随访复查。

（5）性伴通知，制作性伴通知卡（包括联系人、电话、医院名称及地址等相关信息），嘱咐患者动员其配偶或性伴尽早到医院接受检查、诊断和治疗。

（6）安全套推广活动，在医院的适宜场所可安装安全套自动售套机，供需求者方便索取，在诊室有免费安全套发放，并能演示正确使用方法。

五、梅毒健康教育效果评估

通过梅毒知识调查问卷（来自中国疾病预防控制中心性病艾滋病预防控制中心），评估各类人群对梅毒防治知识信息掌握情况。本问卷既可用健康教育活动与措施开展前人群对防治知识情况摸底，也可由于各种健康教育活动开展后人群对防治知识掌握情况及措施的效果评估。本调查问卷可用于各类人群的调查。

梅毒知识调查问卷

调查地点：　　　省（自治区、直辖市）　　　市（地、州）　　　县

调查对象：①FSW ②MSM ③学生 ④农村居民 ⑤城市居民 ⑥流动人群 ⑦其他

问卷编号：□□□□　国标码：□□□□□□

您好，我们正在进行一项调查，目的是了解人们对一些健康问题的认识，以此来改进工作。本次调查不记名，我们会对您的回答保密。希望您的回答是您个人的真实认识程度，调查结束后我还可以为您提供健康问题的咨询，希望您能够支持我们的工作，谢谢！

一、基本信息

A1. 性别：①男 ②女　A2. 年龄　　　　岁　A3. 民族

A4. 文化程度①文盲　②小学　③初中　④高中或中专　⑤大专以上

二、梅毒预防知识问题

B1. 梅毒主要是通过性接触传播的吗？　　　①是的　②不是　③不知道

B2. 梅毒可以治好吗？　　　　　　　　　①可以　②不可以　③不知道

B3. 一个看上去健康的人会是梅毒患者吗？　①会的　②不会的　③不知道

B4. 正确使用安全套，可以预防梅毒的传播吗？①可以　②不可以　③不知道

B5. 梅毒会增加艾滋病的传播吗？　　　　　①会的　②不会的　③不知道

B6. 梅毒患者的性伴需要去医院检查吗？　　①要的　②不要的　③不知道

B7. 孕妇感染梅毒会传染给胎儿吗？　　　　①会的　②不会的　③不知道

B8. 与梅毒患者一起吃饭、握手等日常接触会传播梅毒吗？

　　　　　　　　　　　　　　　　　　　①会的　②不会的　③不知道

B9. 你通过哪些途径得到梅毒预防知识？（可多选）

①宣传活动　②电视　③广播　④报刊　⑤书籍　⑥朋友或同伴　⑦医生咨询

⑧免费宣传材料　⑨网络　⑩其他

三、行为问题

C1. 你第一次发生性行为时是多大年龄？ _____周岁

C2. 你最近一次发生性行为时使用安全套了吗？

　　①是　②否　③拒答

C3. 你最近一个月，发生性行为的频次？

　　①每周一次及以上　②少于每周一次　③没有发生过

C4. 最近一个月，你发生性行为时使用安全套的频率如何？

　　①从未使用　②有时使用　③每次都用

C5. 没有使用安全套的最主要原因是？

　　①没有买到　②价格过于昂贵　③性伴不愿使用

　　④本人不愿使用　⑤身边没有　⑥忘记使用　⑦其他（请注明）

四、接受梅毒防治工作情况

D1. 接受过梅毒预防知识的宣传吗？　　①是　②否

D2. 接受过安全套发放吗？　　①是　②否

D3. 接受过同伴性病艾滋病的教育吗？　　①是　②否

D4. 是否做过梅毒的化验检查？　　①是　②否

　　检查的时间_____

D5. 梅毒化验的结果　①阳性　②阴性

D6. 如果梅毒化验阳性，是否被介绍到医疗机构做进一步的检查和处理？

　　①是　②否

D7. 如果被介绍过，是怎样被介绍的？

　　①口头告知　②发放介绍卡　③专人带去医疗机构　④其他

D8. 如果梅毒化验阳性，是否已经去医疗机构就诊？①是　②否

D9. 如果已经去医疗机构就诊，到什么医疗机构就诊？

　　①指定的性病专科医院　②指定的综合医院　③其他性病专科医院

　　④其他综合医院　⑤妇幼保健院　⑥疾控中心门诊　⑦私人诊所

调查到此结束，谢谢您的合作。

调查员签字：　　　　　　　　调查组负责人签字：

督导员签字：　　　　　　　　调查日期：　　年　月　日

（郑志菊　陈祥生）

参考文献

1. 梁国钧.性病防治培训预防与干预培训手册.北京：人民卫生出版社，2011.

2. 王千秋.梅毒预防与控制技术 .行业技术指南,2013.

3. 王千秋.性传播疾病临床诊疗与防治指南.上海：上海科学技术出版社,2014.

4. 梁国钧、郑志菊、曹宁校.医务人员性病艾滋病外展服务手册.上海：上海科学技术出版社,2010.

5. 陈志强.性病治疗与家庭护理手册.北京：农村读物出版社,2002.

6. 黄明豪.性病艾滋病社区健康教育手册.北京：化学工业出版社,2010.

第六章

结核病防治健康教育

第一节　结核病防治严峻形势与防控策略

结核病是严重危害人民群众健康的呼吸道传染病，被列为我国重大传染病之一。我国是全球 22 个结核病高负担国家之一，年发病人数占全球发病的 14.3％，位居全球第二位。2001—2010 年，我国肺结核报告发病人数始终位居全国甲乙类传染病报告发病数的前列。根据 2010 年全国第五次结核病流行病学调查结果估算，我国全人群活动性肺结核患病率为 392/10 万，其中传染性肺结核患病率为 100/10 万，也就是说我国平均每 10 万人口中约有 400 名活动性肺结核患者，其中有 1/4 具有传染性。同时，我国也是全球 27 个耐多药结核病高负担国家之一。根据 2007—2008 年开展的全国结核病耐药性基线调查结果估算，我国每年新发耐多药结核病患者数约为 12 万。

我国政府历来高度重视结核病防治工作，相继实施了 3 个全国结核病防治十年规划。特别是从 2001 年开始，全面推行了现代结核病控制策略（DOTS 策略）；2005 年，参考世界卫生组织的策略和目标，我国开始实施遏制结核病策略。各级人民政府积极履行职责，不断加大投入力度，取得了显著成效，我国结核病疫情上升势头得到有效遏制。10 年间，全国共发现并治疗肺结核患者 829 万例，其中涂阳肺结核患者 450 万例，避免了 4000 多万健康人感染结核菌。2010 年全国涂阳肺结核患病率降至 66/10 万，比 2000 年下降了 61％，如期实现了我国政府向国际社会承诺的结核病控制阶段性目标，提前实现了联合国千年发展目标确定的结核病控制指标。

但我国结核病防治工作还面临着诸多新的问题与挑战，现行结核病防治服务体系和防治能力还不能满足新形势下防治工作的需要，防治基础设施建设滞后，基层防治力量薄弱，流动人口患者治疗管理难度加大，公众对结核病危害的认识不足，防治任务仍然十分艰巨，需要长期不懈的努力。

第二节　结核病防治健康教育与健康促进的目的、意义和策略

健康促进是结核病防治的重要策略之一，我国开展结核病防治健康促进工作的策略包括政府倡导、健康教育和社会动员三项内容。通过针对领导层开展的有效的健康促进，可以争取领导对结核病防治工作的支持、开发有利于结核病防治的政策；在公众和患者中广泛开

展肺结核防治方面的健康教育可以普及结核病防治知识;与此同时,动员相关部门和全社会关注和参与结核病防治工作则可以使我国结核病防治工作水平得到显著提升,三者合一,可以达到控制结核病传播流行的最终目标。

良好的健康促进可以在以下几方面促进结核病防治工作的开展。

(一)促进政府加强领导,出台支持性政策

政府加强对结核病防治工作的领导是有效控制结核病的重要保证。只有政府重视结核病防治工作并加强对结核病防治工作的领导,才能促进出台有利于结核病防治工作的政策和措施。

(二)动员相关部门,有效整合资源

通过开展健康促进工作,发动各部门和全社会参与结核病防治工作,整合并有效利用资源,提高结核病防治成效。

(三)增强公众预防肺结核的意识,提高公众肺结核防治知识水平

通过广泛深入地开展健康教育活动提高公众对肺结核的关注度,也能够有效提高公众对于肺结核防治方面核心信息的知晓率。这样,就能帮助有肺结核可疑症状的人提高预防肺结核的意识,主动到结核病防治机构就医,有助于提高结核病患者的发现水平。

(四)提高患者的治疗依从性,进而提高肺结核治愈率

通过对患者及其家属持续、有针对性的健康教育活动,使患者及家属充分了解肺结核的基本知识及治疗过程中的注意事项,提高治疗的依从性,积极配合医生完成肺结核治疗的整个疗程,从而提高肺结核治愈率,从根本上减少肺结核传染源,并预防耐药肺结核的发生。

(五)减少和消除对结核病患者的歧视

肺结核患者往往受到来自于家庭、社区、工作单位、社会等多方面的歧视,歧视的存在会对患者造成相当大的心理压力和精神困扰,对患者的治疗和康复产生不利影响,同时也有碍结核病防治工作的顺利开展。

通过开展结核病的健康教育和健康促进工作,一方面要提高群众对预防肺结核的意识,加强个人和群体的自我防护;另一方面还要让群众了解,经过正规治疗三周后的肺结核患者基本不再具有传染性,消除群众的过分紧张情绪,并倡导对肺结核患者的关心。只有当社会形成了既重视肺结核预防、又理解非传染期肺结核患者不具有传染性,才有利于形成结核病控制的良好环境,消除对肺结核患者的歧视。

第三节 结核病防治健康教育重点内容

2016年,原国家卫生计生委在2010版结核病防治核心信息的基础上,对相关内容进行了完善更新,并对核心信息进行了解读。

一、结核病防治核心信息

1.肺结核是长期严重危害人民健康的慢性传染病。

2.肺结核主要通过呼吸道传播,人人都有可能被感染。

3. 咳嗽、咳痰 2 周以上,应怀疑得了肺结核,要及时就诊。

4. 不随地吐痰,咳嗽、打喷嚏时掩口鼻,戴口罩可以减少肺结核的传播。

5. 规范全程治疗,绝大多数患者可以治愈,还可避免传染他人。

二、结核病防治核心信息及知识要点

1. 肺结核是长期严重危害人民健康的慢性传染病。

(1)结核病又叫"痨病",由结核杆菌引起,主要侵害人体肺部,发生肺结核。

(2)肺结核在我国法定报告甲乙类传染病中发病和死亡数排在第 2 位。

(3)得了肺结核如发现不及时,治疗不彻底,会对健康造成严重危害,甚至可引起呼吸衰竭和死亡,给患者和家庭带来沉重的经济负担。

2. 肺结核主要通过呼吸道传播,人人都有可能被感染。

(1)肺结核是呼吸道传染病,很容易发生传播。

(2)肺结核患者通过咳嗽、咳痰、打喷嚏将结核菌播散到空气中,健康人吸入带有结核菌的飞沫即可能受到感染。

(3)与肺结核患者共同居住,同室工作、学习的人都是肺结核患者的密切接触者,有可能感染结核菌,应及时到医院去检查排除。

(4)艾滋病病毒感染者、免疫力低下者、糖尿病患者、尘肺病患者、老年人等都是容易发病的人群,应每年定期进行结核病检查。

3. 咳嗽、咳痰 2 周以上,应怀疑得了肺结核,要及时就诊。

(1)肺结核的常见症状是咳嗽、咳痰,如果这些症状持续 2 周以上,应高度怀疑得了肺结核,要及时到医院看病。

(2)肺结核还会伴有痰中带血、低热、夜间出汗、午后发热、胸痛、疲乏无力、体重减轻、呼吸困难等症状。

(3)怀疑得了肺结核,要及时到当地结核病定点医疗机构就诊。县(区、旗)、地市、省(区、市)等区域均设有结核病定点医疗机构。

4. 不随地吐痰,咳嗽、打喷嚏时掩口鼻,戴口罩可以减少肺结核的传播。

(1)肺结核患者咳嗽、打喷嚏时,应避让他人、遮掩口鼻。

(2)肺结核患者不要随地吐痰,要将痰液吐在有消毒液的带盖痰盂里;不方便时可将痰吐在消毒湿纸巾或密封痰袋里。

(3)肺结核患者尽量不去人群密集的公共场所,如必须去,应当佩戴口罩。

(4)居家治疗的肺结核患者,应尽量与他人分室居住,保持居室通风,佩戴口罩,避免家人被感染。

(5)肺结核可防可治。加强营养,提高人体抵抗力,有助于预防肺结核。

5. 规范全程治疗,绝大多数患者可以治愈,还可避免传染他人。

(1)肺结核治疗全程为 6～8 个月,耐药肺结核治疗全程为 18～24 个月。

(2)按医生要求规范治疗,绝大多数肺结核患者都可以治愈。自己恢复健康,同时保护家人。

(3)肺结核患者如果不规范治疗,容易产生耐药肺结核。患者一旦耐药,治愈率低,治疗费用高,社会危害大。

第四节　结核病防治健康教育措施和方法

结核病防治健康教育是通过有计划、有组织、有系统的社会和教育活动,开展有针对性的结核病防治基本知识的传播和行为干预,提高个人和群体有关结核病的认知水平,促其改善有关结核病的信念和行为。不同人群在结核病防治活动中的需求、所起作用、相关利益和接受能力不同,相应的健康教育干预效果也会不同。应针对主要人群、开展不同方式的健康教育活动,提高结核病防治健康教育活动的效果。

一、公众健康教育

公众作为最广大的结核病防治知识的受众群体,也是结核病患者的潜在人群。要结合本地实际情况,因地制宜,有重点、有针对性地通过多种方式和多种途径普及结核病防治基本知识。公众健康教育的重点目标是提高公众对结核病防治意识和素养,倡导科学文明卫生习惯,减少结核病对人们的传播和危害。

(一) 关键信息

1. 结核病是国家重点控制的传染病之一。防治结核病是全社会的共同责任,积极参与结核病防治活动。

2. 肺结核是一种严重危害人们健康的慢性呼吸道传染病。主要通过患者咳嗽、打喷嚏或大声说话时向空气排出大量飞沫核传播。

3. 咳嗽、咳痰 2 周以上,或痰中带血丝,应怀疑得了肺结核。

4. 怀疑得了肺结核,应及时到正规医疗机构接受检查和治疗。

5. 要关爱结核病患者,为患者提供所需的帮助和支持,减少对结核病患者的歧视。

6. 养成良好的卫生习惯和生活习惯,有效预防结核病。环境经常通风、不随地吐痰、不要正对他人咳嗽或打喷嚏等;加强锻炼,平衡膳食,保持心情舒畅等。

(二) 主要活动

1. 利用大众传媒进行宣传　充分利用传统媒体(如电视、广播、电影)、纸质媒体(报纸、杂志、书籍)、新媒体(网络、手机报、手机短信)等方式开展结核病防治知识的宣传。可参考使用中国疾病预防控制中心制作的各类结核病防治健康促进资料(下载地址:http://www.chinatb.org/jycl/;http://www.chinatb.org/fjhbk/;各类视频宣传素材下载地址:http://video.chinacdc.cn/video/jhbjgy.shtml)。

2. 利用重大事件进行传播　利用有影响的重大事件或重大活动时机开展结核病防治健康教育,扩大和增强宣传效果。如开展多部门共同举办的活动、邀请名人参加、动员媒体参与、集市的咨询与义诊、3.24 世界防治结核病日和世界卫生日等活动。

3. 利用典型事例进行宣传。利用结核病防治展板、影像资料和患者经历等进行情景宣传,通过其中的结核病典型事例,让公众了解肺结核的危害、可疑症状、治疗管理和国家免费政策等。

二、不同人群健康教育

(一) 患者健康教育

痰菌阳性肺结核患者是肺结核的主要传染源,也是治疗管理的重点对象。患者健康教育的重点目标是使患者坚持规范服药治疗、定期复查和接受管理、避免可能传染他人的行为，同时要对因肺结核出现心理疾患的患者开展心理支持治疗，树立患者的自信心，争取早日康复。

1. 关键信息

普通结核病患者：

(1)坚持完成6～8个月的规范治疗是治愈肺结核的关键。

(2)经过规范治疗2～3周后，大部分肺结核患者的传染性会大大降低。

(3)按时取药，定期复查，出现身体不适要及时就医，切勿擅自停药。

(4)不规范服药和擅自停药极易产生耐药，将难以治愈，严重的可危及生命。

(5)注意环境通风，不随地吐痰，咳嗽、打喷嚏时遮掩口鼻，痰菌转阴之前要避免去人群密集的场所。

耐药结核病患者：

(1)耐多药结核病病情严重，不坚持规范治疗可引发广泛耐药，会出现几乎无药可治的情况。

(2)耐多药结核病治疗时间一般为一年半到两年，多数患者坚持完成疗程可以治愈。

(3)服药期间出现不适要及时就诊。

(4)耐多药结核病患者治疗期间要通过戴口罩、减少外出、房间通风、不随地吐痰、焚烧处理痰液等措施避免传染给他人。

(5)耐多药结核病患者要在指定医疗机构进行住院治疗，出院后治疗期间要到指定机构定期复查。

2. 主要活动

(1)对在医疗卫生机构就诊的结核病可疑症状者及其家属，在其候诊时可通过口头、电子屏幕、移动电视、黑板报、图片、手册、传单等，对其进行健康教育；可使用中国疾病预防控制中心制作的《结核病防治健康促进资源库(医疗机构版/耐药版)》内的资料。(下载地址：http://tb. chinacdc. cn/chinatb/chinatb3/index. htm；http://tb. chinacdc. cn/chinatb2/)

(2)肺结核患者确诊以及开始治疗时，医生应根据患者是否排菌、病史及病程差异、所处疗程中的时期、是否出现不良反应、治疗后痰菌阴转情况等的具体情况，开展治疗依从性、预防肺结核、生活注意事项及督导服药等相关知识的宣传，患者首次就诊时健康教育应不少于20分钟，同时应提供《肺结核患者健康教育手册》和其他相关宣传资料。

(3)肺结核患者住院治疗期间，医生应及时告知患者的病情及国家相关政策，这有助于患者在住院期间配合治疗，也有利于患者出院后继续接受结核病防治专业机构的管理。

(4)肺结核患者不住院治疗期间，医务人员要加强与患者及家属的交流。如在医生督导患者服药时、上级督导访视和门诊复查时，加强与患者及家属的沟通交流。

(5)医疗机构及结核病防治机构应根据患者治疗及心理变化情况，举办患者及家属参加的座谈会，或在患者中开展同伴教育，使他们相互交流治疗经验并获得心理支持。

(6)专业机构(包括疾病预防控制中心结核病门诊、专科医院、定点医院等)要设立宣传栏和患者宣教室，定期开展活动。

(7)综合医疗机构要利用宣传栏、电子滚动屏、门诊健康教育处方等开展结核病防治知识和政策的宣传。

(8)基层卫生网络(乡镇卫生院/社区卫生服务中心、村卫生室/社区卫生服务站)应按要求张贴和发放结核病宣传材料。基层医生应在每次访视患者和督导服药时，对患者及家属开展健康教育。

说服患者规范服药的技巧

1. 让患者明确不规范服药的严重后果,例如发生耐药、传染家人、危及生命等,通过列举反面实例进行说明。

2. 让患者明确坚持规范服药可以治愈结核病、恢复正常工作生活,通过列举正面实例进行说明,例如总体而言多数患者规范治疗可以治愈,经医生规范治疗的患者绝大多数已治愈。

3. 让患者了解治疗中可能遇到的障碍,例如治疗时间长给工作生活带来不便、影响经济收入、药物不良反应等,与患者进行讨论分析,并针对患者的顾虑及心理压力开展心理支持。

4. 自我效能 通过和患者讨论如何使用一些自己直接的和他人间接的成功经验以及一些小技,使患者明确上述障碍是可以克服的;例如患者可以自己设定提醒服药的闹钟,或患者请家属提醒自己服药,出现药物不良反应时的应对等。

(来自:王黎霞,陈明亭.健康促进手册.北京:人民军医出版社,2012)

提示坚持服药的行为干预技巧

1. 让家属协助提示服药。

2. 自制服药提示牌。

3. 设定手机或闹钟定时提示。

(来自:王黎霞,陈明亭.健康促进手册.北京:人民军医出版社,2012)

(二)密切接触者健康教育

密切接触者一般是患者的家属、朋友、同学、同事等,被感染和发病的可能性更大。同时,他们又对患者的治疗和管理起着积极的作用。针对密切接触者的健康教育重点目标是提高他们对于结核病易感性和传染性的认知,采取正确的自我防护措施,督促患者完成规范治疗。

1. 关键信息

(1)肺结核是通过呼吸道传播的传染病。

(2)做好个人防护,如锻炼身体提高自身抵抗力、提醒患者佩戴口罩、尽量让患者独居、多开窗通风。

(3)关爱结核病患者,积极鼓励患者要树立自信心,减少恐惧心理。

(4)如自身出现咳嗽、咳痰要及时就诊,进行有关肺结核的相关检查。

(5)要督促患者按时服药和定期复查,坚持完成规范治疗。

2. 主要活动

(1)对陪伴患者前来就诊的密切接触者进行面对面的健康教育;

(2)为密切接触者提供《肺结核患者密切接触者宣传卡》和相关健康教育资料;

(3)在对患者进行督导和访视时,主动对密切接触者进行结核病防治知识的宣传。

肺结核患者密切接触者宣传卡

　　肺结核是一种经呼吸道传播的慢性传染病,严重威胁人民群众的身体健康。绝大多数肺结核患者通过正规的治疗可以治愈。痰菌阳性的肺结核患者是主要的传染源,与其直接接触的家庭成员、同事、同学等被传染肺结核的几率更高。肺结核密切接触者应做好个人防护,如锻炼身体提高自身抵抗力、提醒患者佩戴口罩、尽量让患者独居、多开窗通风。若出现咳嗽、咳痰、咯血等症状,应尽快到当地结核病防治专业机构检查,以便及早明确是否患有结核病。同时,要督促肺结核患者按时服药和定期复查,坚持完成规范治疗。

　　[来自:肖东楼,赵明刚,王宇.中国结核病防治规划实施工作指南(2008年版).北京:中国协和医科大学出版社,2009]

(三) 学生健康教育

　　由于学习紧张和集体生活的特点,学校结核病暴发的案例时有发生,给青少年学生的身心健康带来了严重的危害。另外,学生们在青少年形成的卫生习惯和生活方式,会对他们一生的行为方式产生深远的影响。可以通过学生对家长和社区其他人员进行结核病基本知识宣传,向家庭和社区辐射,提高结核病防治知识知晓率,促进不良行为改变,对预防结核病可产生较大影响,因此应对学生广泛开展健康教育。重点目标是提高他们对结核病的认知,形成良好的卫生习惯。

　　1. 关键信息

　　(1)针对学生

　　1)肺结核病是我国重点控制传染病之一。

　　2)肺结核病防治的五条核心信息。

　　3)怀疑得了肺结核病要尽快报告老师,并及时到当地结核病防治所接受检查。

　　4)痰中没有查到结核菌的患者不具有传染性,不要恐慌;要关爱结核病患者,减少歧视。

　　5)日常学习生活中如何预防肺结核。

　　(2)针对学校:参照《学校和托幼机构传染病疫情报告规范(试行)》及相关文件,这些文件对学校在防治校园结核病暴发工作中的责任、意义、工作内容均有具体要求。

　　2. 主要活动

　　(1)针对负责学校分管防病工作的校领导、医务室医生和老师进行结核病知识培训。使其了解学校肺结核患者的发现、报告与管理工作要求,落实各项防治措施,认真开展爱国卫生运动,对学生要进行健康教育,增强学生自我保护意识和能力。

　　(2)开展健康教育课,将结核病防治知识整合到卫生课、科学课、综合实践等课程中。采用学生喜闻乐见的方式,如:播放动画,专题讲座,发放小画册、笔记本等宣传品。

　　(3)充分利用中国疾病预防控制中心制作的《结核病防治知识资源库(学生版)》里的资料(下载地址:http://tb. chinacdc. cn/chinatb/chinatb2/index. htm),通过主题班会、知识竞赛、校园广播、有线电视、显示屏、板报等形式,开展预防结核病健康教育活动。

　　(4)学校召开全体学生家长会或开展结核病防治主题活动后,发出《致家长的一封信》。通过"教师—学生—家长—社区"链,将国家免费诊治结核病政策和结核病防治知识向家庭和社区辐射,使更多的人了解结核病防治知识,提高全社会防治结核病的意识。

(5)督促学校建立学生健康体检制度,通过广播、讲座等多种形式的健康教育活动,提高师生的自我保护意识和能力,及时发现肺结核可疑症状者,并向结核病防治机构报告有关情况,督促肺结核可疑症状者到当地结核病防治机构接受检查,同时做好在校学生的结核病治疗和管理工作,做到早发现、早治疗,严防结核病在学生中的传染和暴发流行。

(四)流动人口健康教育

流动人口骤增增加了结核病控制工作难度,城市流动人口通常集中在建筑工地,因其劳动强度大、文化程度低、健康观念差、居住空间相对狭小,使结核病传播机会大大增加。流动人口健康教育的重点目标是提高对结核病的认知,出现可疑症状及时就诊。

1. 关键信息

(1)肺结核病是我国重点控制传染病之一。

(2)肺结核诊治优惠政策不受户籍限制。

(3)患者尽量留在居住地完成全程治疗,如必须离开,应主动告知主管医生,并由医生为其办理转出手续,以便患者返乡后可以继续接受治疗管理。

(4)患者返乡或到新的居住地后,要主动到当地结核病定点医疗卫生机构继续接受治疗管理。

2. 主要活动

(1)利用行业入职培训和体检的机会进行结核病相关检查及健康教育。

(2)在流动人口集中的场所张贴宣传画、宣传标语,播放健康教育公益广告、相声、短剧等,开展多种形式寓教于乐的健康教育活动,如与社区合作,经常开展为工地、厂矿送爱心活动;也可利用工程队开会的机会,进行有关内容的宣传。

(3)在春节和农忙季节,农民工流动比较集中,在铁路、公路等公共交通工具内及车站上张贴宣传画、标语,在展示板、报刊架上放置一些宣传小手册。

(4)对交通站点、商业网点的服务人员要进行一对一的宣传或集体培训,这些活动有助于服务人员提高自身防病意识,还有助于利用他们向流动人口宣传结核病防治知识和国家免费政策。

(5)对流动人口中的活跃分子进行培训,发挥其同伴影响作用,协助开展结核病防治宣传教育活动。

(五)农村居民健康教育

我国肺结核患者80%在农村,多为青壮年。农村居民相对文化水平较低、生活条件差、劳动强度大,这使得他们患肺结核病的几率大大增加,因此在农村开展结核病防治健康教育是非常必要的。农村居民健康教育重点目标是提高对结核病危害性、易感性和相关知识的认知,促进肺结核患者的早发现、早诊断、早治疗。

1. 关键信息

(1)肺结核是一种严重危害人们健康的慢性呼吸道传染病。

(2)咳嗽、咳痰2周以上,或痰中带血丝,应怀疑得了肺结核。

(3)怀疑得了肺结核,应到县(区)级结防机构接受检查和治疗。

(4)在县(区)级结防机构检查和治疗肺结核,可享受国家免费政策。

(5)只要坚持正规治疗,绝大多数肺结核患者是可以治愈的。

2. 主要活动

(1)由乡政府、村委会组织结核病防治知识讲座,由乡村医生对村民进行讲解和宣传。

（2）村医对就诊患者进行面对面的结核病防治知识宣传，发放宣传材料，在诊所适当位置张贴宣传画，在诊台旁放置便于携带的画册、折页等宣传材料；还可以鼓励村医在随诊过程中携带宣传材料，随时向患者及家属宣传及讲解结核病知识。

（3）村干部在入户宣传计划免疫的同时，向村民宣传结核病防治知识和国家防治结核病的优惠政策。

（4）可选择、培训村民中的活跃人物作为志愿者开展宣传。

（5）利用村民大会、集会、赶集等时机，向村民进行宣传并在村民集中地方张贴宣传画，发放宣传材料和宣传品（围裙、宣传兜、扑克等）。

（6）利用老百姓喜闻乐见的文艺节目（电影、二人转、粤剧等演出）、村民聊天等各种机会，向村民宣传国家防治结核病的优惠政策和预防治疗结核病的基本常识，并发放宣传材料和宣传品。

（7）利用乡村有线广播、黑板报、墙体广告等形式进行结核病防治知识的宣传。下列是一些墙体广告标语，可参考使用。在宣传标语的下方，可标注当地结核病防治机构的地址及联系电话，便于群众出现症状时联系咨询。

得了结核莫惊慌，早诊早治早健康。

咳嗽咯血莫小视，排查结核要及时。

结核能防能治好，规范治疗最重要。

咳咳咳，夜盗汗，午后热，上医院。

咳嗽两周别忽视，早到医院去诊治。

结核危险要警惕，发热血痰早就医。

得了结核怎么办，早诊早治是关键。

同样的权利，同样的健康——关注农民工结核病防治

控制结核病，健康你我他。

防治结核，造福子孙。

国家免费诊治肺结核。

连续两周咳怀疑结核快到结防所免费诊治好

得了结核不可怕不被发现才可怕发现不治最可怕治不彻底更可怕

结防知识进万家惠及健康你我他

乡镇健康促进案例

某市结核病防治所结合全市的结核病流行情况与防治工作实际情况，在全市结核病发病率偏高的四个乡镇加强了防痨三级网的管理工作。通过签订责任状、落实管理、实行奖励等措施加大结核病防治工作力度。

同时，该市结核病防治所加大针对公众的结核病防治宣传工作力度，充分利用结核病防治资源库中的相关工具开展结核病防治知识的宣传。

结核病防治所也与电影公司放映队联系，开展了结核病防治知识普及宣传三下乡活动，利用放映队下乡放映的时机，在电影放映前插播结核病防治宣传片，在全市9个乡镇，90多个村屯播出宣传知识120多次。

通过上述各类措施的实施,该市大众增强了早发现、早诊断、早治疗的防病意识,大多数出现咳嗽、咳痰症状的患者能够自觉到结核病防治所进行检查,提高了肺结核患者的就诊率和发现率。

(六)羁押人群健康教育

羁押人群由于集中居住,一旦发生肺结核容易造成局部暴发。因此羁押人群健康教育的重点目标是提高监管人群和羁押人群对结核病的认知,一旦羁押人员出现结核病可疑症状应及时报告。

1. 关键信息

(1)针对羁押人群

1)肺结核主要通过咳嗽、打喷嚏传播;

2)咳嗽、咳痰 2 周以上可能是肺结核,应及时报告;

3)不随地吐痰;

4)保持监舍通风,每天至少早晚各开窗一次。

(2)针对羁押场所内的相关司法人员

1)肺结核是一种严重危害人们健康的慢性呼吸道传染病;

2)咳嗽、咳痰 2 周以上,或痰中带血丝,应怀疑得了肺结核;

3)定期对场所进行清洁与消毒;

4)采取通风、佩戴口罩等措施进行必要的自我防护。

2. 主要活动

(1)由监狱系统组织,监区的医务人员对羁押人员进行结核病防治知识讲座。

(2)在监狱场所内张贴结核病防治知识宣传画,在羁押人员阅览室内摆放宣传材料、发放宣传折页。

(3)组织开展结核病防治知识宣传活动,例如知识竞赛、演讲比赛、文艺演出等。

(4)利用监狱有线电视播放结核病防治知识光盘,利用宣传栏和板报张贴海报等宣传资料。

(5)利用监狱系统召开会议和组织活动的机会,开展结核病防治知识宣传。

羁押场所健康促进案例

为加强监狱系统结核病防治工作,某省卫生厅和司法厅联合制定并下发了《某省监狱系统罪犯肺结核病防治管理办法》,按照《管理办法》的要求,各级卫生行政部门根据结防工作属地化管理的原则,将监狱结防工作纳入当地结防规划,各监狱系统建立了局、狱、监区三级结防机构,把结防工作纳入重要议事日程,并利用监狱系统的三级结防机构传递结核病防治信息。

同时,《管理办法》中对结核病防治健康教育工作也进行了相应规定,当地结防机构根据《管理办法》协助辖区监狱制订了结核病健康教育工作计划,通过利用入狱教育、海报宣传、健康讲座、电视播放等多种渠道对在押人群开展了现代结核病控制策略及肺结核病防治知识的宣传。

　　通过宣传,干警、医务民警以及在押人群均增强了结核病防治的意识。干警、医务民警在日常工作中一旦发现出现咳嗽、咳痰超过两周或咯血、血痰等症状的肺结核可疑症状者,即安排对其进行检查;而出现肺结核可疑症状的犯人也会主动要求进行肺结核相关检查。在羁押系统开展的健康促进工作有力地推动了系统内肺结核的患者发现工作。而在患者全程管理治疗的过程中,医院民警对患者开展的面对面健康教育,对于指导患者配合治疗也收到了很好的效果。

第五节　结核病防治健康教育效果评价

　　效果评价是健康教育健康促进工作中非常重要的一个环节,开展评价的目的是保证工作的顺利实施,并达到预期的目标。基层的健康教育人员在实际工作中,通过季报表形式收集上报相关信息资料,开展工作督导,或者了解某项工作实施后取得的效果,都是对所做工作的评价。其中通过报表形式开展日常工作的监控,以及督导属于过程评价的一种形式,而实施后效果的了解则属于效果评价。

　　近年来,大众结核病防治知识知晓率一直作为效果评价的指标,用于评价结核病防治健康教育工作的效果。

大众结核病防治知识知晓率调查问卷

1. 肺结核(肺痨)主要通过下列哪些途径传染?　□
　①不知道　②呼吸道　③消化道　④胎盘　⑤血液
2. 您认为出现下列哪种症状,应该怀疑得了肺结核?　□
　①不知道　②头痛,眩晕　③反复咳嗽、咳痰或痰中带血　④腹痛、腹泻
3. 如果怀疑自己得了肺结核,最好应到哪去看病?　□
　①不知道　②乡/镇卫生院/社区卫生服务中心　③县级及以上综合医院
　④结核病定点医院/疾控中心/结核病防治所
4. 我国对肺结核患者有哪些优惠政策?　□
　①不知道　②没有优惠政策　③享受新农合医保政策
5. 肺结核能治好吗?　□
　①不知道　②不能治好　③大部分能治好　④全都能治好

$$核心信息总知晓率 = \frac{\sum 每个调查对象正确回答核心信息条目数}{问卷数 \times 5} \times 100\%$$

(来自《全国结核病防治规划(2011—2015年)》知晓率调查指导方案)

（吕　青）

参考文献

1. 卫生部疾病预防控制局,卫生部医政司,中国疾病预防控制中心.中国结核病防治规划实施工作指南(2008年版).北京:中国协和医科大学出版社,2008.
2. 田本淳.健康教育与健康促进实用方法.北京:北京大学医学出版社,2011.

第七章

病毒性肝炎防治健康教育

第一节　病毒性肝炎流行状况与防控策略

一、病毒性肝炎的流行状况

病毒性肝炎是由多种病毒感染引起的常见传染病,具有传染性强、传播途径复杂、流行广泛等特点。病毒性肝炎分为甲、乙、丙、丁和戊型肝炎5种。临床上以乏力、食欲减退、恶心、呕吐、肝大、肝功能异常为主要表现,部分患者出现黄疸或发热,无症状感染常见。我国是病毒性肝炎的高发地区,每年的发病率高居我国法定传染病每年报告发病数的榜首。2010年我国报告病毒性肝炎病例近132万例,其中,乙型肝炎占所有肝炎病例的80%。

本章重点介绍甲型、乙型、丙型和戊型肝炎。

(一)甲型病毒性肝炎

甲型病毒性肝炎(简称甲肝)是由甲型肝炎病毒(HAV)引起的急性传染病,主要经粪-口途径传播,主要特点是起病急,但预后良好,水源或食物被污染可引起暴发流行。甲肝的传染源是患者和无症状的隐性感染者,人群对甲肝病毒普遍易感。1988年上海居民因食用了HAV污染的毛蚶等贝类水产品造成全市甲肝暴发流行。在1个多月内,导致全市30多万人感染,成为医学史上最大的一次甲肝暴发流行。1990年我国甲肝报告发病人数高达63.7万。1991年甲型肝炎疫苗被纳入我国儿童免疫规划。此后我国甲肝发病率逐年下降。

(二)乙型病毒性肝炎

乙型病毒性肝炎(简称乙肝)是由乙型肝炎病毒(HBV)引起的传染性疾病,主要特点是人感染HBV后易转化为慢性感染状态,长期携带病毒,对肝脏造成持续性损害而引发肝硬化和肝癌。乙肝患者和乙肝病毒携带者均可传播乙肝病毒,传播途径主要有三种:血液传播、母婴传播和性接触传播。人群对乙肝病毒普遍易感。

乙型肝炎在全球广泛流行。据2012年世界卫生组织发布的数据:全球有20亿人感染HBV,其中有2.4亿人为慢性HBV感染者。1992年我国HBV流行病学调查显示,我国人群HBsAg携带率约9.75%。随着乙肝疫苗计划免疫接种的推广,2006年我国HBV感染率下降至7.18%,仍有9300万慢性HBV感染者,其中约2000万为慢性乙型肝炎患者。2014年全国1~29岁人群乙型肝炎血清流行病学调查结果显示,我国的HBV感染率持续显著降低。1~4岁、5~14岁、15~29岁人群的感染率已分别降低至0.32%、0.94%和4.38%。

引发丁型病毒性肝炎(简称丁肝)的病原体丁型肝炎病毒(HDV)属于缺陷性病毒,只能与 HBV 同时或叠加对人体产生危害。

(三)丙型病毒性肝炎

丙型病毒性肝炎(简称丙肝)是由丙型肝炎病毒(HCV)引起的以肝部病变为主的传染病。丙肝的传播途径包括:血液传播、性接触传播和母婴传播,其中血液传播是最主要的传播方式。丙肝临床表现为急性肝炎和慢性病毒性肝炎,未经治疗的急性患者约 80% 发展为慢性肝炎,约 20% 慢性丙肝发展为肝硬化。全球 27% 肝硬化和 20% 肝细胞癌由丙肝引起,丙肝是未来慢性肝炎高患病率和高死亡率的潜在危险因素,已成为严重的社会和公共卫生问题。

全球丙型肝炎病毒感染率约 2.8%。估计全球有 1.3 亿~1.85 亿人感染了丙肝病毒,每年大约有 70 万人死于丙型肝炎及其并发症。自 1997 年我国开始进行丙肝报告以来,丙肝报告例数和发病率呈逐年上升趋势。2016 年报告人数达到 20.7 万例,比 12 年前增长了近 10 倍。

(四)戊型病毒性肝炎

戊型病毒性肝炎(简称戊肝)是由戊型肝炎病毒(HEV)引起的一种传染病,急性患者和隐性感染者是主要的传染源。戊肝主要通过粪-口传播,饮水、饮食和日常生活接触是主要传播方式。人群普遍易感,可通过污染水源和食物引起暴发流行。

戊肝主要在亚洲、非洲等经济欠发达地区流行。据世界卫生组织估计,全球每年大约有 2000 万人感染戊肝,其中 5.66 万人死亡。20 世纪 80 年代我国新疆南部曾发生戊肝大流行,119 280 人发病,707 人死亡。近年来,我国的戊肝发病率呈上升趋势。2012 年戊肝病例报告人数首次超过甲肝。2016 年戊型肝炎报告人数达 27 922 例(来源于国家卫生计生委网站)。

二、病毒性肝炎的预防控制策略

我国政府和卫生部门高度重视病毒性肝炎防治工作,实行预防为主,防治结合的方针,针对不同类型肝炎流行特点,采取综合性防控策略与措施。

(一)加强疫情监测与疫情处置

1990 年开始病毒性肝炎分型报告,2004 年纳入国家传染病疫情网络直报,在重点地区、重点人群建立监测哨点,对重大疫情实施紧急处置。

(二)实施免疫接种,预防甲肝和乙肝流行

接种乙肝疫苗是预防乙肝最安全、有效的措施。国家实行儿童全程接种乙肝疫苗后,约 80%~95% 的人群可产生免疫能力,保护效果可持续 20 年以上。2012 年 WHO 西太区正式认证,中国实现了 5 岁以下儿童慢性乙肝感染率降至 2% 以下的目标。

接种甲肝疫苗是预防和控制甲肝的有效手段。自 2002 年起甲肝灭活疫苗用于儿童免疫接种,2007 年甲肝疫苗纳入扩大国家免疫规划,在全国范围对适龄儿童进行免费常规接种。此外,在重点地区和重大自然灾害地区(如 5.12 汶川地震)的高危人群中进行群体性接种,确保大灾之后无大疫。

2012 年,全球首剂戊肝疫苗在我国研制成功,目前作为第二类疫苗实施接种。

(三)开展教育,提高公众自我保护能力

利用 7.28 世界肝炎日,广泛开展肝炎防控宣传教育活动,普及病毒性肝炎知识,提高公

众自我保护能力。甲肝和戊肝病毒主要经消化道传播,改善环境卫生条件,搞好餐饮卫生,加强健康教育,注意饮食和饮水卫生,防止"病从口入"。加强乙肝病毒携带者权益保护的宣传教育,消除乙肝歧视。加强肝炎患者教育,提高对治疗的依从性,促进康复。

当前我国病毒性肝炎防控还面临着诸多新的问题与挑战,现行防控服务体系和服务能力还不能满足防治工作的需要。公众对病毒性肝炎防治知识了解不足,在社会上仍存在着乙肝歧视,防控工作仍需长期不懈的努力。

第二节　病毒性肝炎防治健康教育的目的和意义

一、病毒性肝炎防治健康教育的目的

病毒性肝炎防治健康教育的目的是要提高公众对病毒性肝炎防治知识的知晓率,了解病毒性肝炎的传播途径、预防措施、检测和筛查的重要性、治疗的方法和目标。在社会上消除乙肝歧视,提高甲型和乙型肝炎疫苗的接种率,提高慢性乙型和丙型肝炎的抗病毒治疗率,使我国尽快地摘掉"肝炎大国"之帽,提高人民的健康水平。

二、病毒性肝炎防治健康教育的意义

病毒性肝炎高居我国法定传染病每年报告发病数的榜首,是影响我国人民健康的重大社会问题和公共卫生问题,并带来沉重的社会经济负担。如,我国现有近1亿慢性乙肝病毒感染者,其中慢性乙肝患者近2000万人,每年因该病所致的直接经济损失至少5000亿人民币。与之形成鲜明对比的,却是公众对疾病的认知匮乏,存在诸多认识误区。另一方面,由于公众对乙肝的恐惧,导致社会上的"乙肝歧视"。

通过健康教育,可以使公众认识到,病毒性肝炎不仅仅是微生物致病的结果,而是与不健康的生活方式密切相关。提高人群自我保护意识和能力,防止"病从口入",主动接受免疫接种,积极配合检测筛查,消除乙肝恐惧与歧视,可以有效地预防控制病毒性肝炎的传播与流行。其次,通过健康教育,使患者及其家属了解有关肝炎的治疗原则,积极接受规范治疗,消除负性心理,提高治疗效果,减少医疗负担。因此,开展健康教育,对于提高病毒性肝炎防控效果具有积极的社会作用和意义。

第三节　乙型肝炎防治健康教育

一、乙肝健康教育的知识要点

(一) 对公众开展乙型肝炎健康教育的内容

1. 主要问题　我国属于乙型肝炎高流行地区,因此,公众对乙型肝炎的知晓率高于其他病毒性肝炎,但尚存在许多误区。例如:认为与 HBV 感染者空气、日常接触、共餐就会被感染;认为 HBV 感染者不能结婚、生育;把 HBV 携带者与乙型肝炎患者混为一谈;以为感染了 HBV 将来就一定会发展成肝硬化或肝癌。这些误区导致了人们对 HBV 感染过度恐惧,造成社会上的"乙肝歧视"。由于这些歧视,许多 HBV 感染者不敢体检,不敢去医院检查,更不敢实施婚检和孕前检查,因而增加了 HBV 性传播和母婴传播的风险。

2. 健康教育主要内容 中国健康教育中心2011年发布了《防治乙型肝炎的基本知识》：

（1）了解乙肝：乙型病毒性肝炎简称乙肝，是由乙型肝炎病毒（HBV）引起的一种传染病，我国的感染人数和发病人数都多，是一个重要的公共卫生问题。

1）乙肝由乙肝病毒引起，是以破坏人体的肝脏细胞为主的一种传染性疾病。

2）成人感染乙肝病毒后有不到10%的人发展为慢性肝炎，新生儿和儿童感染乙肝病毒后发展为慢性肝炎的比例较高。

（2）乙肝的传播途径：乙肝主要通过血液途径传播，也能通过母婴和性途径传播。

1）血液传播：输入被乙肝病毒污染的血液或血类制品可以传染乙肝。使用未经彻底消毒的器械进行进入人体的操作，如文身、文眉、补牙、修面、修脚，或者进行内镜检查操作，器官移植、骨髓移植、血液透析都可能传播乙肝。

2）母婴传播：如果母亲体内有乙肝病毒，新生儿可在分娩过程中感染乙肝。

3）性传播：已感染乙肝病毒的一方可以通过无保护性交使另一方感染乙肝病毒。

4）慢性乙肝病毒感染者，日常工作或生活接触，如同一办公室工作（包括共用计算机等办公用品）、握手、拥抱、同宿舍、一起用餐、共用厕所等都不会传播乙肝病毒。

（3）乙肝的症状和体征：人体感染乙肝病毒后在不同的阶段可以出现不同的症状和体征。

1）乙肝病毒携带者一般无不适症状。

2）急性乙肝患者可有皮肤及眼睛的黄染、厌食、厌油腻、恶心、呕吐等胃肠不适症状。

3）慢性乙肝患者一般表现为食欲缺乏，恶心、腹胀，右上腹不适，全身乏力。体检时可发现肝脾肿大，皮肤表面可有出血点。

4）重症乙肝患者表现为极度疲乏，消化道症状加重，容易出现并发症，病死率高。

5）淤胆型乙肝患者可有皮肤瘙痒，大便颜色变浅，肝大。

（4）乙肝的治疗：急性乙肝以对症治疗为主，慢性乙肝以抗病毒治疗为主。

1）急性乙肝主要是早发现、早治疗、隔离、休息、合理饮食、适当增加营养，经过正规治疗一般都能痊愈。

2）慢性乙型肝炎治疗主要是遵从医生建议，正规、合理、长期的抗病毒治疗。

3）慢性乙型肝炎患者及乙肝病毒携带者应加强随诊，每3～6个月进行肝功能和B超检查，如有问题及时找医生咨询。

（5）消除恐惧和歧视：乙肝的传播途径十分明确，应该消除对乙肝的恐惧和对乙肝病毒感染者的歧视。

1）乙肝患者的身体和心理承受着疾病的压力，周围的人应该给予乙肝患者更多的关心和爱护。

2）正常接触和友善的态度对乙肝患者是很好的心理支持，有利于乙肝患者的健康恢复。

（6）乙肝患者的家属需要学习和掌握乙肝患者家庭护理知识。

1）家属要了解有关乙肝的基本知识。

2）家属要对家庭环境及时合理的消毒（如使用84消毒液清洗），预防其他感染，提高患者的生活质量。

3）家属要注意患者的食欲、体力、体重、皮肤的变化以及大小便情况，如发现有异常应及时和医生联系。

4）家属可以督促患者定时定量服药和定期检查。

5)家属应注意患者的饮食,让患者多吃新鲜蔬菜、水果和鱼等天然食物;少吃油腻、生冷、含胆固醇高的食物;不食用含有防腐剂、色素较多的加工罐头等食物;切忌暴饮暴食;戒烟、戒酒。

(7)积极预防乙肝:采取必要措施,积极预防乙肝,保护自身和家人的健康(图 7-1)。

1)接种乙肝疫苗是预防乙型肝炎最有效的措施。需要注射乙肝疫苗可以到医院或疾病预防控制中心注射。

【注释】接种乙型肝炎疫苗是最有效的预防措施。所有新生儿、儿童和高危人群(如医务人员、经常接触血液的人员、托幼机构工作人员、器官移植患者、经常接受输血或血液制品者、免疫功能低下者、易发生外伤者、HBsAg 阳性者的家庭成员、男性同性恋或有多个性伴侣和静脉内注射毒品者等)都应该接种乙型肝炎疫苗。

2)输血要采用正规血站供应的血液和血制品。

3)口腔及消化道等处的有创伤医学检查要到正规医院。

4)不到非正规的场所或者使用未经彻底消毒的器械扎耳孔、文身、刺眉等。

5)远离毒品,更不能共用注射器注射毒品。

6)不与他人共用牙刷、刮胡刀。

7)保持单一性伴,乙肝病毒感染者在性交时正确使用质量好的安全套。

8)感染乙肝病毒的妇女在怀孕前和怀孕期间要咨询专业医师,避免新生儿感染。

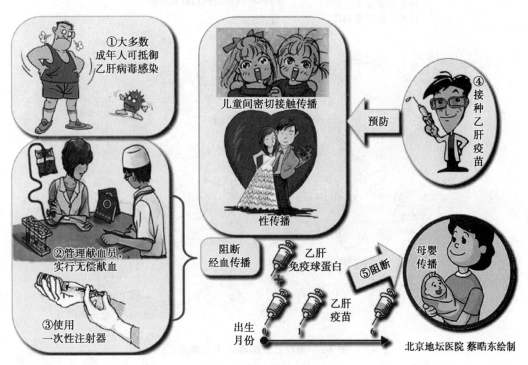

图 7-1　乙型肝炎的预防措施

(二) 对慢性 HBV 感染者开展健康教育的主要内容

慢性 HBV 感染者分两类人群:HBV 携带者和慢性肝炎、肝硬化患者,两类人群的主要问题、健康教育内容有所不同。

1. 主要问题

(1)HBV 携带者：部分 HBV 携带者长期肝功能正常，一般无需治疗，但要定期监测，一旦发现肝病活动，肝功能异常，应及时接受抗病毒治疗。该人群中的问题：一是长期不监测，不能及时发现肝病活动，一旦出现症状多已发展到肝病晚期；二是盲目相信广告，追求所谓"转阴"，过度治疗。

(2)慢性肝炎患者：存在的主要问题是不了解抗病毒治疗，误认为保肝降酶治疗更安全可靠；害怕病毒耐药，拒绝抗病毒治疗；对治疗效果的希望过高，缺乏长期治疗的心理准备，治疗依从性差。

(3)共性问题：由于社会对肝炎的认识不足，使 HBV 感染者在社会生活、人际交流和就业等方面受到很大的限制，身心受到很大打击。许多 HBV 感染者不敢体检，不敢去医院检查治疗，更不敢实施婚检和孕前检查，因而增加了性途径传播和母婴传播的风险。

2. 健康教育主要内容 根据《中国慢性乙型肝炎防治指南》（以下简称《指南》），使 HBV 感染者了解 HBV 感染的自然史及治疗适应证，如何治疗、如何预防传播以及如何监测，健康教育的主要内容包括：

(1)目前尚无彻底清除 HBV 的药物，不要相信所谓乙肝"转阴"的假广告。肝功能正常的 HBV 携带者不用治疗，不要盲目用药，但需要定期监测（图 7-2）。

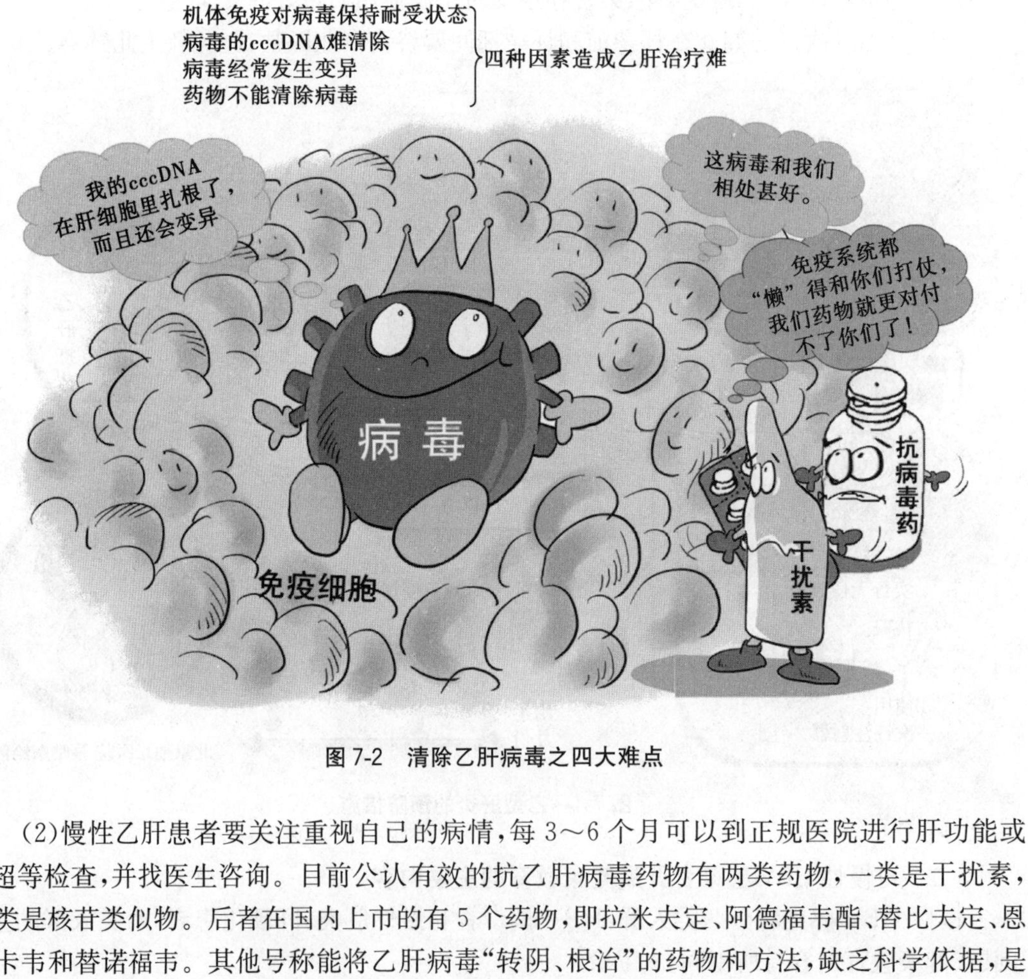

图 7-2 清除乙肝病毒之四大难点

(2)慢性乙肝患者要关注重视自己的病情，每 3～6 个月可以到正规医院进行肝功能或 B 超等检查，并找医生咨询。目前公认有效的抗乙肝病毒药物有两类药物，一类是干扰素，一类是核苷类似物。后者在国内上市的有 5 个药物，即拉米夫定、阿德福韦酯、替比夫定、恩替卡韦和替诺福韦。其他号称能将乙肝病毒"转阴、根治"的药物和方法，缺乏科学依据，是不会有效治疗乙肝的。因此，在诊断和治疗过程中切勿轻信虚假广告，以免延误病情，造成经济损失。

（3）慢性乙型肝炎的治疗是长期的。治疗的短期目标是有效地抑制 HBV 复制,使肝脏的炎症、坏死和纤维化得到改善;长期目标是要达到 HBeAg 的血清学转换,最后取得 HBsAg 消失的最高目标(图 7-3)。

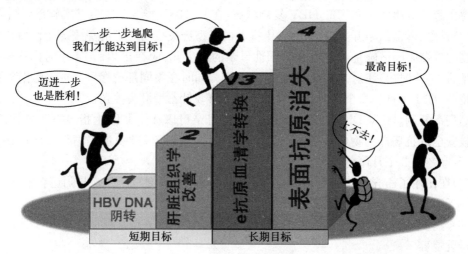

图 7-3　乙型肝炎的治疗目标

（4）在医生指导下选择有效药物抗病毒治疗,增加治疗依从性,提高疗效,减少病毒耐药。

治疗的依从性不仅表现在坚持治疗上,而且也不能漏服药。经常漏服药可明显影响药物的疗效。治疗的依从性不仅影响药物的疗效,而且容易导致病毒耐药。如果每天按时服药,血液中始终保持着有效抑制病毒的药物浓度,耐药的发生率也较少。如果不能坚持服药,吃吃停停或减量服用,病毒抑制不彻底,就会使它们得到"反扑"的机会,发生耐药性变异,甚至病情复发。

（5）预防传播。乙肝只是通过血液传播,日常生活接触不会传染,但日常用品如剃刀、梳子、牙刷等应专用。妇女注意经期卫生,防治自身血液污染周围环境。夫妻性生活应坚持正确使用安全套。隔离期间禁止与儿童、孕妇及抵抗力较弱的人接触。被污染的物品应统一消毒处理,密切接触乙肝患者的家人,最好注射乙肝疫苗或乙肝高效免疫球蛋白。

（6）患者有权利了解相关法律知识,维护自己权益不受侵害,并了解法律援助机构的有关信息,寻求法律保护。

此外,医护人员还应提供生活方面、治疗、饮食指导以及心理指导等。

（三）对准备婚育的慢性 HBV 感染者开展健康教育的主要内容

1. 主要问题　有些 HBV 感染者因乙肝导致婚姻失败,更多的感染者害怕把 HBV 传播给自己的后代不敢生育,或者对 HBV 的"母婴传播""父婴传播"存在认识误区。

2. 健康教育主要内容

（1）HBV 感染者可以结婚。大力提倡婚前检查和孕前检查,早期发现 HBV 感染者,感染者的配偶在获得 HBV 免疫(HBsAb 阳性)的情况下,可以正常结婚,婚后性生活不需要使用安全套。

（2）男性为 HBV 感染者,女方抗 HBs 阴性,应立即接种乙型肝炎疫苗,待女方产生保护性抗体后再生育。这一方面可以预防 HBV 的性传播,避免女方感染;另一方面女性体内的抗体可透过胎盘进入胎儿体内,使胎儿获得对 HBV 的先天性免疫,预防出生后 HBV 的父婴传播。

(3)女方为 HBV 感染者,应进一步进行肝功能、HBV DNA、AFP,肝胆脾彩超等检查,根据感染者的健康状况和病毒 HBV 复制状态,在专科医生指导下生育并实施母婴阻断。

(4)我国《慢性乙型肝炎防治指南》中推荐的乙型肝炎疫苗+乙肝免疫球蛋白(HBIG)联合免疫的母婴阻断措施是:对 HBsAg 阳性母亲的新生儿,应在出生后 24 小时内尽早(最好在出生后 12 小时内)注射 HBIG,剂量应≥100IU,同时在不同部位接种 $10\mu g$ 重组酵母乙型肝炎疫苗,在 1 个月和 6 个月时分别接种第 2 和第 3 针乙型肝炎疫苗。

高病毒复制(HBV DNA$>2\times10^6$ IU/ml)的母亲可以在专科医生指导下于妊娠晚期口服比较安全的抗病毒药物(替诺福韦、替比夫定或拉米夫定)进一步提高母婴阻断的效果。建议于产后 1~3 个月停药,停药后可以母乳喂养。

(5)在使用了乙肝疫苗和 HBIG 联合免疫母婴阻断后,剖宫产分娩与阴道自然分娩母婴阻断率无明显差异。HBV 感染的妊娠妇女不必为母婴阻断而选择剖宫产。

(6)母乳喂养不会增加 HBV 母婴传播的风险,HBV 感染母亲可以在规范母婴阻断措施同时母乳喂养。

二、乙肝防治健康教育的主要策略与方法

(一)媒体宣传

媒体宣传受众最广,适用于广泛宣传乙型肝炎的一般知识、乙型肝炎疫苗的预防策略和 HBV 感染者防治中的常见问题。媒体宣传要把握好时机,最好利用一些新闻事件和由头才能起到最好的效果。

例 1:2010 年,人保部、教育部、卫生部三部委联合发出通知,要求全国在 30 天内废止原有的关于入学、就业体检中检测乙肝的规定,不得歧视 HBV 感染者。抓住时机利用媒体广泛宣传乙肝的传播途径和预防措施,可以引起更多的关注,有利于政策的落实,减少社会歧视。

例 2:2013 年底深圳康泰公司乙型肝炎疫苗致婴儿死亡事件引起了社会的广泛关注。在这个时候大力宣传疫苗接种后的效果和安全性证据,纠正公众对疫苗安全性的担心和误区。

(二)利用重大活动日开展肝炎防治健康教育

利用有影响的重大事件或重大活动日开展肝炎防治健康教育,扩大和增强宣传效果。如利用 3.18 全国爱肝日、7.28 世界肝炎日和世界卫生日等,组织开展多部门活动、邀请名人参加、动员媒体参与、组织集市的咨询与义诊等。在社区、高校、街道进行主题宣传,印发肝炎防治知识材料、反乙肝歧视法律法规、组织志愿者在当地进行资料发放,如:彩页、手册、书签、小扇子、扑克牌等,同时提供现场咨询。

(三)健康课堂

健康课堂受众人群较少,但针对性较强,通过互动现场解答问题,效果佳。健康课堂适用于医院、学校、机关、街道等组织的健康教育普及讲座。健康课堂最适用于医院对患者及其家属的健康教育,可以组织在医院住院或就诊的患者、患者家属和附近居民参加,不仅对患者进行了健康教育,而且起到宣传医院的作用。举办健康课堂前,组织者应事先做好预

告,吸引更多的人来参加。另外,医院还可以与广播电台、电视台合作,组织健康讲座。

例3:2011年,某福利院收到一名HBV感染的弃婴。福利院的领导非常害怕该弃婴把HBV传染给其他儿童,工作人员也不敢照顾孩子,害怕被传染。于是,福利院领导请来北京地坛医院的专家给所有工作人员进行乙型肝炎预防知识的培训。经过培训,福利院为工作人员和所有儿童进行了乙型肝炎的筛查,接种了乙型肝炎疫苗,打消了顾虑,接纳了这位HBV感染的弃婴。

例4:在北京地坛医院的妇产科门诊,医生定期组织健康课堂,为HBV感染的准妈妈或准爸爸进行结婚、生育的指导,讲解乙肝母婴阻断知识。近10年来HBV感染母亲的剖宫产率从80%下降到40%,母乳喂养率从30%提高到60%以上,HBeAg阳性高病毒复制母亲的母婴阻断失败率从10%降低到5%以下。

(四)患者座谈会

医院可以组织患者座谈会,由治疗成功的典型患者和即将开始治疗的患者一起座谈,医生答疑。这种形式比较活跃,可以通过现身说法,起到患者教育患者的作用。

(五)医生博客、微博

医生可以把临床上常见的问题通过博客、微博以科普的形式在互联网上发表。医生的博客、微博常常更受患者依赖,在网上更容易被转发,受众更广大。这种形式的科普良莠不齐,也会导致一些错误或更新不及时的信息传播。

(六)发放健康传播材料

医疗机构对就诊者发放各种健康处方和科普卡片:如介绍各种传染病;乙肝治疗和预防;乙肝疫苗的作用、不良反应、禁忌证、注意事项;预防乙肝病毒母婴传播等。以这种形式在门诊对患者进行健康教育,不仅起到良好的效果,而且可缩短患者就诊的时间。撰写科普图书可以比较系统和全面的普及乙肝知识,常常受到读者的欢迎。

(七)设立咨询电话

疾控中心、12315、专科医院等机构设立咨询电话,随时处理公众和乙肝患者提出的问题,并进行上门跟踪调查和电话回访,可以有针对性地提供所需资讯,促进建立良好的医患关系。

三、乙型肝炎防治健康教育效果评价

(一)效果评价内容

1. 目标人群知识和态度的变化 主要是评价目标人群乙肝防治知识的知晓情况,对乙肝防治的基本态度,如要主动接受免疫接种,不歧视乙肝患者等。

2. 目标人群行为的变化 主要测量目标人群在健康教育实施后在乙肝防治相关行为上的改变,如易感者主动接种乙肝疫苗;患者和感染者主动禁烟禁酒、适当运动以及规律生活,感染者和患者自觉遵医,以及门诊随诊、定期复查。

(二)效果评价指标

在效果评价中,最关注的是健康教育项目实施后目标人群知识、态度、行为方面的改变,常用的效果评价指标包括知识均分、知识知晓率、行为持有率和态度持有率等,在实际工作中可选择使用。资料收集是通过在目标人群中的问卷调查获得。常用指标:

卫生知识均分:知识均分=有效问卷知识得分之和/有效问卷总数

某核心信息知晓率=回答正确的某条核心信息总数/有效问卷数×100%

核心信息总知晓率＝被调查者正确选择核心信息总题数/有效问卷数×核心信息总题数。总知晓率评价活动所测试的全部核心信息的知晓情况。

信念持有率＝持有某种信念的人数/有效调查人数×100％

行为流行率(持有率)＝持有某项行为的人数/有效调查人数×100％

行为改变率＝在一定时期内改变某行为的人数/基线调查时有该行为的人数×100％

例如:在调查的 400 人乙肝患者,原来不按医嘱定期复查的人有 200 人,到项目结束时,不按医嘱定期复查的人为 100 人。则不按医嘱定期复查的行为改变率＝(200－100)/200＝50％。

本节所阐述的效果评价内容、指标和方法在原理上同样适用于第四节丙肝、第五节甲肝和戊肝健康教育的效果评价,可以根据丙肝、甲肝和戊肝健康教育核心知识、健康教育的目标等进行调整。

第四节　丙型肝炎防治健康教育

一、丙型肝炎防治知识要点

2010 年,原卫生部发布了丙型病毒性肝炎防治知识要点,以支持和规范丙型病毒性肝炎防治健康教育活动的开展。这些知识要点是面向全人群的通用核心信息,在实际工作中,可在此基础上,选择适用于不同人群的核心信息。

1. 丙型病毒性肝炎(简称丙肝)是由丙肝病毒(英文缩写 HCV)引起的一种传染病,对健康和生命危害极大。丙肝是可防可治的。

(1)丙肝和甲肝、乙肝、丁肝、戊肝等都属于病毒性肝炎,但这几种肝炎的传播途径、病程、治疗方法、预防措施等都不尽相同。

(2)丙肝病毒主要侵犯肝脏,可导致慢性肝炎,部分患者可发展为肝硬化甚至肝细胞癌,对患者的健康和生命危害极大。

(3)丙肝是可以预防的,经过规范治疗是可以治愈的。

(4)丙肝病毒在体外环境中抵抗力弱。一般化学消毒剂(如漂白粉)和煮沸都能够杀灭丙肝病毒。

(5)目前尚未研制出有效预防丙肝的疫苗。

2. 丙肝病毒可以通过血液、性接触和母婴等途径传播。

(1)血液传播是丙肝最主要的传播途径,特别是共用针具静脉注射毒品。

(2)输入被丙肝病毒污染的血液或血制品,使用被丙肝病毒污染、且未经严格消毒的针具以及医疗和美容器械等可导致经血传播。

(3)共用剃须刀和牙刷、文身和穿耳孔等行为都是潜在的经血传播方式。

(4)与丙肝病毒感染者进行无保护的性行为可以引起传播。有多性伴性行为的人,感染丙肝的风险更大。

(5)感染丙肝病毒的孕妇(HCV RNA 阳性者)约有 5％～10％的可能在怀孕、分娩时将丙肝病毒传染给新生儿。

3. 与丙肝患者的日常生活和工作接触不会被感染。

(1)日常生活和工作接触,如握手、拥抱、礼节性接吻、共用餐具和水杯、共用劳动工具、办公用品、钱币和其他无皮肤破损或无血液暴露的接触不会传播丙肝病毒。

（2）咳嗽、打喷嚏不会传播丙肝病毒。

（3）蚊虫叮咬不会传播丙肝病毒。

4. 采取积极的、有效的措施切断传播途径，丙肝是可以预防的。

（1）拒绝毒品，不共用针具静脉注射毒品。

（2）大力倡导无偿献血，杜绝非法采、供血。

（3）避免不必要的注射、输血和使用血液制品；到正规的医疗卫生机构进行注射、输血和使用血液制品，可大大减少感染丙肝病毒的风险。

（4）不与他人共用针具或其他文身、穿刺工具；不与他人共用剃须刀、牙刷等可能引起出血的个人用品。

（5）遵守性道德，保持单一性伴侣，正确使用安全套。

（6）感染丙肝病毒的妇女在治愈前应避免怀孕；目前没有证据证实母乳喂养可以传播丙肝，但乳头有破损时，要避免母乳喂养。

（7）预防艾滋病的措施也可以有效预防丙肝。

5. 丙肝起病隐匿，症状不明显，早检测、早诊断、早治疗是丙肝防治的关键（图7-4）。

（1）丙肝起病隐匿，多数患者症状不明显，很容易被忽视，疾病发展越后期，越难治愈，对患者的健康和生命危害很大，往往被称为"隐匿的杀手"。

（2）少数丙肝患者症状为程度不同的乏力、食欲减退、恶心和右上腹部不适或疼痛等，有些患者伴有低热，轻度肝大或出现黄疸。

（3）丙肝患者症状的有无或其严重程度与肝脏病变的发展不成正比。

（4）由于丙肝症状不明显，容易被忽视，所以要做到早检测、早诊断、早治疗，才能最大限度地提高治愈率，降低复发率。

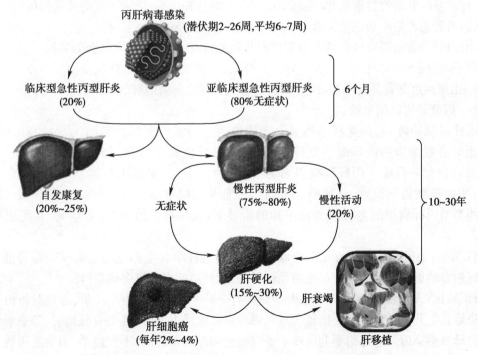

图 7-4　丙肝病毒感染后的临床类型及结局

6. 当发生可能感染丙肝病毒的行为或怀疑感染丙肝时,应及时咨询专科医生并主动寻求检测。

(1)主动寻求咨询和检测可以尽早诊断、及时治疗丙肝,使受检者(特别是感染者)得到心理支持和预防指导。

(2)共用针具静脉注射毒品者、多性伴性行为者、接触过被丙肝病毒污染的血液、感染丙肝病毒的母亲生下的孩子、有过器官移植及长期血液透析者,如怀疑感染丙肝应及时去正规医院进行咨询和检测。

(3)确诊丙肝的主要依据是血清中丙肝病毒核糖核酸阳性,或者丙肝核心抗原阳性。感染丙肝病毒 1～3 周后,可在外周血中检测到丙肝病毒核糖核酸(英文简称 HCV RNA)。如果只是单纯的丙肝病毒抗体阳性(排除 HCV RNA 假阴性),说明曾经感染过丙肝病毒,但机体已经清除了丙肝病毒,只需定期随访观察。

(4)一般各地的传染病院、综合性医院专科门诊和疾病预防控制机构可以做丙肝检测。

7. 丙肝患者应该到正规医院接受规范的抗病毒治疗以获得最佳的治疗效果。

(1)丙肝治疗的目的是彻底清除或持续抑制患者体内的丙肝病毒,以改善或减轻肝损害、阻止发展为肝硬化、肝衰竭或肝细胞癌,提高患者的生活质量。

(2)丙肝患者一定要到正规医院,在专科医生的指导下,接受规范治疗,可以取得最佳治疗效果。

(3)丙肝患者应避免吃高脂高糖类食物,避免剧烈运动。

(4)饮酒、吸毒可加剧肝脏损害,从而加速发展为肝硬化甚至肝细胞癌的进程,因此丙肝患者应该戒酒、戒毒。

8. 公众应该正确、科学认识丙肝,理解、关心和帮助丙肝患者,预防丙肝是全社会的共同责任。

(1)加强丙肝防治健康教育,提高全民对丙肝的认知水平,遏制丙肝的蔓延和传播。

(2)丙肝患者是疾病的受害者,应该得到全社会的理解、关心和帮助。

(3)丙肝的防治需要社会各界的积极参与和支持,预防丙肝是全社会的共同责任。要形成有利于丙肝防治的社会环境,为我国人民健康、经济发展、社会稳定提供坚实保障。

9. 由于丙肝病毒易发生变异,目前尚未研制出有效预防丙肝的疫苗。

10. 丙肝是可以治愈的。

丙肝起病隐匿,初始症状不明显。人感染丙肝病毒后大都长时间无明显临床症状,但病毒对肝脏细胞的破坏却一直持续着,急性丙肝易转为慢性,如果不及时治疗,最终将导致肝硬化和肝癌。丙肝因此得名为"沉默的杀手"。正是丙肝症状不明显,容易被忽视,所以要做到早检测、早诊断、早治疗,才能最大限度地提高治愈率,降低复发。感染了某些类型丙肝病毒的患者只要在医师的指导下,及早进行治疗、规范用药,是可以被治愈的。

11. 丙肝通过母婴传播的几率较低,但是有通过怀孕和生产过程感染孩子的可能。感染丙肝病毒的妇女在治愈前应尽量避免怀孕,一旦怀孕后应及早咨询专科医生。

HCV RNA 阳性的丙肝病毒感染孕妇约有 5%～10% 的可能在怀孕、分娩时将丙肝病毒传染给新生儿。目前没有证据证实母乳喂养可以传播丙肝,但乳头有破损时,要避免母乳喂养。母亲感染丙肝病毒的婴儿应在 1 岁时接受丙肝病毒检测,不宜过早,因为有可能存在假阳性。

二、丙型肝炎健康教育的主要策略

(一) 对公众开展健康教育的主要内容

1. 主要问题　丙型肝炎是一种"沉默"的疾病，人们常在不知不觉中被感染，常常没有明显的症状和体征。丙肝健康教育中的主要问题是公众的认知率低，对 HCV 的筛选率低，导致丙型肝炎的治疗率低。使许多原本可以完全治愈的丙肝患者没有得到规范治疗而发展为肝硬化、肝癌。因此，加强丙肝健康教育是提高我国公众对丙肝认知率，提高丙肝的诊断率和治疗率，降低丙肝感染率的关键策略。

2. 健康教育的主要内容

(1) 使公众了解丙型肝炎是一种经血和性传播的疾病，了解丙肝的主要预防措施。

(2) 使公众了解丙肝是一种可以治愈的疾病，早发现、早治疗是提高治愈率的关键。

需要筛查的人群主要包括：①HCV 感染的高危人群；②所有需要在医院进行介入性诊断或治疗的患者；③不明原因的慢性肝病和 ALT 升高的患者。

需要筛查 HCV 抗体的高危人群包括：①接受非正规或消毒不规范的医疗单位介入诊断治疗或牙科治疗的患者和长期血液透析的患者；②在献血者筛查 HCV 前（我国是在 1993 年以前）进行过输血或血液制品治疗的患者及器官移植者；③静脉注射毒品或鼻腔内使用过违禁药品者；④在非正规管理的场所用过未经消毒的器械文身、针刺、扎耳孔等对皮肤有损伤操作的人；⑤HCV 的母亲所生的孩子；⑥艾滋病病毒感染者；⑦医务工作者在被 HCV 感染者使用的锐器刺伤或黏膜暴露感染者的血液后；⑧男性同性恋者或与 HCV 感染者发生过性行为者。

为了防止 HCV 的母婴传播和性传播，婚前检查和孕前检查中也应该包括对 HCV 感染的筛查。

(3) 使公众认识到丙肝患者是疾病的受害者，应该得到全社会的理解、关心和帮助。丙肝的防治需要社会各界的积极参与和支持，预防丙肝是全社会的共同责任。

(二) 对慢性 HCV 感染者开展健康教育的主要内容

对慢性 HCV 感染者开展健康教育主要包括两个方面：一是劝诫感染者纠正不良嗜好和危险行为，二是进行规范的抗病毒治疗。

1. 劝告 HCV 感染者不要饮酒　饮酒是导致 HCV 感染者肝病进展的一个重要原因。HCV 感染者如果同时饮酒，肝硬化的发生率明显高于非饮酒者；而且，饮酒量越大，肝病进展越严重。饮酒不但影响 HCV 感染者的疾病进展，还会降低治疗药物的有效性。

2. 避免 HCV 传播或再感染/共感染的危险行为　目前尚无预防 HCV 感染的疫苗，HCV 感染不会像麻疹病毒感染一样，会获得终生免疫。一些危险行为不仅可以导致 HCV 传播给其他人，还有可能使已经治愈或未治疗的 HCV 感染者再次感染 HCV 或重叠感染其他经血传播的病毒，如乙肝病毒和艾滋病病毒。

HCV 感染者不要吸毒、不要与他人共用注射器、牙刷、剃须刀，避免男-男性行为，在没有治愈前与他人发生性关系要使用安全套。

3. 进行规范的抗病毒治疗　丙肝治疗有两个目的：一是清除 HCV，改善肝脏功能，预防和减少肝硬化和肝癌的发生；二是减少丙肝的继续传播。

丙型肝炎是可以治愈的。现在已有多种可以彻底治愈丙型肝炎的直接抗病毒药物上市，90% 以上可以达到病毒完全被清除，疾病完全被治愈；肝脏有明显纤维化或已经形成肝硬化的患者可阻止或延缓肝病的继续进展,减少失代偿性肝硬化和肝细胞癌的发生,降低丙型肝炎直接或间接相关的病死率。治愈后的 HCV 感染者则再无传染性,减少了 HCV 的传播。因此世界卫生组织推荐,凡是 HCV RNA 阳性的感染者,无论其是否出现肝功能异常,只要没有抗病毒治疗的禁忌证,都应该考虑接受规范的抗病毒治疗;有明显肝纤维化的患者应该立即开始治疗。

经过规范的抗病毒治疗,90%以上的 HCV 感染者可以治愈。治疗前应对丙型肝炎的疾病发展阶段、病毒的基因型等进行评估,在医生的指导下选择抗病毒治疗方案;治疗期间应定期到医院复查,评估药物的疗效,监测药物毒性。

（三）丙肝防治健康教育的主要策略和方法

1. 加强重点场所健康教育 在我国,丙型肝炎的流行率明显低于乙型肝炎,公众对媒体或组织健康课堂的关注度远低于乙型肝炎。丙肝健康教育的重点场所是医院、戒毒所等 HCV 感染高危人群比较集中的地方。

医院应充分利用候诊室、病区宣传画廊等空间通过海报、宣传彩页等方法对就诊的患者进行宣传,也可以通过壁挂电视定期循环播放丙型肝炎的科普知识。

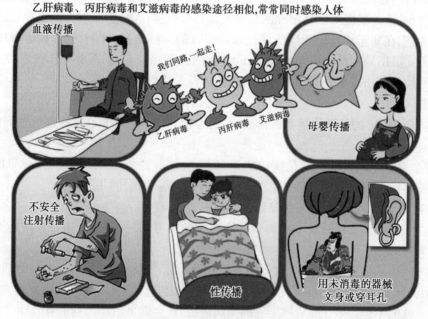

图 7-5 某医院丙型肝炎健康教育科普海报

在监狱、戒毒所可以举办健康课堂或播放科教片,向 HCV 感染的高危人群进行有关 HCV 感染的危害、传播途径、防治方法等科普知识;也可以通过志愿者向吸毒人群宣传丙型肝炎的预防知识,或者将丙型肝炎的科普知识印刷成宣传材料向吸毒者发放。另外,与艾滋病健康教育相结合,面向其他重点高危人群(如青少年、男男同性性行为人群、暗娼、嫖客、流动人群、孕妇等)以外展服务、同伴教育等形式进行健康教育,做到队伍、策略、方法以及资源整合。

2. 医务人员与 HCV 感染者面对面教育 医院筛查中发现的抗 HCV 阳性者,医务人员应及时向其介绍丙型肝炎的危害、检测 HCV RNA 的必要性和丙型肝炎的防治知识,指导患者做进一步检查、评估和治疗。

对婚前和孕前检查中发现的 HCV 感染者应指导他们先治疗,再生育。由于干扰素和利巴韦林有明显的副作用,且干扰素有抗细胞增生作用,利巴韦林对胎儿有致畸作用,因此在丙型肝炎抗病毒治疗期间应告诉患者注意避孕,治疗结束 24 周后才可考虑妊娠。对女性孕期筛查发现的 HCV 感染者应向她们宣传丙型肝炎的防治知识及 HCV 母婴传播的可能性,建议她们在产后对孩子进行 HCV 的筛查并治疗自己的疾病。

3. 媒体公众宣传　利用有影响的重大事件或重大活动时机开展肝炎防治健康教育,如 3.18 全国爱肝日、7.28 世界肝炎日和世界卫生日等,组织开展多种形式宣传教育活动,组织咨询与义诊,在社区、高校、街道进行主题宣传,发放肝炎治疗和预防知识材料。

媒体应注意抓住有关丙肝的新闻点及时对公众进行丙型肝炎知识的广泛宣传。例如:2011 年河南安徽因私人诊所不安全注射导致 168 人感染丙型肝炎的严重事件引起公众的广泛关注,《健康报》和网站上及时刊登了北京地坛医院蔡晧东撰写的科普文章《你的注射安全吗?》,宣传丙型肝炎的传播途径和不安全注射的危害,起到良好的宣传效果。

第五节　甲型和戊型肝炎防治健康教育

一、甲型肝炎的基本知识要点

(一) 传播途径及其预防

1. 传染源　甲肝的传染源是甲肝患者和无症状感染者。HAV 仅从感染者的粪便排出。患者在起病前 2 周和起病后 1 周从粪便中排出 HAV 的数量最多,传染性最强。少数患者粪便中排出病毒的时间可延长到起病后 30 天。

甲肝患者感染后在黄疸发生前的 14～21 天病毒会出现在血液中,在这个时期可以通过输血传播。

2. 传播途径　甲肝以粪-口途径为主要传播途径,也可以说是"病从口入"(图 7-6)。病毒从肝炎患者或隐性感染者的大便中排出,再经不同的途径污染了水、水中的贝类生物、食物或用具,病毒经口侵入人体而使人患病。在集体单位如托幼机构,学校和部队中甲型肝炎发病率高。水和食物的传播,特别是被污染的水生贝类如毛蚶等是甲肝暴发流行的主要传播方式。

3. 易感性与免疫力　人群对 HAV 普遍易感,但其感染后的危害与感染年龄相关,感染的年龄越大,症状越明显。幼儿和儿童感染,通常呈隐性感染,不出现明显的临床症状;而青少年和成人感染,更可能造成严重的临床症状。无论是隐性感染还是出现临床症状的甲型肝炎,都会产生终生免疫。

4. 甲肝的预防　甲肝的流行与卫生条件,尤其是饮食卫生密切相关。预防甲肝要做到:

(1)发现患者及早隔离治疗。

(2)保护食物不受污染。

(3)保护水源不受污染。

(4)使用卫生厕所,管理好人畜粪便。

(5)养成良好的个人卫生习惯,饭前便后及外出归来要洗手。

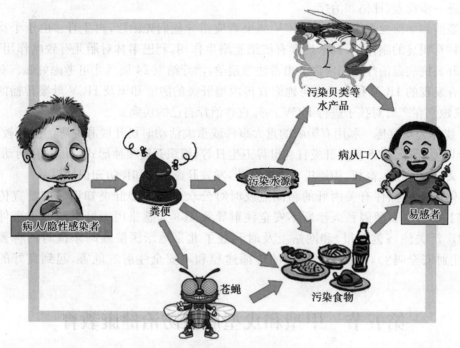

污染贝类等
水产品

病从口人

污染水源

粪便

易感者

病人/隐性感染者

苍蝇

污染食物

图 7-6　甲型肝炎的传播途径

(6)共用餐具消毒,最好实行分餐。

(7)生食与熟食切菜板、刀具和贮藏容器均应严格分开。

(8)接种甲肝疫苗是预防甲肝最有效的方法。甲肝疫苗接种后几乎 100% 的接种者可以获得有效的免疫力,而且免疫效果持久,可保护至少 10 年以上。

(二)临床表现、诊断及治疗

甲肝的潜伏期为 15～45 日,平均持续 30 天。典型的症状分为:黄疸前期(前驱期)、黄疸期和恢复期。在黄疸前期,多数患者出现发热症状,体温在 38～39℃之间,热程 3～5 天,同时出现全身乏力、食欲不振、厌油、恶心、呕吐、上腹部饱胀感或轻度腹泻。热退后进入黄疸期,出现巩膜、皮肤黄染,肝区痛,肝脏肿大,少数患者有短期大便颜色变浅和皮肤瘙痒。黄疸期一般持续 2～6 周,然后进入恢复期。症状逐渐好转,黄疸消退,肝功能恢复正常。

甲肝与乙肝、丙肝不同,属于自限性疾病,一般经对症治疗和休息后绝大多数患者可以完全康复,不会引起慢性肝炎,极少发生重症肝炎(大约 0.01%),但对免疫缺陷人群或原有肝病的患者可能导致严重肝病,甚至死亡。

HAV 感染的诊断需进行 HAV 抗体的检测:抗 HAV-IgM 阳性或急性期和恢复期双份血清抗 HAV-IgG 呈 4 倍以上升高者即可确诊。对于 HAV 感染的治疗,主要是对症治疗,目前尚无特异性抗病毒治疗方法。对症治疗过程中,注意适当休息,避免过度劳累;多吃易消化、有营养的食物和新鲜蔬果等;不饮酒;积极配合医生治疗。

二、戊型肝炎的基本知识要点

(一)传播途径及其预防

1. 传染源与传播途径　戊肝的传染源比较复杂,可以是人,也可以是动物(图 7-7)。

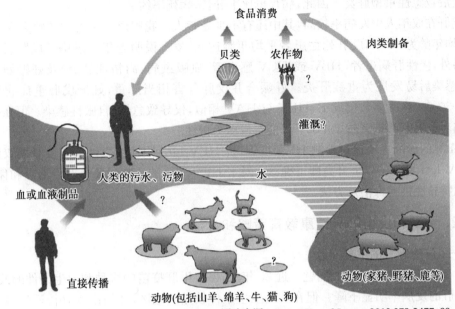

图片来源：Kamar N,et al.Lancet,2012,379:2477-88.

图 7-7　戊型肝炎潜在和明确的传播途径

HEV 感染的患者和亚临床感染者,潜伏期末期和急性期早期的患者传染性最强。HEV 从感染者大便中排出,污染食物或水源造成疾病传播。水源污染常可引起 HEV 暴发流行。

HEV 也可以通过动物传播给人类。许多动物,如:黑猩猩、恒河猴、猕猴等灵长类动物,猪、牛、羊、猫、狗、鸡、鸭等家畜和大白鼠等均可感染并传播戊型肝炎;其中猪的感染率最高(达 70％以上),是戊肝的重要传染源。

以往认为 HEV 主要经消化道传播,由饮用被 HEV 污染的水源或食用被污染的食物所致。但近年来发现 HEV 也可以通过输血传播。

人群普遍对 HEV 易感。儿童感染 HEV,多为隐性或亚临床感染;而成人多为显性感染。病后可产生一定的免疫力。

2. 预防措施　戊肝的预防主要靠搞好饮食卫生等综合性预防措施,包括:加强饮用水卫生管理,保护水源,改善供水条件,保证安全用水;加强环境卫生监督和食品卫生监督,改善居住条件,合理处理人畜禽粪便,防止粪便污染水源和周围环境;加强卫生宣传教育,养成良好的卫生习惯,提倡喝开水,不喝生水,加工猪肉、海产品时要做到生熟分开,不要食用未煮熟的肉类和水产品。

其他的预防措施还有:尽量减少与患者的直接接触机会;使用卫生厕所;日常食具、茶具及生活用具等要经常消毒,提倡分开使用;以及消灭可传播戊肝等消化道传染病的昆虫,如苍蝇、蟑螂等。

近年来,我国的戊肝疫苗研究已经取得重大成功,已经纳入二类免疫接种程序。其预防效果和安全性均得到国内外专家的认可。

（二）临床表现、诊断及治疗

急性 HEV 感染的潜伏期为 3～8 周,平均 40 天。戊肝的临床表现和分期与甲肝相似,但初起的发热和消化系统症状轻于甲型肝炎,而黄疸较深,淤胆型肝炎多见,病情较重,严重者可发展亚急性重型肝炎。因此,病程也比甲肝长,病死率约 2.5%～5%。

戊肝在成年人中发病率较高,其中还有不少老年人。我国戊肝患者的年龄多在 35～82 岁,平均年龄为 47 岁,戊肝死亡患者平均年龄达 62 岁。说明老年人感染了戊肝后病情较重。另外,慢性肝病患者(HBV 或 HCV 感染者、血吸虫病、酒精性肝炎)及妊娠妇女合并 HEV 感染后易发展为重症肝炎。妊娠合并戊肝危害相当严重,妊娠戊肝重症病例高达 25%～30%。在大多数情况下,HEV 与 HAV 相似,仅导致急性、自限性感染。但在少数免疫缺陷者或器官移植者感染 HEV 可能会发展为慢性肝炎。

HEV 的诊断主要通过检测 HEV 抗体:抗 HEV-IgM 阳性或急性期和恢复期双份血清抗 HEV-IgG 呈 4 倍以上升高即可确诊。对于 HEV 感染的治疗主要是对症治疗和休息,目前尚无特异性抗病毒治疗方法。

三、甲型和戊型肝炎健康教育策略和方法

(一)健康教育的主要问题

1. **甲肝健康教育的主要问题**　近 20 年来,由于甲肝疫苗的接种和卫生条件的改善,我国的甲肝的发病率明显下降。但在一些卫生条件较差的地区,如河南、四川、云南、贵州、新疆、甘肃 6 省(或自治区)甲型肝炎的发病率仍然较高。另一方面,由于我国甲肝的流行率下降,幼儿和儿童中常见的隐性感染率明显降低,越来越多的青少年和成人成为甲肝病毒感染的易感人群,常在中小学校中引起暴发性流行。2004—2009 年发生的 225 起甲肝暴发疫情中有 162 起(72%)发生在中、小学校。因此,甲肝健康教育的主要问题是宣传甲肝的传播途径和防控措施,推广甲肝疫苗接种,改善卫生习惯,注意饮食和饮水卫生,重点人群是经济和卫生情况较落后的农村居民和容易暴发疫情的中、小学校学生。

2. **戊肝健康教育的主要问题**　在 20 世纪,我国曾发生多次水型戊肝流行。但随着饮水设施的改善、生活水平和环境卫生的逐步提高,我国戊肝的水型流行得到基本控制,逐渐转为以食物污染的传播方式为主。近年来戊肝在我国主要呈散发流行,偶有因食物污染导致的小型暴发流行,但报告病例呈逐年增加趋势。

我国戊肝流行病学的另一个新特点是:发病人群的年龄后移。以往报道的戊肝的发病年龄主要为 20～35 岁,但近年来戊肝的发病年龄多为 40～60 岁,60 岁以上的老年人和免疫缺陷人群中的病例增多,而这些人群感染 HEV 后病情往往较重,病死率较高。

尽管我国已研制出全球第一个预防戊肝的疫苗,但还没有广泛应用。因此,戊肝健康教育的重点是宣传饮食和饮水卫生,教育公众养成良好的卫生习惯,把住"病从口入"这一关。

(二)健康教育的主要内容

1. **使公众了解甲肝疫苗在预防 HAV 感染中的作用**　2008 年,甲肝疫苗被纳入了我国的扩大计划免疫规划,为 18 月龄以上的儿童接种甲肝疫苗。经常在外就餐、出差或到 HAV 流行地区旅游的成人也应接种甲肝疫苗。WHO 推荐,在甲肝暴发期间,疫区及接触者应首先选择接种甲肝疫苗进行紧急预防;40 岁以上、1 岁以下及免疫缺陷的密切接触者因疫苗接种效果较差,可选择注射免疫球蛋白实施被动免疫。

2. **教育公众养成良好的卫生习惯,注意饮食、饮水卫生**　甲肝和戊肝的传播途径主要是"粪-口传播",养成良好的卫生习惯,注意饮食、饮水卫生是预防甲肝和戊肝的重要措施。

这些良好的卫生习惯包括:不乱扔垃圾,经常打扫环境卫生,保持周围环境干净整齐;常洗澡、勤更衣,饭前、便后要洗手,保持手的清洁;要饮用开水或经过消毒的清洁水;生吃瓜果

要洗净、削皮或用勺挖着吃;生、熟食品分开加工、存放;提倡进食熟食,买回的熟食加热后再食用,100℃5分钟即可破坏 HAV 和 HEV 的传染性(图 7-8)。

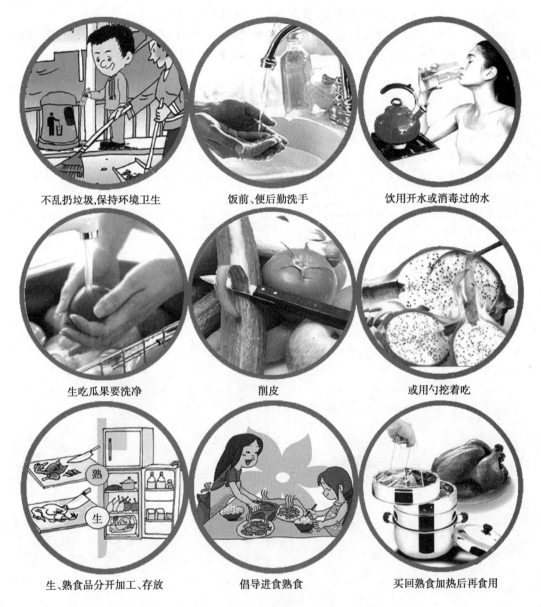

不乱扔垃圾,保持环境卫生　　　饭前、便后勤洗手　　　饮用开水或消毒过的水

生吃瓜果要洗净　　　削皮　　　或用勺挖着吃

生、熟食品分开加工、存放　　　倡导进食熟食　　　买回熟食加热后再食用

图 7-8　养成良好卫生习惯,防止"病从口入"

(三)健康教育的主要策略和方法

甲肝和戊肝的健康教育重点主要是预防,因此,媒体宣传和健康课堂是主要的健康教育手段。

1. 甲肝疫苗接种的健康教育策略　甲肝疫苗接种的健康教育可与其他纳入我国儿童免疫规划 15 种疫苗联合进行,重点人群是准妈妈和新妈妈。可以在医院妇产科、儿科门诊和预防接种点举办健康课堂,发放宣传彩页、科普资料等;也可以在每年 4 月的"世界免疫周"或每年 4 月 21 日我国的"全国儿童预防接种宣传日"通过媒体广泛宣传。

2. 有关卫生习惯的健康教育策略　养成良好卫生习惯,严防 HAV 和 HEV"病从口入"

的健康教育重点人群是中、小学生和卫生条件较差的地区,戊肝健康教育的人群是经常在外就餐的成人、老年人及孕妇,可以和其他肠道传染病的健康教育联合进行,宣传措施主要依靠媒体或在学校、乡村举办健康课堂,发放宣传彩页、科普资料等。

3. 用于乙肝和丙肝健康教育的一些策略和方法,如媒体宣传、利用重大事件和节日宣传、利用医疗机构和重点场所进行科普宣传等,同样适用于甲肝和戊肝的健康教育。

（蔡晧东）

参 考 文 献

1. 杨力实.2014 年最新全国 1～29 岁人群乙肝血清流调结果发布.中国医学论坛报,2015.2015-8-6 D1 版.

2. WHO.Hepatitis C:Fact sheet,Updated July 2016.2016-7-15.http://www.who.int/.

3. Messina JP,Humphreys I,Flaxman A,et al.Global distribution and prevalence of hepatitis C virus genotypes.Hepatology,2015.61(1):77-87.

4. EASL Recommendations on Treatment of Hepatitis C 2016.LID - S0168-8278(16)30489-5 [pii]LID-10.1016/j.jhep.2016.09.001 [doi].J Hepatol.2016 .

第八章

艾滋病防治健康教育

第一节 艾滋病防治严峻形势与防控策略

一、艾滋病的流行情况

艾滋病的全称为获得性免疫缺陷综合征（acquired immune deficiency syndrome, AIDS），是由于感染了人类免疫缺陷病毒（human immunodeficiency virus, HIV）而造成的以免疫系统损害和感染为主要特征的一组综合征。

1981年，世界上发现首例艾滋病病例，此后这种致命性的传染病以难以抵挡之势继续在世界各地蔓延。截至2013年年底，全球累计已造成7400多万人感染，其中3900多万例死亡，当年约有210万人新感染艾滋病病毒，约150万人死于艾滋病病毒相关病症。艾滋病主要发生在发展中国家，撒哈拉以南非洲是影响最重地区，其新发感染者几乎占到全球艾滋病病毒新发感染总数的70%。亚洲的疫情严重程度仅次于非洲。

1985年，中国发现首例艾滋病病例，为美籍阿根廷人。同年，浙江发现4例血友病患者因输入进口的Ⅷ因子造成艾滋病病毒感染。截至1988年，7省先后报告22例艾滋病病毒感染者，多为外籍公民或海外华人。1989年，在云南省吸毒人群中发现146例艾滋病病毒感染者，首次证实艾滋病在吸毒人群中的流行。1998年，31个省（区、市）均发现并报告艾滋病疫情，地区间差异较大，血液、注射吸毒和性传播三种传播途径均已发现（图8-1、图8-2）。截至2017年12月底，全国报告艾滋病病毒感染者和艾滋病患者997 899人，其中现存活艾滋病病毒感染者437 377人，艾滋病患者321 233人，报告死亡239 289人。2017年报告的艾滋病病毒感染者和艾滋病患者134 512人，其中，经异性传播占69.6%，经男男同性传播占25.5%，经注射吸毒传播占3.2%，性接触加注射毒品传播占0.2%，经母婴传播占0.4%，其他占1.0%。我国艾滋病疫情发展形势十分严峻。

二、艾滋病的防控策略

党中央、国务院高度重视艾滋病防治工作，将其作为关系经济发展、社会稳定、国家安全和民族振兴的战略问题纳入重要工作议事日程。各级党委、政府认真贯彻《艾滋病防治条例》和中央关于艾滋病防治工作的决策部署，积极落实各防控措施。

（一）政策和措施

2004年国务院发布《关于切实加强艾滋病防治工作的通知》、2006年发布《艾滋病防治条例》明确了"四免一关怀"政策。2010年，国务院印发《关于进一步加强艾滋病防治工作的

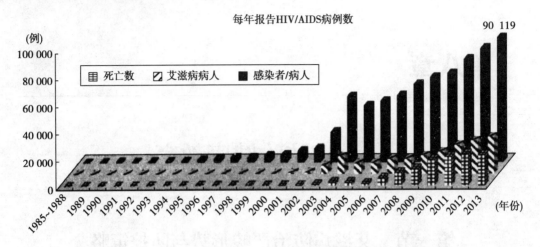

图 8-1　1985—2013 年全国艾滋病病毒感染/患者报告及死亡情况

（来源：王国强.中国疾病预防控制 60 年.北京：中国人口出版社，2015，156.）

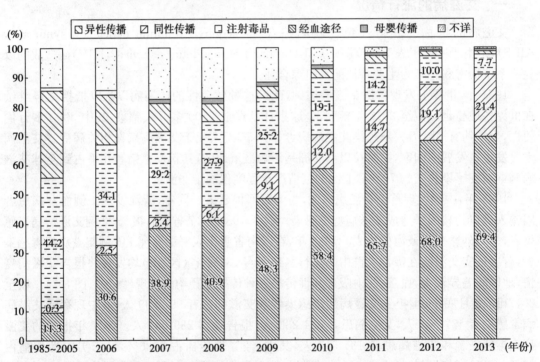

图 8-2　全国历年新发现艾滋病病毒感染者和患者的传播途径构成（1985—2013）

（来源：王国强.中国疾病预防控制 60 年.北京：中国人口出版社，2015，156.）

通知》，要求在继续实施"四免一关怀"政策的基础上，进一步落实"五扩大，六加强"防治措施。国务院先后制定了《中国防治与控制艾滋病中长期规划（1998—2010）》《中国遏制与防治艾滋病行动计划（2001—2005）》和《中国遏制与防治艾滋病行动计划（2006—2010）》《中国遏制与防治艾滋病"十二五"行动计划》，逐步形成"突出重点、分类指导、扩大覆盖、提高质量"的原则，强化基层、全面推进各项艾滋病防治工作的策略和措施。

（二）组织机构和防治体系

1996 年，国务院同意建立国务院防治艾滋病性病协调会议制度。2004 年，国务院成立了防治艾滋病工作委员会。1998 年,卫生部艾滋病预防控制中心成立,并于 2001 年更名为中国疾病预防控制中心性病艾滋病预防控制中心,指导全国开展艾滋病预防控制工作。此后,全国各级疾病预防控制中心内陆续成立了艾滋病防治科《所》。2013 年,31 个省(区、市)有 2312 县(区)的 3733 所医疗机构开展抗病毒治疗工作,各县级妇幼保健机构已基本具备开展预防艾滋病母婴传播工作的能力。1989 年 10 月,中国预防性病艾滋病基金会登记注册。1993 年 11 月,中国性病艾滋病防治协会成立。此后,省级性病艾滋病防治协会也陆续成立,各级协会会同其他社会组织广泛参与艾滋病防治工作。

(三)保障措施

中央和地方各政府的艾滋病防治经费年快速增加,从 2003 年开始,11 年间累计投入 145.2 亿元,为落实各项艾滋病防治措施奠定了基础。各部委成员单位在国务院防治艾滋病工作委员会统一领导下,参与艾滋病防治工作,形成了有效的多部门合作机制。各级政府鼓励动员社会组织参与艾滋病防治工作,促进了宣传教育、重点人群检测、行为干预等工作的覆盖面。

(四)依法科学防治

根据艾滋病防控的需要,推动了《献血法》的出台。国务院先后研究制定颁发了《中国预防与控制艾滋病中长期规划(1998—2010)》《中国遏制与防治艾滋病行动计划(2001—2005)》《艾滋病防治条例》《国务院关于切实加强艾滋病防治工作的通知》《关于进一步加强艾滋病防治工作的通知》《中国遏制与防治艾滋病行动计划(2006—2010)》和《中国遏制与防治艾滋病"十二五"行动计划》等一系列艾滋病防治法规、规划和政策,切实解决了艾滋病防治工作中存在的问题,确保了艾滋病防治经费投入的不断增加,组织动员了社会各方面力量的积极参与,协调解决了血液安全、艾滋病检测,抗病毒药品国产化和免税等重大问题,促进了艾滋病科学防控进程,使艾滋病防治走向法制化轨道。

第二节 艾滋病防治健康教育与健康促进的目的、意义和策略

一、目的与意义

艾滋病不仅仅是全球的公共卫生问题,也是一个社会发展的问题,是一个威胁人类安全的核心问题。当前我国艾滋病流行已经进入"快速增长期",HIV 感染人数不断增加。我们的各级领导、各个部门以及广大群众对于艾滋病的认识虽较过去有所提高,但"危机感""紧迫感"仍有待加强。我国当前处于艾滋病预防控制的关键时期,若不能采取有效措施,后果将不堪设想。

预防与控制艾滋病是一项刻不容缓的长期而艰巨的任务,需要全社会参与并实施全面和到位的综合治理。因此,动员全社会力量,营造预防、控制艾滋病的健康促进氛围;减缓艾滋病在我国蔓延的速度,控制暴发流行的发生,把艾滋病流行控制和保持在尽可能低的水平,最大限度地减少 HIV/AIDS 对个人、家庭和社会的影响和危害。这是我国预防与控制艾滋病的总目标,也是健康教育与健康促进的基本目标。

二、艾滋病健康教育与健康促进的实施策略

(一)加强国家对艾滋病防治工作的领导与协调

艾滋病不仅是一个卫生问题,更是个社会问题。艾滋病防治是一项艰巨、复杂和长期的

社会系统工程。各级政府应把艾滋病控制纳入国民经济与社会总体规划中,加强领导,促进各部门积极参与防治工作和实施有效策略的决定,保证经费投入,协调各部门职能。

(二)完善艾滋病控制的法律、法规、政策

在预防和控制艾滋病工作中,法律、法规、政策具有突出的不可替代的地位和作用,因为法律、法规政策具有国家强制性、规范性、普遍适用性、可操作性特点,而且具有调整、指引和教育等作用,在预防艾滋病流行的第 1 个 10 年(1981—1990 年)内,世界上有 104 个国家制定了有关艾滋病预防和控制的法律法规政策。例如,澳大利亚出台了 89 项与艾滋病防治有关的法律法规措施。

(三)加大健康教育和行为干预的广度和深度

艾滋病至今尚无有效药物治疗,更无有效的疫苗预防。针对与艾滋病密切相关的社会行为因素,运用知识传播和行为干预手段是目前全球公认的最有效措施。

要扩展健康教育的广度。加大农村地区、少数民族地区、基层社区、工作场所、学校和公共场所的宣传教育力度。新闻出版等大众媒体要有计划地全年开展宣传教育活动,提高教育的频度。卫生、教育等部门要给予密切配合和技术支持,广播、电视新闻、专题、文艺等各类节目要将艾滋病防治宣传教育内容列入日常规划,积极宣传艾滋病防治工作信息和防治知识。

要继续加强学校的健康教育工作。青少年是防治艾滋病的生力军,学校是开展艾滋病预防教育的最理想场所。各级各类学校学生及校外年轻人应是教育重点人群,并对家庭起辐射作用。

要科学地开展高危人群、重点人群的行为干预。广义的行为干预涵义系指所有可以改变行为的手段。艾滋病的行为干预具体措施包括:旨在提高知识和改变观念的宣传教育,促进行为改变的技巧培训,提供行为改变的条件(如针具交换,发放安全套),实施行为改变的政策(如 100%使用安全套)以及核心人物的言传身教等。

要制订性传播疾病、艾滋病健康促进规划。在执行性病、艾滋病防治工作中要制订规划,明确目标人群、工作内容、规划目标、评价指标以及协作单位,使性病、艾滋病防治工作纳入科学管理,并使其可持续发展(图 8-3)。

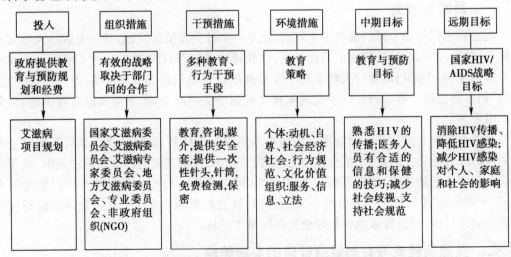

图 8-3　艾滋病健康促进规划设计流程图

(来源:黄敬亨,邢育健.健康教育学.第 5 版.上海:复旦大学出版社,2011,386.)

（四）广泛地开展 HIV/AIDS 的监测

HIV/AIDS 的监测包括哨点监测、专题调查、血清流行病学调查、分子流行病学研究等。目前，我国现有国家级艾滋病监测哨点、省级监测哨点各有数百个，基本覆盖了性病门诊就诊者、暗娼、吸毒者、长途卡车司机、孕产妇、男同性恋者等高危人群和重点人群。根据需要和条件，可以逐步扩大监测范围。

第三节 艾滋病防治健康教育重点内容

2016 年，中国疾病预防控制中心印发了艾滋病防治宣传教育核心知识。以下是大众人群艾滋病防治宣传教育核心知识，是人人应该知晓的知识，也是艾滋病防治健康教育要传播的重点内容。

1. 艾滋病是一种危害大、死亡率高的严重传染病，不可治愈　感染艾滋病会给生活带来巨大影响，需要终身规律服药，精神压力增大。

病毒会缓慢破坏人的免疫系统，若不坚持规范治疗，发病后病情发展迅速。

发病后的常见症状包括：皮肤、黏膜出现感染，出现单纯疱疹、带状疱疹、血疱、淤血斑等；持续性发热；肺炎、肺结核、咳嗽、呼吸困难、持续性腹泻、便血、肝脾肿大、并发恶性肿瘤等。

2014 年我国报告新发现艾滋病病毒感染者/艾滋病病人 10.4 万例，其中性传播比例超过 90%。平均每小时新发现 12 位艾滋病病毒感染者/艾滋病病人。

2. 艾滋病病毒通过性接触、血液和母婴三种途径传播　艾滋病病毒感染者及病人的血液、精液、阴道分泌物、乳汁、伤口渗出液中含有大量艾滋病病毒，具有很强的传染性。

性接触是艾滋病最主要的传播途径。艾滋病病毒可通过性交（阴道交、口交、肛交）的方式在男女之间和男性之间传播。性伴侣越多，感染艾滋病的危险越大。

3. 艾滋病目前没有疫苗可以预防，拒绝毒品、自尊自爱、遵守性道德是预防艾滋病的根本措施　目前尚没有能够预防艾滋病的有效疫苗。掌握预防知识、拒绝危险行为，做好自身防护才是最有效的预防手段。

(1)卖淫、嫖娼、吸毒等活动是艾滋病传播的重要危险行为。

(2)性自由的生活方式、多性伴且没有保护的性行为可极大地增加感染、传播艾滋病和性病的危险。

(3)树立健康的恋爱、婚姻、家庭及性观念是预防和控制艾滋病、性病传播的治本之策。

4. 与艾滋病病毒感染者/艾滋病患者的日常接触不会被感染　离开人体后，艾滋病病毒对外界环境的抵抗力较弱，日常生活接触不会传播艾滋病病毒。

(1)艾滋病不会经马桶圈、电话机、餐饮具、卧具、游泳池或浴池等公共设施传播。

(2)咳嗽和打喷嚏不传播艾滋病。

(3)蚊虫叮咬不会感染艾滋病。

5. 性病可增加感染艾滋病病毒的风险，必须及时到正规医疗机构诊治　性病患者或患有生殖器脓疱、溃疡、炎症的人更容易感染艾滋病，也容易将病毒传染给他人。及早发现和规范治疗性病和各种生殖器感染，可以减少感染和传播艾滋病的危险。

怀疑自己患有性病时，要尽早检查、及时治疗，争取治愈，还要动员与自己有性接触的人接受检查和治疗。

6. 坚持每次正确使用安全套,可有效预防艾滋病/性病的经性途径传播　选择质量合格的安全套,确保使用方法正确。

使用安全套不意味着可以放纵个人的性行为。

正确使用安全套需要注意以下几点:使用前应特别留意安全套的出厂日期和有效期,确保安全套不过期;要将安全套前端的小囊捏瘪,排出空气;每一次性行为都要使用新的安全套,不重复使用。

全程都要使用安全套:

即在阴茎接触阴道、肛门或口腔之前,就要戴上安全套;

良好的润滑对防止安全套破裂是很重要的;只能使用水性的润滑剂,油性润滑剂容易造成安全套破裂;

射精后应立即抽出,注意安全套有无破损。如有破损,应考虑去相关机构进行咨询检测。

7. 避免共用注射器静脉吸毒,可有效预防艾滋病病毒经血液传播　注射吸毒是可能造成艾滋病感染的高危行为。在注射吸毒人员中开展美沙酮维持治疗或针具交换,可切断因注射吸毒经血传播艾滋病的途径。

近年来出现的新型合成毒品(冰毒、摇头丸、K 粉等)虽然减少了注射吸毒行为,但还可刺激或抑制中枢神经活动,刺激发生性行为或导致易受性暴力侵害。

8. 感染了艾滋病病毒的孕产妇应及时采取医学手段阻止艾滋病病毒传给婴儿　对感染艾滋病病毒的孕产妇及时采取抗病毒药物干预、减少产时损伤性操作、避免母乳喂养等预防措施,可大大降低胎儿、婴儿感染的可能性。

感染了艾滋病病毒的怀孕妇女要在医生的指导下,采取孕期和产时服用抗病毒药物、住院分娩减少损伤性危险操作以及产后避免母乳喂养等预防传播的措施,可大大减少将艾滋病病毒传染给胎儿或婴儿的机会。

孕妇在怀孕早期发现感染艾滋病病毒,应向医生咨询,充分了解艾滋病对胎儿、婴儿和自身的潜在危害,自愿选择是否继续怀孕。

9. 不能从外表判断一个人是否感染了艾滋病病毒,咨询检测是及早发现感染者和患者的重要方法　艾滋病存在较长时间的潜伏期,艾滋病病毒感染者在发病前外表与正常人无异,决不能从一个人外表是否健康来判断其是否感染艾滋病。

有过高危性行为、共用注射器吸毒、卖血、怀疑接受过不安全输血或注射的人以及艾滋病高发地区的孕产妇,要主动到当地艾滋病自愿咨询检测(VCT)门诊(室)进行咨询检测。

国家实施免费的艾滋病自愿咨询检测。自愿接受艾滋病咨询和检测的人员,可在各级疾病预防控制中心和卫生行政部门指定的医疗机构得到免费咨询和艾滋病病毒抗体初筛检测。

国务院《艾滋病防治条例》规定,国家对个人接受自愿咨询检测的信息完全保密。

个体刚刚感染的一段时间内,虽然感染者体内有艾滋病病毒,但血清中尚不能检测到抗体,这就是我们常说的检测窗口期。根据个体不同,此过程长短不一,通常为 2~8 周。

因此,需要注意自己检测的时间要在窗口期过后。具体可咨询当地的自愿咨询检测门诊。

10. 感染艾滋病病毒后及早接受抗病毒治疗可提高生活质量,减少艾滋病病毒传播　一旦感染艾滋病病毒,体内病毒复制即开始,会损害全身多个器官,已有的抗病毒药物和治疗方法,虽不能治愈艾滋病,但实施规范的抗病毒治疗可有效抑制病毒复制,降低传播危险,延缓发病,延长生命,提高生活质量,减少艾滋病病毒传播。

11. 艾滋病病毒感染者也是艾滋病的受害者,应该得到理解和关心,但故意传播艾滋病的行为既不道德也要承担法律责任　艾滋病病毒感染者和艾滋病病人的各项权利受到法律保护。《传染病防治法》规定,"任何单位和个人不得歧视传染病病人、病原携带者和疑似传染病病人"。《艾滋病防治条例》规定:"任何单位和个人不得歧视艾滋病病毒感染者、艾滋病病人及其家属。艾滋病病毒感染者、艾滋病病人及其家属享有的婚姻、就业、就医、入学等合法权益受法律保护"。

消除艾滋病歧视:社会对于艾滋病病毒感染者和艾滋病患者的歧视,不利于控制艾滋病传播。有感染风险的人群因担心受到歧视而不愿检测,不了解自身感染状况,会妨碍其采取预防措施,增加传播艾滋病病毒的风险;艾滋病病毒感染者和艾滋病患者感染者不能积极面对生活,甚至产生报复和危害社会的念头。

艾滋病病毒感染者和艾滋病患者在得知感染艾滋病病毒后应主动告知性伴或配偶。若继续同他人发生无保护性行为则为故意传播。《艾滋病防治条例》第 38 条规定,"艾滋病病毒感染者和艾滋病病人不得以任何方式故意传播艾滋病"。《传染病防治法》第 77 条规定,"单位和个人违反本法规定,导致传染病传播、流行,给他人人身、财产造成损害的,应当依法承担民事责任"。

12. 艾滋病威胁着每一个人和每一个家庭,预防艾滋病是全社会的责任　公民应积极参加预防控制艾滋病的宣传教育工作,学习和掌握预防艾滋病的基本知识,避免危险行为,加强自我保护,并把了解到的知识告诉他人。

在青少年中开展预防艾滋病/性病、拒绝毒品的教育,进行生活技能培训和青春期性教育,保护青少年免受艾滋病/性病和毒品的危害,是每个家庭、每个学校、每个社区和全社会的共同责任。

第四节　艾滋病防治健康教育措施、方法

一、艾滋病的流行特征

艾滋病患者和无症状病毒感染者是本病的传染源,病毒主要存在于感染者的血液、精液、子宫和阴道分泌物中,也可在乳汁、唾液、尿液和眼泪中分离到病毒,但以血液、精液、子宫和阴道分泌物中的病毒滴度最高,而其他体液(唾液、尿液和眼泪)由于病毒滴度低而不足以构成传染。高危人群有:静脉注射毒品者、男性同性恋者、性病患者、暗娼、HIV 感染者的婴儿、部分有偿供血者、多次输血和血制品者及血液透析者。HIV 传播的先决条件为大量而完整的传染性病毒进入易感者的恰当门户,感染 HIV 的可能程度取决于接触患者体液的机会、接触次数、病毒量以及是否采取保护措施。

(一)传播途径

1. 经性接触传播　经性接触传播是目前全球主要的 HIV 传播途径,全球 70%～80%的感染者是通过性接触感染上 HIV 的,其中异性间性接触传播占 70% 以上,而男男同性性行为接触传播占 5%～10%。HIV 的性接触传播与许多因素有关,如性伴数、性伴的病毒载量、同时感染其他性病、性接触方式、性行为的角色(接触方较主动方危险)、性交发生的时间

(在女性月经期)、女性长期服用避孕药以及使用安全套与否等。

2. 经血传播

(1)静脉注射毒品:静脉注射毒品者共用注射器或注射器消毒不严是感染 HIV 的危险行为。该途径是 2005 年前我国 HIV 传播的主要途径。

(2)接受血液或血液制品:主要是指接受污染有 HIV 的血液或血液制品,单次暴露的传染概率大于 90%。

(3)医源性感染:主要是指医疗器具不洁,造成接受医疗服务者感染 HIV,其中也包括医护人员在提供医疗服务时,暴露于感染者或患者的体液而致感染 HIV。

3. 母婴传播　感染 HIV 的母亲,可以在妊娠期间、分娩过程中或产后哺乳将 HIV 传染给下一代。

4. 不会传播 HIV 的途径　HIV 不能通过空气、一般的社交接触或公共设施传播,与艾滋病患者及 HIV 感染者的日常生活和工作接触不会感染 HIV;一般接触如握手、拥抱、共同进餐、共用工具或办公用具等不会感染 HIV;HIV 不会经马桶圈、电话机、餐饮具、卧具、游泳池或公共浴池等传播;蚊虫叮咬不传播 HIV,但要避免共用牙刷或剃须刀。

(二) 艾滋病流行因素广泛存在

艾滋病病毒感染是否流行以及其强度和趋势受到多种因素影响。我国艾滋病流行危险因素主要有以下几个方面。

1. 人口流动　当前,我国社会正在经历一场历史上最大规模的人口迁徙运动,据预测我国流动人口数量将以平均每年 500 万人的速度增长。这种流动多数是由农村向城市迁徙,其结果一方面使得大都市人口密度增高,另一方面由于流动人群以青壮年为主,他们正处于性活跃期,极易发生临时性的性关系而感染 HIV,并使病毒扩散开来。

2. 高危人群大量存在　据估测,我国静脉吸毒人员已超过 100 万,吸毒人员中 HIV 感染率 2005 年较 1995 年增加了 377 倍。此外,由于卖淫嫖娼、性乱行为严重,性传播疾病患者逐年增加。1995—2000 年,性传播疾病就诊者中,艾滋病感染率 5 年内增长 55 倍。流行病学专家认为,如果这一传播途径以超过 10% 的速度增长,就意味着艾滋病迅速蔓延不可避免。

3. 我国人民的艾滋病知识仍较缺乏,预防意识淡薄　据北京大学医学部在 9 省 6 类大学 17 625 名大学生中进行的问卷调查,采用 UNGASS 的 5 项指标评价结果显示:5 项指标的全部正确率男生为 41.9%,女生为 36.5%。正确率不高主要是对非传播途径的认识错误。更严重的是,即使知道艾滋病预防方法,也没有真正去实践。

4. 社会歧视　据江苏某高校调查,约有半数人不愿继续与 HIV 感染的同学交往,大学生况且如此,可见社会一般人群对 HIV 感染者的态度。社会歧视使得有高危行为者害怕暴露真相而回避监测,增加预防和控制的难度。

值得注意的是,我国拥有世界上 1/5 的人口,地处东亚,与周边艾滋病高发国家人群交往频繁,亚洲一些国家艾滋病流行形势与我国息息相关。总之,尽管我国艾滋病还处在低流行水平,但是,由于我国暴发流行的社会环境因素大量存在,我国艾滋病防控形势依然严峻。

二、健康教育措施与方法

艾滋病具有人群普遍易感性,所有人群不分年龄、性别或种族都缺乏对艾滋病病毒的免疫能力。因此,为实现预防和控制艾滋病的总体目标,既要加强对大众人群的健康教育,更要提高健康教育的针对性和有效性,做好重点人群和高危人群的健康教育。一般把教育和干预的目标人群分为:①HIV 感染者、艾滋病患者;②高危人群,指卖淫嫖娼者、吸毒者、男男性接触者、受劳动教养人员以及性传播疾病患者、HIV 感染者的亲属;③重点人群,指年轻人、流动人口、宾馆或服务行业人员。

(一) 针对大众人群的健康教育

近年来,我国对艾滋病的健康教育虽然有所加强,普及率及公众对相关知识知晓率都较前有所提高,但效果并不令人满意,如某大城市大学生调查表明,对非传播途径及对 HIV 感染者态度方面的问卷正确回答率较低,如知晓"运动不能避免 HIV 感染"的仅有 31.6%,接近半数人不愿再与 HIV 感染者继续交往。大城市大学生尚且如此,可见农村人群、流动人口等防治艾滋病知识、态度更有客观需求。

健康教育的覆盖面必须进一步扩大,主要方法包括:

1. 大众传播　通过报纸、广播、电视、电影、互联网、杂志等大众媒介向范围广泛、为数众多的社会大众传播艾滋病防治健康教育知识。大众传播可以将健康知识迅速传递到不同受众,短时间内可以扩大知识知晓的覆盖面。

艾滋病防治知识的大众传播,需要新闻出版等大众媒体有计划地全年开展宣传教育活动,提高教育的频度。卫生、教育等部门要给予密切配合和技术支持,广播、电视新闻、专题、文艺等各类节目要将艾滋病防治宣传教育内容列入日常规划,积极宣传艾滋病防治工作信息和防治知识。

利用不同大众媒介开展健康传播的主要形式有:

(1)纸媒健康传播

1)专题报道。从艾滋病的某个问题或者事件着手,进行深入挖掘和分析,帮助目标人群认识健康问题。如每年 12 月 1 日,很多报纸都推出世界艾滋病日宣传专题,公布疫情,分析流行特征,传播防控知识,讲述医务人员与患者的事迹等,较好地向大众普及了艾滋病防治知识。

2)健康专栏。围绕艾滋病议题进行系统、多角度的阐释说明。据《中国新闻出版报》报道,《怒江报》傈僳文版坚持每期刊登专版专栏,图文并茂地持续宣传报道艾滋病传播途径和防治知识以及国家相关政策。还将每期报纸免费发放至每个教堂和教牧人员手中,免费送到乡村文化站。经过长期宣传,教牧人员不仅自己消除了对艾滋病的恐惧,还利用宗教场所向信教群众宣讲防艾知识,有效地扩大了宣传面。

3)健康类书籍。系统介绍与艾滋病防治相关的知识或技能。2003 年中央党校出版社出版了《艾滋病防治政策干部读本》,它是国内第一本由医疗卫生和人类学社会学的专家学者共同编写的相关读物。2006 年,加入了有关受艾滋病影响儿童的内容和章节,形成了《艾滋病防治政策干部读本(修订本)》。该书不仅在北京举行了发布仪式,各地还将其作为领导干部了解艾滋病流行形势、防控政策与措施等的重要宣传读本,对各地艾滋病防治工作发挥了重要作用。

(2)电视、广播健康传播:利用电视和广播进行健康传播主要有以下几种方式:

1)公益广告。主要是利用广告向受众进行艾滋病防治知识与信息的传播。由于健康类广告一般以控制艾滋病为主要目的,以保障和提高居民的身心健康为宗旨进行,所以,利用广告进行知识传播时,应注重其社会效益和公益性,必须保证内容真实、信息准确。言过其实、过于夸张的广告会对受众的健康带来直接的损害,造成不良的社会影响。2004年以来,国务院防治艾滋病工作委员会办公室、原卫生部制作播放了多部艾滋病防治公益广告,通过中央电视台等大众传媒播放,使艾滋病传播途径、非传播途径、预防措施等基本知识在广大群众中迅速得到普及。

2)专题节目。此类节目主要通过访谈、实地拍摄、演示等方法,围绕艾滋病防控议题,进行系统、多角度的阐释说明,期间穿插提问、讨论等,受众参与性强。如中央电视台《焦点访谈》《面对面》等关于艾滋病的几期节目,影响力大,覆盖面广。

3)健康科普片。利用5～10分钟的时间,通过视频方式展现艾滋病防治主题信息,运用电视手段帮助公众认识疾病的危害,做好预防和应对。如2014年北京市卫计委制作的《大话艾滋》科普短片,在大学生人群中影响较广,特别是针对男男同性性行为传播艾滋病的科普。

(3)新闻发布会:新闻发布会往往由新闻发言人从一个简短的发言开始,然后由记者进行现场提问,再由新闻发言人逐一解答。开新闻发布会的关键是建立新闻发言人制度。目前各级卫生行政部门均建立了新闻发言人制度,在世界艾滋病日,一些重点地区会召开新闻发布会公布本地艾滋病防治情况。

2. 人际传播　人际传播是人与人之间面对面地进行信息交流。健康教育中常用的人际传播形式包括健康咨询、专题讲座、个人访谈、个别劝导等。

艾滋病防治健康教育的人际传播主要借助医疗卫生机构的专业人员组织实施,因此要充分发挥基层宣传网的作用。有关部门要着力抓好农村宣传网的建设和艾滋病防治及其相关知识的教育,充分利用农贸市场、节假日等群众集中的时机和地点,开展多种形式的、群众喜闻乐见的宣传活动。农业部门要给予密切协调配合,卫生计生系统要利用其现有的农村基层宣传网络积极开展活动,卫生与文化部门应提供适合农村地区的宣传材料和技术支持,开展预防艾滋病的宣传教育和服务。通过广泛深入、有足够强度的宣传教育,提高全民族防控艾滋病的意识,群众自我保护意识和能力。

人际健康传播的基本形式与方法有:

(1)健康咨询。为前来求助者答疑解惑,帮助其了解艾滋病防治的科学知识,澄清观念,作行为决策。艾滋病自愿咨询检测(VCT)就是健康咨询的一种重要形式。自愿咨询包括检测前咨询、检测后咨询、预防性咨询、支持性咨询和特殊需求咨询等。通过自愿咨询和检测,不仅可以尽早发现、及时治疗和预防感染,为受检者特别是感染者,提供心理支持,而且可以促使受检者减少危险行为,预防艾滋病病毒的传播。

当面对面交流无法实现时,健康咨询也可借助书信、电话、手机短信、互联网等媒介。医护人员对患者的定期随访或随诊咨询,是另一种特殊的健康咨询形式。

(2)专题讲座。根据目标人群的特定需要,针对艾滋病防治专题,组织面对面的健康教育讲座。如各地组织专家到党校、学校、机关、企业等开展艾滋病防治知识巡讲,普及艾滋病知识。专题讲座具体形式可以是面对面的,也可以是远程的,如电视、网络或函授;时间阶段上可以是短期的,也可以是长期的。

(3)个人访谈。深入到目标人群生活、工作的场所,如家庭访视,了解人们对艾滋病防治需求与实际问题,把艾滋病防治信息传递给教育对象。如对艾滋患者的随访,既了解患者的病情,又对一些要注意的重点知识和问题进行强调。

(4)个别劝导。针对教育对象存在的艾滋病防治的具体问题,进行利弊分析,说服其转变态度,自愿改变危害健康的行为。如对艾滋病患者服药依从性的劝导,对吸毒者服用美沙酮替代治疗依从性差的劝导等。

3. 传播材料　传播材料是关键讯息的载体和呈现方式。传统的传播材料分为3个类别：印刷材料、视听材料和实物材料。印刷材料有折页、招贴画、小册子等；视听材料是指以音响、图像等方式记录知识的载体，如电视片、电影片、唱片、投影片、胶卷、照片等；实物材料就是将一些健康知识印在某些物品上，如各种模型、年历、台历、扇子、水杯、作业本等。

不同传播材料都有着各自的优缺点，见表8-1。

表8-1　各种形式传播材料的特点

形式	优点	缺点
印刷材料	● 信息较为详细 ● 可以留存、便于阅读 ● 制作简单、价格低廉	● 缺乏震撼力、感染力，受众需要具备一定的文字阅读能力 ● 若纸张过多，传阅不便
视听材料	● 直观、具有感染力 ● 借助现代通讯技术可迅速传播 ● 传播范围广 ● 受众层次多样	● 价格较贵 ● 接触时间短，不易被深入理解 ● 反复被动接受，会感到厌烦
实物材料	● 实用性强 ● 便于留存	● 信息量有限

(1)传播材料的适用人群与渠道

1)传播材料的适用人群。在选择传播材料的种类时，要考虑目标人群的特点及喜好，对于文化程度较低的人群，多采用图文并茂的传播材料。也可以根据当地群众的文化特点，将讯息改编成顺口溜、故事漫画、民族歌谣等方式进行传播。

2)传播渠道的选择。不同的传播材料适用于不同的传播渠道与活动场合，因此，要根据拟采用的传媒渠道的特点选择适宜的传播材料，表8-2是根据不同传播途径使用各类传播媒介或材料的例子。

表8-2　针对传播渠道的适宜性制作传播材料

层面	传播途径 （依靠什么人或依靠哪种途径、场所）	传播媒介/传播材料
大众传播	电视、广播、报纸、互联网及远程教育	公益广告、报纸文章
人际传播	医生、同伴教育者、邻居等	发放宣传小册子，讲故事，顺口溜
小群体传播	农贸市场、娱乐场所、集镇广播系统等	宣传栏、海报、相声、广播、讲座（演讲）、观看录像、小册子
事件与传统文化传播	卫生日、春运宣传、文艺表演等	便民图、知识竞赛题、文艺节目等

(2)传播材料使用的效果评价：评价是重要的质量控制手段，贯穿于传播材料计划、设计、制作、使用的全过程。评价分为过程评价与效果评价两个部分。

1)传播材料使用的过程评价

传播材料实用性：现场观察健康教育人员、医护人员、教师在咨询、培训、演示等工作中如何使用传播材料，观察宣传画张贴的位置等，并走访目标人群了解其对材料的意见和建议。

发放情况评价:通过查阅下发和接受单位的档案资料和工作记录进行评价,了解材料下发的渠道、发放的范围及数量等。

2)传播材料使用的效果评价:通过定性访谈或问卷调查方式了解材料的接受情况和信息传播效果。

传播材料的接受情况:指目标人群对传播材料的认可程度、喜爱程度、可记忆程度、可理解程度、适合阅读程度、行为指导性等。

传播材料的使用效果:效果评价可采用现场观察、问卷调查和(或)个人深入访谈等方式进行。评价指标包括知识知晓率、行为改变率或行为形成率等,评价传播效果时要注意传播材料是为配合传播活动而使用的辅助材料,目标人群认知与行为的改变往往是多种传播和干预方式综合应用的结果。

(3)新媒体的使用:近年来,新媒体得到了广泛的应用,如数字广播(电视)、网络、微博、微信、手机短信、移动电视、触摸媒体、电子显示屏等。新媒体与传统媒体相比,具有互动性强,可以一对一、多对多,讯息形式新颖,传播速度快,范围广等特点。

1)新媒体在艾滋病防治健康教育传播中的应用包括:医疗卫生人员利用新媒体进行艾滋病防治信息的传播、健康咨询(但不适于进行诊疗);医疗卫生人员之间进行信息互动和交流;普通公众之间或患者之间分享健康信息,交流与健康相关的经验、感受和情感;收集公众或患者的感受和建议;用于健康干预活动;开展健康促进与健康教育;澄清或减少人们的模糊认识。

2)新媒体用于艾滋病防治健康教育传播的优势。在公共卫生监测中,社交媒体可提供适时交流且费用较低,可用于监测公众对艾滋病相关事件的反应,追踪和监测艾滋病疫情事件,发现错误的健康相关信息,确认干预活动的目标人群,向目标社区传播针对性的艾滋病防治信息。艾滋病防治专业人员能够通过博客收集关于患者感受的资料,监控公众对艾滋病相关议题的反应。社交媒体特别适合用于风险传播,因其能够迅速传播个性化的讯息,使外展工作更有效。另外医疗博客等社交媒体经常被主流媒体浏览,可用于影响艾滋病相关的医疗卫生政策的制定。

3)新媒体健康传播存在的问题:信息的真伪性、科学性和准确性难以辨别;不良信息传播速度快,易造成不良后果;新媒体传播往往缺乏系统性和完整性;利用社交媒体传播的质量不确定;网站的作者常是匿名的,信息的制造者和使用者之间的联系常常有不确定性;有关制度并不支持健康专家与患者进行网上联络,即使是使用电子邮件,电子病历被认为是非正式的病历且存在信息泄露的安全问题;缺乏保密性;社交媒体还可能因为联系的便利性而影响患者看医生的积极性。

(二)针对重点人群及高危人群的健康教育

1. 青少年人群　各级各类学校学生及校外年轻人应是教育重点人群。学校是开展艾滋病预防教育的最理想场所,各级教育行政部门要把学校预防艾滋病健康教育列入工作计划,明确工作目标及评价指标;根据适时、适度、适宜的原则对大、中、高年级小学生进行预防艾滋病健康教育与性知识、性道德和拒绝毒品及法制观念的教育,增强自我保护意识,提高抵制艾滋病侵袭的能力,并对家庭起辐射作用。

艾滋病健康教育可结合学生生活技能教育与同伴教育进行,尤其是同伴教育目前已在全国高校和其他人群中大范围内推广应用。同伴教育是一种适宜、有效的教育方式。同伴教育是指具有相同背景、共同经历或由于某些原因使其具有共同语言的人在一起分享信息、观念或行为技能,以实现教育目标的一种教育形式,如学生教学生,主妇教主妇。其关键技术路线是选择素质优良、掌握传播技巧的同伴教育者(peer educator)。学校同伴教育干预模式如图 8-4 所示。

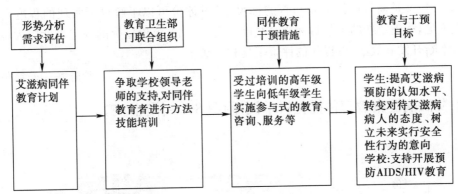

图 8-4 预防艾滋病同伴教育干预模式

(来源:黄敬亨,邢育健.健康教育学.第 5 版.上海:复旦大学出版社,2011,385.)

2. 高危人群 高危人群的健康教育应重点强调行为干预,如针具交换,安全套使用,自愿咨询检测等。

在对高危人群(包括部分重点人群)实施健康教育时注意知识、技能的针对性,并从目标人群的实际情况出发,增加知识的深度以及目标行为的可操作性。为增加健康教育和行为干预的科学含量,提高实际效果,必须注意几个方面:

(1)要有非常明确的目标人群。目标人群的准确定位,有利于把健康教育、行为干预的目的与人群最关注的问题联系起来。如在年轻人中宣传教育吸烟有害健康,可能效果不明显,如并不强调吸烟对健康的危害,而强调吸烟有损形象,效果会更好些。

(2)需要以需求评估为基础,以保证健康教育与行为干预的针对性,即内容是目标人群所需要的,可以接受的,传递内容的方式是合适的,如有学者对广西部分吸毒人员的调查研究发现,每一个吸毒者都知道吸毒有害,可他们还是吸毒。此时如果还继续宣传吸毒有害的相关知识,那只能是徒劳无功,不会产生效果,需要考虑影响行为的其他环境因素,使行为干预具有针对性。

(3)健康教育内容和干预方式必须作预试验,以便了解目标人群可接受的程度,并根据预试验结果进行修改。如在某中专学生中问卷了解性观念问题,其中一题"你赞成同居吗?"有的学生拍手称好并答很赞成,说是年轻人住在一起很热闹,说明问卷如不作预试验,就不了解答者对问题是否理解,所收集的信息是不准确的。

(4)必须有足够的强度。即内容必须讲深讲透;同时,要有一定的频度,如参加美沙酮治疗,用少量美沙酮来降低静脉注射海洛因的吸毒者必须要不间断地来门诊服药治疗;此外,必须要有强有力的行为改变措施,如针对卖淫妇女控制艾滋病流行,光靠知识宣传不行,必须与安全套推广和性病诊治服务相结合以加强教育和干预的力度。

(5)必须有足够的覆盖面,从国际社会的实践来看,降低危害的行为干预(如推广使用安全套,少量美沙酮替代来降低静脉注射海洛因的危险,清洁针具的交换)必须有一定的覆盖面。针对吸毒人群来说,无论是美沙酮维持治疗还是针具交换工作,必须覆盖当地至少 60% 以上的吸毒者才有可能把当地共用注射器的比例降低到维持在 20% 以下,针对卖淫妇女来说,安全套使用率必须在 90% 以上才能阻止艾滋病经性途径传播流行。降低危害的行为干预虽为防控艾滋病的治标措施,但如覆盖面足够,对遏制艾滋病蔓延确实是有效的。

（6）要作教育和干预效果的科学评价。评价是判断健康教育和行为干预效果的依据，有无科学的评价又是衡量项目成功与否的标尺，通过评价可以了解目标实现的程度，肯定经验，修正不足，为确定新的干预目标奠定基础。高危人群、评价指标的确定难度较大，需要细致研究，不断开发有效的、可操作的评价工具和方法。

（徐静东　马丽娜）

附：艾滋病健康教育传播材料示例（附图 8-1～附图 8-3）

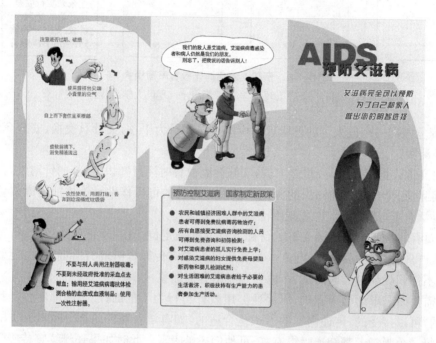

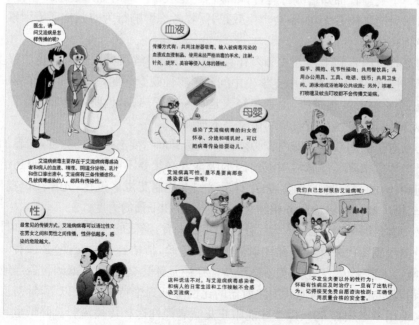

附图 8-1　预防艾滋病三折页（中国健康教育中心）

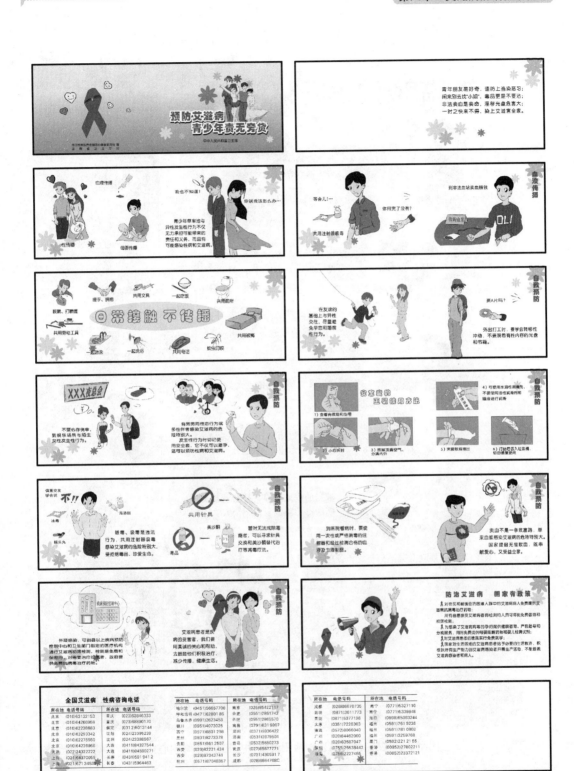

附图 8-2　预防艾滋病小册子(中国健康教育中心)

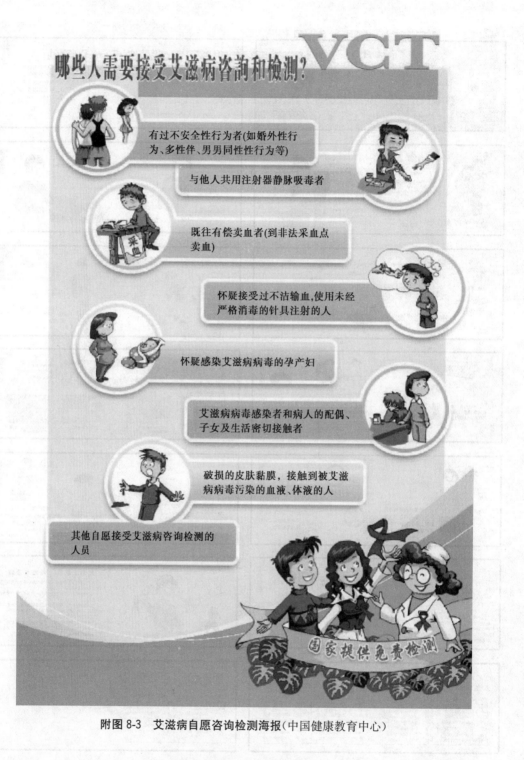

附图 8-3　艾滋病自愿咨询检测海报（中国健康教育中心）

参 考 文 献

3. 全国卫生专业技术资格考试用书编写专家委员会.2018 全国卫生专业技术资格考试指导-预防医学.北京：人民卫生出版社,2017.

4. 田向阳.健康传播理论与实用方法.北京：人民卫生出版社,2017.

5. 中国健康教育中心.健康教育核心信息汇编.北京：北京出版社,2018.

6. 中国疾病预防控制中心性病艾滋病预防控制中心性病控制中心.2017 年 12 月全国艾滋病性病疫情.中国艾滋病性病,2018,24(2):111.

第九章

血吸虫病防治健康教育

血吸虫病是以钉螺为传播媒介的、严重危害公众身体健康和生命安全、影响经济社会发展的重点寄生虫病。主要流行于亚、非、拉美的 73 个国家,患病人数约 2 亿。血吸虫病主要分两种类型,一种是肠血吸虫病,主要由曼氏血吸虫和日本血吸虫引起;另一种是尿路血吸虫病,由埃及血吸虫引起。我国主要流行的是日本血吸虫病。

第一节 血吸虫病防治严峻形势与防控策略

一、血吸虫病的流行情况

血吸虫病在中国至少有 2100 多年的流行历史。20 世纪 70 年代,在长沙出土的西汉女尸和湖北江陵出土的西汉男尸体内查到了血吸虫虫卵,证实早在西汉时期血吸虫病就已经广泛流行。历史上,血吸虫病的流行曾使许多村庄田园荒芜,村毁人亡。"千村薜荔人遗矢,万户萧疏鬼唱歌",正是当年悲惨景象的真实写照。

20 世纪 50 年代,全国血吸虫病流行区遍及长江流域及其以南的上海、江苏、浙江、安徽、福建、江西、湖北、湖南、广东、广西、四川、云南 12 个省(区)。从地理分布看,北至江苏宝应县(北纬 33°15′),南至广西玉林县(北纬 22°42′),东至上海南汇区(东经 121°51′),西至云南云龙县(东经 99°05′)。流行区最低海拔为零(上海市),最高海拔为 3000m 左右(云南省)。其中,由宜昌市到上海市的长江中下游流行区基本连成一片,其余流行区呈分散、相对隔离状态。

据新中国成立初期统计,在全国 12 个省(区、市)中,累计查出钉螺面积 143 亿 m^2,估计血吸虫病患者 1160 万人,其中晚期患者 60 万人,受血吸虫病威胁的人口约 1 亿多人。平均每年有 1 万人发生急性感染,病死率约为 1‰。

60 多年来,在党中央、国务院的高度重视和领导下,在有关部门的密切配合下,依靠流行区人民群众的不懈努力,一代又一代专业防治和科研工作者为血吸虫病防治工作付出了艰辛的劳动,取得了举世瞩目的成绩,血吸虫病疫情降至历史最低水平。

二、血吸虫病的防控策略

在 60 多年的防治历程中,中国血吸虫病防治工作始终坚持预防为主、综合治理、科学防治、因地制宜、分类指导的方针和原则。根据不同时期血吸虫病的疫情特点和社会、经济、科技发展水平,采取与之相适应的防治策略。

(一) 以消灭钉螺为主的综合防治策略

新中国成立不久,每年都有成批的血吸虫急性感染发生,相当数量的血吸虫病患者和家畜死亡,血吸虫病严重危害人民的健康和社会经济发展。因此,"确定疫区范围,积极抢救患者"是当时血吸虫病防治的根本原则。20 世纪 50 年代,全国血吸虫病疫情严重,钉螺分布广,患者及病畜总数多,在缺乏高效、毒副作用小的化疗药物的情况下,以消灭血吸虫病为主要目标,以"积极防治、综合措施、因时因地制宜"为防治方针,开展以灭螺为主导的综合性防治工作。防治措施包括治疗患者及病牛、消灭钉螺、健康教育、粪便管理、安全用水、个人防护等方面,在实施人群普查普治与抢救重症患者的同时,更注重消灭钉螺。

灭螺措施包括两类:一类为改变钉螺孳生环境的生态灭螺,包括土埋、开新填旧、挖河疏道、水改旱、围垦和堵汊蓄水养殖等;另一类为药物灭螺,即经过杀螺效果初筛、复筛、综合评估、毒性试验和现场验证有效的灭螺药物进行灭螺。灭螺实施了"先上游、后下游,先易后难,由近及远地灭一块,清一块"的原则。

到 1984 年年底,全国灭螺面积 110 多亿 m²,救治患者 1100 多万人;193 个县(市)达到基本消灭标准,76 个县(市)达到消灭标准。限于当时的条件,加上湖沼地区和山丘地区环境复杂,钉螺难以控制,血吸虫病疫情仍较为严重。

(二) 以人畜化疗为主的综合防治策略

进入 20 世纪 80 年代,农村经济结构发生了很大变化,由集体所有制逐渐过渡到联产承包制,通过行政干预的群众性灭螺较难实现,且湖沼地区和高原山区有螺面积大、环境因素复杂,灭螺费用昂贵,同时化学药物也易造成环境的污染,实施以灭螺为主的防治策略受到了限制。但高效低毒的吡喹酮问世和大规模生产,为人畜化疗打开了新局面。以人畜化疗为主结合易感地带灭螺的综合性防治措施在一定程度上有效地控制了血吸虫病的流行。自1992 年开始,利用世界银行贷款中国血吸虫病控制项目,在江湖洲滩地区和山区,以降低感染和病情为目标,连续 10 年采用以人畜扩大化疗为主的综合防治措施,结合易感地带灭螺、健康教育为辅的综合性防治,使广大疫区的血吸虫病疫情得到了有效控制。到 2002 年年底,全国 427 个疫区县(市)中,有 253 个达到血吸虫病传播阻断标准,64 个达到传播控制标准,上海、广东、福建、广西、浙江先后达到传播阻断标准。然而湖沼型和部分山丘型流行区的流行因素仍然存在,血吸虫病疫情仍有可能卷土重来。

(三) 以传染源控制为主的综合防治策略

20 世纪末,根据血吸虫病防治工作进展,结合实际情况,在全面分析和总结多年来防治实践的基础上,提出了以传染源控制为主的综合性防治策略。这一防治策略的核心内容是:以切断人畜粪便中虫卵污染环境为关键性技术措施,达到阻断传播的目标。围绕策略的核心内容,在湖沼型流行区阻断血吸虫虫卵入水的关键技术措施和推动防治工作的常规技术措施。实施"以机代牛",减少家畜传染源;实施封洲禁牧,阻止家畜粪便中虫卵污染有螺地带;改建无害化卫生厕所,杀灭人畜粪便中的虫卵;加强渔船民粪便管理,减少水上作业人群粪便污染水源。常规措施包括健康教育、人群查治、消灭钉螺,以及农业、林业、水利等有关血防措施。该策略在湖区 4 省 4 县 26 个村进行现场实施和验证,均取得良好的预期效果。实践结果证明,通过改水改厕、"以机代牛"、禁止家畜(主要是牛)进入有螺的湖、河滩地,可有效控制人、畜粪便污染环境和水体,使血吸虫病疫情在短期内有较快的下降。

2006 年颁布《血吸虫病防治条例》将"以传染源控制为主"的综合性防治策略以法规的形式确立下来。

第二节 血吸虫病防治健康教育与健康促进的目的、意义和策略

一、目的与意义

血吸虫主要感染人或哺乳动物而使其患病。人得了血吸虫病会严重损害身体健康。血吸虫病不仅严重危害人体健康,同时对家畜也会造成极大的危害。由于血吸虫病严重危害人类的健康,影响疫区经济发展,因此,人们称它为"瘟神"。随着血吸虫病预防控制工作的不断深入,健康教育的作用和地位越来越重要,在疾病控制措施中已逐步列为最优先的位置。开展健康教育,普及卫生知识,提高人群的自我保健意识、能力和健康素质是预防血吸虫病最经济、最有效的对策之一。开展有计划、有组织、有目标的血防健康教育工作,既可以强化血防区干部群众的血防意识,进一步明确各自的血防工作职责和义务,让更多的群众积极主动的参与查螺、报螺,又能极大地减少血吸虫病防治费用的支出,缓解血防经费严重不足的矛盾,达到以最少的预防投入,获得最大的防治成效的目的。

二、血吸虫病健康教育与健康促进的实施策略

1. 加强对大众人群和重点人群血吸虫病防治知识的宣传教育 血吸虫病的宣传教育可分为大众媒介传播和人际传播。有关部门可以通过播放血防节目、制作血防知识动画片、编制血防杂志、拍摄血防电影和纪录片等活动加强血吸虫病的宣传教育,可在疫水区域设立明显的提示牌,提示周围居民不要用疫水洗涤衣服或者进入疫水中游泳、接触疫水之后要及时到当地血防部门进行必要的检查和早期的治疗等。

2. 增强中小学生对血吸虫病的防范意识 对学生健康教育应该及时到位,首先可以每年在辖区内的各个中小学开展血防"四个一"活动,即组织大家一起查一次螺、老师上一次关于血吸虫病的课、看一次录像、写一篇作文。其次,除了在学校内开展一系列活动之外,在校外也可以采取一系列的活动来让学生了解血吸虫病,如上街宣传、去血防机构学习等。另外,小学的学生年龄小,接受血防健康教育时间不长,对血吸虫病的认识不深,因此应列为重点强化教育对象,在学校里可以请专业血防医师用简单易懂的方法进行血防知识授课,同时老师也要接受相关知识的学习和培训,以便更好地开展教育活动,家长也要利用身边的一些网络资源进行血防知识的学习,学校和家长同心协力一定会取得事倍功半的效果。

3. 消灭钉螺 钉螺是血吸虫唯一的中间体宿主,如果消灭了钉螺,那血吸虫就无法生存、繁殖和传播了。消灭钉螺的方法有物理方法、化学方法和生物方法,物理方法有土埋、垦种、蓄水养殖、煮沸和火烧等;化学方法有五氯酚钠、氯乙酰胺、石灰氮灭螺等,生物方法就是利用钉螺的天敌或其他生物直接消灭钉螺或破坏其种群平衡,达到灭螺目的。

第三节 血吸虫病防治健康教育重点内容

为普及血吸虫病防治知识,提高疫区群众防病意识和自我保护能力,同时为新闻媒体开展宣传和有关人员编写、制作血防健康教育材料提供准确信息,原国家卫生计生委于2014年组织专家编制了《血吸虫病健康教育核心信息和知识要点》。

(一)核心信息

1. 血吸虫病(俗称"大肚子病")是严重危害身体健康的重大传染病,人和家畜都能感染。

2. 人和家畜接触含有血吸虫尾蚴的水体(俗称疫水),就可能患病。血吸虫病主要感染季节是4~10月。

3. 因生产生活需要接触疫水时,要采取防护措施。

4. 感染血吸虫以后要及时进行检查和治疗。

5. 疫区每个家庭和个人有义务积极配合当地血防部门组织开展的查螺、灭螺、人畜查病和治疗工作。

(二)知识要点

1. 血吸虫病是由于人或牛、羊、猪等哺乳动物,感染了血吸虫所引起的一种传染病和寄生虫病,严重危害人民身体健康、阻碍经济发展。

2. 血吸虫生存繁殖离不开钉螺。钉螺主要生长在潮湿草滩上和沟渠旁。

3. 血吸虫生活史 血吸虫虫卵从人或哺乳动物的粪便中排出,虫卵在水中孵出毛蚴,毛蚴钻入钉螺体内,发育成尾蚴,再从钉螺逸出进入水中;当人和哺乳动物接触疫水后,尾蚴很快钻入皮肤,在体内发育成成虫产卵。

4. 感染血吸虫的途径 人或哺乳动物接触疫水10秒,血吸虫尾蚴即可侵入皮肤,就可能造成人或哺乳动物感染发病。

5. 血吸虫病的危害 人得了血吸虫病可引起发热、拉肚子等,反复感染或久治不愈可引起肝硬化、腹水,严重者影响生长发育(青少年),使其丧失劳动能力,甚至危及生命。同时血吸虫病患者和病畜又可作为传染源,造成血吸虫病传播。

6. 血吸虫病分为急性、慢性和晚期3种 急性血吸虫病发病凶险,如不及时治疗可引起死亡。慢性血吸虫病一般无明显的症状,若不及时治疗,可发展为晚期血吸虫病。晚期血吸虫病主要表现为肝硬化和腹水等症状,重者丧失劳动能力,给家庭和社会带来沉重的负担。

7. 预防控制血吸虫病的方法和措施

(1)不在有钉螺的湖水、河塘、水渠里进行游泳、戏水、打草、捕鱼、捞虾、洗衣、洗菜等接触疫水的活动。

(2)因生产、生活和防汛需要接触疫水时,要采取涂抹防护油膏,穿戴防护用品等措施,预防感染血吸虫。

(3)接触疫水后要及时到当地医院或血吸虫病防治机构进行检查和早期治疗,查出的患者要在医生的指导下积极治疗。

(4)生活在疫区的群众要积极配合当地血吸虫病防治机构组织开展的查螺、灭螺、查病和治病工作,以及对家畜的查病和治疗工作。

(5)改水改厕,防止粪便污染水源,保证生活饮用水安全,改变不利于健康的生产、生活习惯,是预防血吸虫病传播的重要措施。

第四节 血吸虫病防治健康教育措施、方法

一、血吸虫病的流行特征

(一) 流行环节

1. 传染源 终宿主有人、多种家畜和野生动物。患者和病牛是重要传染源。

2. 传播途径 含有血吸虫虫卵的粪便污染水源、钉螺的存在及终宿主接触疫水是传播途径中的 3 个重要环节。人或哺乳动物接触存在血吸虫感染钉螺的水体时,可获感染。

钉螺在自然界生存的基本条件是适宜的温度(15~25℃)、水(pH6.7~7.8)、土壤和植物。江湖洲滩在水淹 2.5~5 个月期间,钉螺分布较多,在一年中,淹水时间超过 8 个月,即无钉螺分布。

3. 易感人群 不论性别、年龄和种族,皆有易感性。

(二) 地方性

血吸虫病的地理分布是和钉螺的分布相吻合的。钉螺分布的严格地方性,决定了血吸虫病的分布也有严格的地方性。我国血吸虫病的分布与钉螺的分布完全一致,但各省流行区的分布完全不同,这取决于钉螺的分布特征。例如大多数湖沼型流行区是连成片的,连绵数百平方公里,但在这样广阔的流行区里,也可以找到像大海中孤岛一样的地区没有血吸虫存在。在其他的一些流行区中,有的范围较大,有的仅呈小的块状或细长的带状分布。这些地理分布都是和钉螺的地理分布相符合的。钉螺是日本血吸虫的唯一中间宿主,在血吸虫病的流行病学与防治措施中均占有非常重要的地位。

(三) 疫区分型及特点

我国血吸虫病流行区按地形地貌和流行特点,分为水网、湖沼和山丘三种不同的类型。

1. 水网型(平原水网型)

(1)地理特点:水网型流行区北自江苏宝应、兴化、大丰,南至杭嘉湖平原,包括上海市郊区(除崇明县外),为长江下游的一片冲积平原,面积约 3km²。这类地区气候温和,雨量充沛,河沟纵横,人烟稠密,水陆交通便利,居民接触疫水频繁,血吸虫病曾经广泛流行。防治初期,水网型地区有螺面积占全国总面积的 7.9%,而血吸虫病患者数却占全国总患者数的 34.3%。

(2)流行特点:钉螺随网状水系分布。钉螺多孳生于水流缓慢、水位变化不大的小浜、沟渠、稻田的进出水口,低洼的荡滩地、坟堆地。有些水塘的小块芦苇草滩和圩区内未种植的残留滩地上钉螺往往很多,并向周围环境扩散。

粪便污染的方式主要有:在河中洗刷马桶、粪具,施用新鲜粪肥,粪缸或粪坑由于雨水冲刷而外溢,渔民直接排粪于水中等。钉螺感染以居民点附近和船只集中处较高。

2. 山丘型

(1)地理特点:除上海市外,我国其他流行省、自治区均有山丘型血吸虫病流行区的分布,其中福建、广东、广西、四川、云南完全或基本属于山丘型流行区。山丘型流行区钉螺较为孤立分散,多沿水系分布。防治初期,该类流行区的有螺面积占全国有螺面积的 10.0%,而患者数占全国总患者数的 22.8%。

山丘型流行区又可分为平坝、丘陵和高山等三种类型:

1)平坝:平坝是指四面环山的盆地或平地,海拔都在1000m以上。分布于西南各省,以四川为主。其地形与水网类似,稻田和沟渠为钉螺的主要孳生地。

2)丘陵:位于浙江、江西、安徽、江苏、福建、广西等省、自治区。海拔不高,钉螺的主要孳生地为大小沟渠和梯田后壁。

3)高山:位于四川、云南两省。主要分布在高山的河谷地带。以一、二级阶地血吸虫感染率最高,三级以上阶地很少有血吸虫病流行。由于高山区高坡陡、水系孤立、地广人稀、交通闭塞,当地居民经济水平偏低,防治血吸虫病难度较大。高山区血吸虫病流行与高度有密切的关系。在同条水系,从上游到下游,随着居民点高度的下降,血吸虫病流行程度有逐渐加重的趋势。从水系中心向两侧的横断面上,河谷阶地愈远离河面,血吸虫病流行程度愈轻,至两侧山地则无血吸虫病流行。上述流行区范围的变化与钉螺的分布吻合。

(2)流行特点:钉螺一般沿山区水系分布。水系以山峰为界各自独立。往往山一边有螺而另一边则无螺。在同一灌溉系统范围内,从上而下的沟渠及相邻的稻田有钉螺孳生。高山区钉螺分布随高度不同有明显的变化,在同一水系上游呈点状分布,随水系而下钉螺的分布变宽并连成一片。

粪便污染水源的主要方式为通过施用粪肥,在沟中洗刷马桶、粪具等。在山上放牧时,牛粪是主要的污染来源。感染性钉螺的分布与距居民点远近有关。

居民生产和生活性接触疫水均可感染血吸虫病。如田间劳动,沟渠中洗手足和家具,洗衣物和杂物,游泳戏水,等等。

3. 湖沼型

(1)地理特点:湖沼型流行区主要分布于长江中下游的湖北、湖南、安徽、江西、江苏等5省的沿江两岸及其所属的大小湖泊(包括洞庭湖、鄱阳湖等)的周围。据2012年全国血吸虫病疫情通报,湖沼型地区钉螺面积占全国有螺面积的96.52%,患者数占全国的98.33%。

湖沼地区的湖泊对长江及其支流具有蓄洪作用,水位有明显的季节性涨落。洪水来时一片汪洋,水退时洲滩棋布,有冬陆夏水的特点。随着年间及水位的季节性变化,水淹的范围与时间长短也有变化。

根据水位变幅、钉螺孳生地类型、居民点位置和流行特点,又可分为洲岛、汊滩、洲垸和垸内4亚型。

(2)流行特点:受水位影响的江湖洲滩地区,钉螺往往呈面状分布,钉螺分布的范围广、面积大。在有钉螺分布的洲滩上,造成感染的危险度并不一致,凡离居民点较近、人畜常到、粪便污染严重、感染性钉螺密度高的地方属于易感地带,且在地理上具有相对稳定性。

粪便污染水源的主要方式是通过人、畜的野粪污染钉螺的孳生环境。在洲滩枯水和浅水期间,散的家畜是主要的传染源,尤其是感染的牛和猪。在洲滩涨水期间渔民和船民常在水上生活,其粪便污染水体的机会十分频繁,可能起到传染源的作用。洲岛型疫区中的人、牛、猪均为重要的传染源。在垸内水网型疫区中人与家畜(主要为牛、猪)也是重要的传染源。

湖沼型流行区居民感染血吸虫的主要方式具有多样性。如打湖草、捕鱼捞虾、抢收、赶鸭、放牧、割芦苇、砍柴、洗衣物和游泳戏水等,全年均可发生感染。

(四)影响感染的因素

人的种族、性别对日本血吸虫感染可能并无内在的差别。流行病学调查所见的人群不同组别之间的感染率差别,主要是由接触疫水不等所致。

1. 年龄分布　流行病学调查表明,各年龄组血吸虫感染率不同。在一般流行区,5岁以下的幼儿与疫水接触的机会较少,感染率较低;5岁以上的儿童渐渐在河(沟、湖)边戏水、游泳,感染率迅速上升;10岁以后逐渐参加劳动如割草、放牧、捕鱼等,同时戏水和游泳者增多,感染率上升更快;成人后参加生产劳动,经常与疫水接触,血吸虫感染率曲线往往在青壮年期达到高峰;以后感染率维持在较高水平,50岁以后逐渐下降。不同流行区,人群接触疫水的方式有所不同,感染率的年龄曲线也有所不同。

2. 性别分布　男女对血吸虫易感性并无区别。不同地区感染率差异的主要原因是由两性生产及生活习惯不同所造成的。在多数流行区,女性一般低于男性。

3. 职业分布　血吸虫感染的人中,农民所占的比例最大。长期活动于水上的渔船民感染率往往是最高的。在某些生产劳动中有较大的感染机会,如身体暴露在疫水中打湖草、捕鱼虾、插秧等,从事这些工作的人感染率亦较高。

4. 季节分布　一年四季均可发生血吸虫感染,但感染的机会不一样。感染多发的季节也可因居民居住的地区、职业、生活习惯的不同而有差异。冬季感染一般不易发生。夏季雨水多,气温对钉螺最为适宜,此时钉螺最为活跃,而人们生产繁忙,下水的机会也增多,故感染的机会也多。湖区春汛第一次涨水时淹没高危易感地带,感染性钉螺久旱逢"水"逸出大量的尾蚴,此时接触疫水最为危险,农民常在此时抢收早熟作物,大面积皮肤接触疫水导致成批急性血吸虫感染的发生。夏季气温高,下水的人数远多于其他季节,在河(湖)水中游泳、洗澡和参加防洪抢险,急性感染的发生以夏季多见。秋季温度虽适宜钉螺生存,但雨量较春夏为少,田中亦干涸,发生感染的机会也相对减少。但是,随着下湖捕鱼捞虾人数的增加,秋季也是血吸虫感染的重要季节。

二、健康教育措施与方法

血吸虫感染在很大程度上是由于人的行为引起的,血吸虫病健康教育与健康促进不仅可以改变人的行为,避免接触或减少疫水,降低血吸虫感染,而且还可以使已感染上血吸虫病的居民,能主动及时寻找治疗,防止病情向晚期发展。

血吸虫病防治健康教育的主要目的是改变人们的行为,避免接触疫水。根据人们接触疫水方式的不同,可对人群实施不同的健康教育与行为干预方法。

(一)娱乐性接触疫水人群

娱乐性接触疫水是指人群通过游泳、玩耍、戏水而接触到疫水,娱乐性接触疫水的人群主要为儿童(即中小学生)。对这一人群的健康教育应以"视听教育＋防护技能培训＋行为参与"模式进行。

1. 视听教育　以学校为基地,采用上血防课和媒介传播两种方式向学生传播血吸虫病的危害、传播途径、感染地点、感染原因等信息,重点传播"不接触疫水就不会感染血吸虫"这一信息。

(1)上血防课:流行区学校在每年血吸虫病易感季节之前和高发季节安排上2～4节血防课。上血防课时要做到"四有",即有教师、有教材、有教案、有考试。

(2)媒介传播:通过板报、宣传图片、宣传单和电视等媒介多形式进行血防知识传播。

2. 防护技能培训　每年3月现场讲解个人防护的意义和方法,并示范防护药具的使用技术。

3. 行为参与　利用中小学生特点,组织一些参与式的活动传播知识效果更好。如开展血防"五个一"活动:每年组织学生查一次螺,接受一次血吸虫病现身说法教育,开展一次上门血防宣传,进行一次血防知识竞赛,写一篇血防作文;强化干预活动:每年易感季节之前(3月)、暑假放假之前(6月底)和暑假开学之初(9月初)等3个时间,各召开1次班会或校会,对学生进行不接触疫水的宣传教育;行为公示:每年4~10月份的血吸虫病易感季节,每月定期公布1次是否接触疫水的学生姓名,对未接触疫水者,进行表彰,以示鼓励;建立奖励制度:每年底评选一次血防先进集体(如先进班级或小组)和个人,未感染血吸虫病者予以表扬或奖励。

(二) 生活性接触疫水人群

生活性接触疫水主要是指通过生活性活动而接触疫水,这一人群主要为家庭主妇。该一人群的健康教育应以"血防价值观教育＋防护技能培训"模式进行。

1. 血防价值观教育　每年4月、7月和9月,应用广播、电视和宣传品,以及血防健教人员直接与村民交流等方式,向这一人群传播血吸虫病对妇女健康的危害(包括对孕妇和婴儿健康的影响)、妇女感染血吸虫病的主要原因(在疫水中洗衣物)等信息。同时请血吸虫病患者进行现身说法教育,唤起她们对血吸虫病的高度警觉,促使其改变行为,用井水洗衣物,不用有尾蚴的河水(疫水)洗衣物,从而避免血吸虫感染。

2. 防护技能培训　每年3月现场讲解个人防护的意义和方法,并示范防护药具的使用技术。

(三) 生产性接触疫水人群

生产性接触疫水是指人群因捕鱼、捞虾、种植、收获、放牧和打草等生产性方式而接触疫水。生产性接触疫水的人群多为成年男性。但在有些血吸虫病疫区,女性同样从事上述生产活动。这一人群的健康教育应以"血吸虫病检查和化疗依从性教育＋防护技能培训"模式进行。

1. 血吸虫病检查和化疗依从性教育　每年10月,采取视听教育、现身说法和人际交流等方式进行血吸虫病危害性的宣传,同时重点强调早检查、早治疗的有益之处,提高其化疗依从性。

2. 防护技能培训　每年3月现场讲解个人防护的意义和方法,并示范防护药具的使用技术。

(四) 偶然性接触疫水人群

相对于娱乐性、生活和生产性经常接触疫水的人群,还有相当一部分人群是因一些必要的活动而偶然接触疫水。这一人群有干部、经商者、外来流动人口和抗洪救灾人员等。虽然这些人群偶然接触疫水,但如果在不知情的情况下,接触疫水后往往可造成急性感染,并易导致误诊,造成严重后果。

对这一人群的健康教育应以"现场教育＋防护技能培训"的模式进行。

1. 现场教育　在流行季节前和流行期间,在一些易感血吸虫病的渡口、船码头人流物流集散地等,应树立醒目的警示牌,采取板报、图片、传单等方式进行血吸虫病防治知识的宣传教育。告知感染血吸虫病的地带和水域,提醒人们不要接触疫水,避免感染血吸虫病。同时接触疫水后应急检查治疗。

2. 防护技能培训　主要为示范防护药具的使用技术。

健康教育作为控制人群血吸虫病的一种重要干预措施,已经被血防专业人员和疫区群众在理性认识上和实际工作中所接受,这是中国血吸虫病控制项目中的一项重要成果。由于健康教育能够帮助血吸虫病流行区 6～60 岁的居民认知减少接触疫水和提高药物治疗的依从性等,改变目标人群的生产生活行为,因此健康教育既是一种血吸虫病的防治策略,也是一种对策。

（徐静东　刘　斯）

附:血吸虫病健康教育传播材料示例(附图 9-1～附图 9-4)

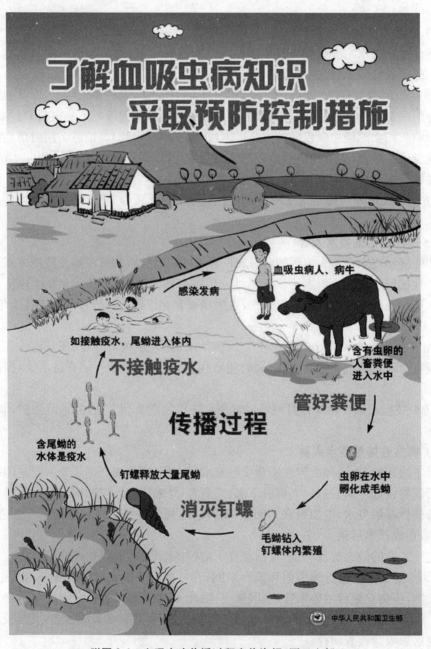

附图 9-1　血吸虫病传播过程宣传海报(原卫生部)

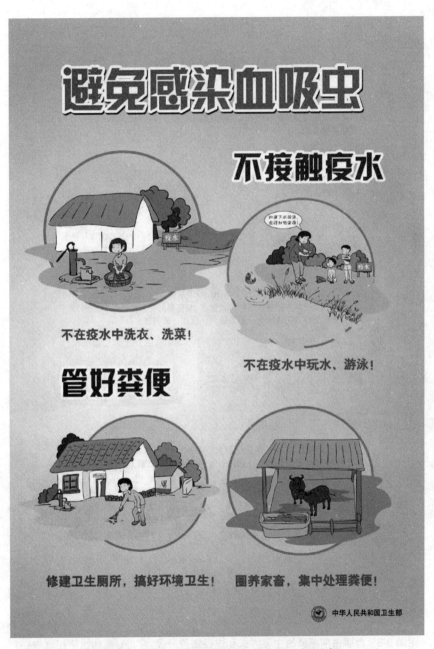

附图 9-2　避免感染血吸虫病宣传海报（原卫生部）

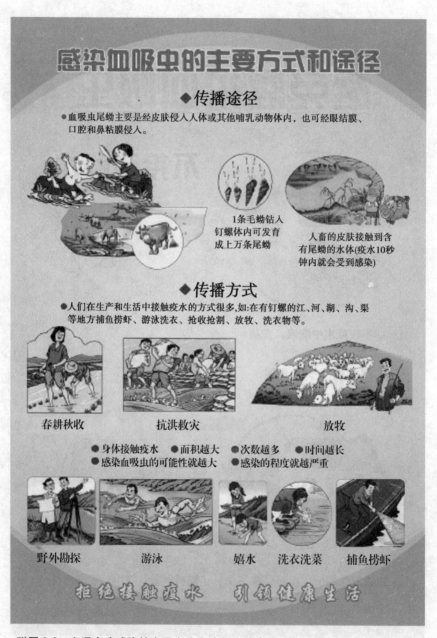

附图9-3　血吸虫病感染的主要方式和途径宣传海报（湖北省疾病预防控制中心）

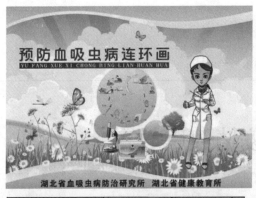

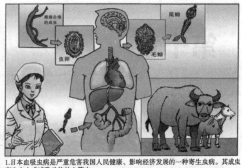

1.日本血吸虫病是严重危害我国人民健康、影响经济发展的一种寄生虫病。其成虫寄生在人或哺乳动物的血管中。

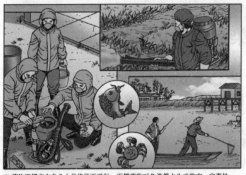

50.药物灭螺应在专业人员指导下进行。灭螺药物对鱼类等水生动物有一定毒性，使用时应特别注意防止污染环境和水产品中毒。

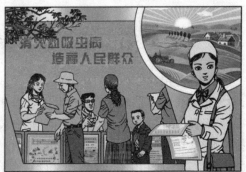

51.血吸虫病防治，需要全社会共同努力，让我们携起手来，为早日实现消灭血吸虫病的目标做出自己的贡献。

附图 9-4　预防血吸虫病连环画（湖北省疾病预防控制中心）

参考文献

1. 王国强.中国疾病预防控制 60 年.北京:中国人口出版社,2015.

2. 全国卫生专业技术资格考试用书编写专家委员会.2018 全国卫生专业技术资格考试指导-预防医学.北京:人民卫生出版社,2017.

3. 中国健康教育中心.健康教育核心信息汇编.北京:北京出版社,2018.

第十章

突发传染病疫情健康教育

第一节　突发传染病疫情的特点

近年来,我国突发公共卫生事件频发,每年报告和处置的突发公共卫生事件都在千起以上,突发传染病疫情是各类突发公共卫生事件中最主要的报告类型,约占80%,突发公共卫生事件,尤其是传染性非典型肺炎、甲型H1N1流感、人感染高致病性禽流感、鼠疫、霍乱、埃博拉出血热、中东呼吸综合征、人感染H7N9禽流感等重大传染病的暴发和流行,不但严重威胁人民群众健康和生命安全,还会严重影响社会稳定和经济发展。健康教育在突发传染病疫情的处置中发挥着重要作用,要做好突发传染病疫情的健康教育,必须先了解突发传染病疫情的特点。

1. 突发性　突发性是指事件发生的突然性、非预期性及不确定性,可以表现在时间、地点、规模及事件性等各方面。一般讲,突发传染病疫情的发生是不易预测的,但其发生与发展也具有一定的规律性,在疫情处置中必须了解其规律,根据规律科学开展健康教育。

2. 公共性　公共性是指突发传染病疫情在其发生区域内或影响范围内,所有人员都有可能受到传染病的威胁或损害,可能会引起所有易感人群发病。在某些情况下,还可能通过患者或是媒介引起跨地区传播,如埃博拉出血热、中东呼吸综合征等。

3. 严重性　严重性是指事件的发生可能会在短时间内造成人群大量发病和死亡,公共卫生和医疗体系面临巨大压力,物资短缺甚至冲击医疗卫生体系本身,从而加大了应对和处置突发传染病疫情的难度,有时甚至会对社会经济产生严重影响。据亚洲开发银行统计,2003年SARS疫情使亚洲GDP损失180亿美元,占GDP总量的0.6%;中国大陆GDP损失61亿美元,占GDP总量的0.5%。

4. 紧迫性　紧迫性是指由于事件发生突然、危害严重,必须采取紧急的应急措施,将事件危害控制在最低程度,否则可能会造成无法弥补的损失。

5. 复杂性　复杂性是指事件的种类繁多、原因复杂,特别是新发传染病不断出现,事件原因在短时间内难以确定,从而很难制订有效的防控策略。在突发传染病疫情的处理中,常常仅凭卫生系统本身难以开展,需要多部门联防联控以及社会的广泛参与。

6. 易变性　突发传染病疫情处理难度大,处理不当可能造成人群心理应激,出现恐惧、焦虑、认知甚至行为改变,如不能及时有效地进行干预和控制,可能导致社会危机甚至政治动荡。历史上一些传染病,由于社会、经济条件变化、防控措施松懈等因素,导致疫情再次出现。

7. 全球性 突发传染病的暴发和流行往往没有地域之分,全球化为疾病的快速传播带来极大便利,疾病能够快速跨越国界,不分民族、种族和社会群体,跨越不同的文化、社会制度和贫富差异,常常引起"多米诺骨牌"效应,如 2014 年在西非暴发的埃博拉出血热就是一个典型的案例。

第二节 突发传染病疫情健康教育的目的意义和基本原则

健康教育是突发传染病疫情处置的有效措施之一,也是应对突发传染病疫情工作中不可或缺的重要组成部分。

一、目的

发生突发传染病疫情时,主要的目标是尽快控制疫情的蔓延,因此,突发传染病疫情健康教育的主要目的是:

1. 提高大众自我防范意识和自我保护能力。
2. 引导人群采取正确的预防应对措施。
3. 消除公众对突发传染病的恐慌心理。
4. 配合医疗卫生机构及时发现、报告、治疗和隔离患者。
5. 配合卫生部门落实传染病疫情控制各项措施。

二、意义

健康教育应该贯穿于突发传染病疫情处置的全过程,通过有计划、有组织地系统开展健康教育活动,可提高公众对突发传染病疫情及其可能引发危机的认知和自我防护能力,促使人们在紧急状态下采纳健康行为和健康生活方式,减少或避免传染病对公众健康和生命财产的损害,其主要意义包括:

1. 为公众、家庭或机构及时提供准确的风险信息,帮助人们克服心理上的恐惧和不安。
2. 告知突发传染病疫情带来的潜在风险,帮助公众掌握传染病防控知识。
3. 改变人们对突发传染病疫情风险的态度和行为,鼓励社会公众参与传染病防控。
4. 增加公众与医疗卫生专业人员的交流与沟通,提高人们的健康意识。

三、基本原则

突发传染病疫情的健康教育不同于日常的健康教育活动,一般来说,要遵守以下基本原则:

1. 预防为主,平战结合 预防是避免发生突发传染病疫情的首要环节,也是处置突发传染病疫情的前提。通过开展重点传染病的健康教育活动,提高公众对突发传染病疫情的防范意识,增强忧患意识,提高公众防控突发传染病疫情的综合素质。

2. 积极参与,主动服务 突发传染病疫情的应对需要属地政府领导,由卫生、教育、交通、农业、宣传、公安、财政、民政、出入境等部门共同参与来完成,健康教育部门要在卫生行政部门的领导下,积极参与到疫情防控中,作为疫情防控工作成员,充分发挥专业优势,有计划、有组织地系统开展健康教育活动。

3. 阶段明确，策略得当　在突发传染病疫情的不同阶段，通过对社会公众心理变化及关键信息的分析，及时调整健康教育重点和策略，制订针对性的干预措施，及时组织编制不同阶段的核心信息，通过各种有效的传播途径，开展健康传播活动。

4. 信息可及，注重实效　在不同阶段选择的传播渠道必须是当地条件允许、群众可及。特别是在新媒体迅猛发展的今天，一定要针对不同的目标人群，选择合适的传播渠道，提高信息的可及性，满足居民的基本需求，提高服务资源的有效利用。

5. 监测到位，及时评估　只要有突发传染病疫情发生的风险，就要开展各类影响因素（公众知识、态度、行为）、健康干预措施及其效果监测，快速分析、评估，确定健康教育的核心信息、目标人群和传播策略，并对开展的健康教育活动进行科学的评估，更好地提高健康教育工作成效。

第三节　突发传染病疫情健康教育应急准备

应急准备是突发传染病疫情处置初始阶段的工作。做好应急准备，有利于避免或减少突发传染病疫情的发生，减少社会资源的浪费，节省人力、财力、物力，起到"事半功倍"的效果。做好预防与应急准备工作，必须实现突发传染病疫情控制从重应急、轻平时到更加注重平时转变，做到"平战结合、居安思危、思则有备、有备无患"。

一、参与多部门联防联控

突发传染病疫情控制是一个复杂的系统工程，单个部门、单位或社会团体无法独立完成，需要全社会的共同参与，有时甚至还需要多个地区、多个国家甚至全世界联合进行有效应对。因此，建立跨行政区域、多部门联动的卫生应急联防联控机制非常重要。在平时，健康教育部门应在卫生行政部门的统一指挥下，积极与辖区内的卫生行政部门、疾病预防控制机构、医疗机构、卫生监督部门以及相关部门建立应急联防联控机制，构建包含卫生行政部门、健康教育和各联防单位的应急响应联防联控组织网络和共享平台，实现信息互通、资源共享、协调联动、优势互补和日常互动，最终实现跨部门、跨层级、多主体合作的应急响应有效机制。

二、储备信息与传播材料

突发传染病疫情具有突然发生、不可预见、进程迅速、影响深远等特点，一旦发生则会在短时间内就有可能造成大量的人员发病、死亡，以及严重的财产损失和广泛的社会负面影响。因此，健康教育的重点应是突发传染病防控知识的宣传和政府所采取的应对措施，使公众对事件的危害和防护有充分的了解和心理准备，强化公众对政府有能力处置好传染病疫情的信心。

在日常工作中应做好应急健康教育材料的准备，建立突发传染病疫情的科普知识库和健康教育材料资源库。特别是提前选择、确定和准备好满足公众需求的各类信息，完善知识库，并及时将新发传染病等方面知识整理纳入知识库。在突发传染病疫情发生时，应根据卫生应急工作部门提供的信息，再分别针对不同人群和事件发展的不同阶段，及时确定风险沟通核心信息。在选择和确定核心信息过程中需要考虑以下问题：

（一）正确判断疫情对公众的影响

在确定核心信息之前，首先要对突发传染病疫情进行深入准确地分析，明确事件对公众健康将带来或可能带来的影响、涉及的人群与范围、引起公众恐慌的主要原因以及事件的可控制程度等。

（二）为公众提供保护个人健康的建议措施

当发生突发传染病疫情后，公众最关心的是如何保护自身及家人的健康。这是健康教育最核心的一项信息。要尽快提出易于公众识别、记忆和操作的核心信息。

（三）用最简单、最通俗的语言表述最核心的信息

当突发传染病疫情发生后，处于紧张状态中的公众，其倾听、理解、记忆和处理信息的能力会降低。因此，核心信息要以简单明了、通俗易懂的语言文字告诉公众，重点传播公众保护自己与家人健康所应采取的具体明确的行动措施。

（四）信息量不宜过多

传播学研究表明，当人们处于压力或痛苦状态时，一个人一次接受的信息量是有限的。人们注意到并能接受的信息不会超过 3 条，每条信息量不超过 40 字，每一条关键信息不超过 10～15 字，并且他们通常关注的是最开始和最结尾所能听到的信息。因此，在进行风险沟通时，应将最重要的信息点放在开始与结尾。

（五）充分体现关心与尊重

当突发传染病疫情发生时，公众关注的重点是关心、透明、公平和控制等问题，特别是此时是否有人关心到他们。研究显示，在疫情发生最初的 9～30 秒中，50％的人们需要被倾听、关怀、怜悯和同情，15％～20％的人需要政府或有关部门表现出诚恳与开放的态度，而只有 15％～20％的人需要专业的解释。

（六）以正面表述为主

当很紧张或很担心时，人们会更关注负面信息而不是正面信息。研究显示，一条负面信息至少需要 3 条正面信息才能消除它的不利影响。因此，在编制核心信息时，尽量避免使用很绝对化的词汇（如"从未""总是"），同时避免不必要的否定。

编制公众沟通核心信息除了应遵循上述原则外，应注意核心信息无法影响所有的目标人群，也无法解决所有目标人群的沟通问题。在确定核心信息时，要根据需求调研来详细分析不同公众的需求特征，有针对性地确定适宜于不同目标受众人群的核心信息。同时，在事件发生的各个不同阶段和不同关键节点，公众对沟通及信息的心理需求都是不同的，要有针对性地、及时灵活做出调整。

三、健康教育人员卫生应急技能培训

当出现突发传染病疫情时，应及时更新和制作核心信息并对健康教育人员进行培训，保证出现突发传染病疫情时能及时有效地开展健康教育工作，能促进卫生应急工作协调、有序地开展，最大限度地减少突发传染病疫情造成的危害。

结合健康教育在突发传染病疫情防控工作中的职责，应统筹规划，制订健康教育卫生应急培训计划，明确其培训目的、培训内容、培训对象。培训应以提高健康教育的应急业务技能、增强其应急意识、更新其卫生应急知识为目的，以提高健康教育整体卫生应急业务能力和水平为重点。要建立定期培训制度，针对各类突发传染病疫情的特点，开展卫生应急的技能培训。

　　培训内容应主要包括传染病风险沟通、健康教育等内容。包括：卫生应急相关法律法规、预案和标准的解读,卫生应急工作流程等。根据培训目的、培训对象的需求和评估结果等来对培训内容进行实时修订和更新,同时选择合适的培训教材或组织专家编写培训教材。培训的方式方法可以多种多样,如集中授课、分组专题讨论、学术讲座、经验交流、案例分析、现场教学、模拟演练等;还可以充分利用视频、广播电视、远程教育、幕课等先进手段,不断丰富培训形式,提升培训效果。

　　培训结束后,要通过调查问卷、集体座谈、抽查随访等形式,了解培训效果,并对培训进行总结和评估,以进一步增强培训质量。

四、参与卫生应急演练

　　健康教育机构应根据本地区实际情况和工作需要,采取定期和不定期相结合的形式,积极参与本地政府组织的卫生应急培训与演练活动,通过综合演练检验和提高应急队伍综合素质和能力、健康教育材料的适用性,不断积累实战经验。通过参与卫生应急模拟演练,重点检验健康教育资料是否完善、沟通渠道是否通畅、应急准备是否充分等。

第四节　突发传染病疫情健康教育的策略、措施、方法

　　健康教育活动应该贯穿于突发传染病疫情处置的全过程,通过有计划、有组织地系统开展风险沟通、信息发布与健康教育等活动,适时开展大众情绪疏导、心理沟通,促使人们在紧急状态下采纳健康行为和健康生活方式,减少或避免突发传染病疫情对公众健康和生命财产的损害。

一、风险沟通

　　风险沟通是应急管理的重要组成内容,是政府部门、专业机构、公众和媒体之间理性沟通的桥梁。健康教育工作者要从心理、社会背景、文化因素多个维度来认知风险沟通的特殊作用,确定风险沟通最准确、最有价值、最有意义的信息,确定在突发传染病疫情控制不同阶段的风险沟通最有效的措施和技巧,发挥好沟通桥梁作用,尽力减少公众恐慌,维护社会稳定和政府公信力。

(一) 概念

　　从广义角度来讲,风险是指人类在生存、发展过程中可能遇到的威胁、危险和危机。通常来说,风险是突发事件的前兆,是潜在的和可能发生的突发事件。在卫生领域,风险一般是指对人体健康和生命安全造成潜在危害的可能性与不利影响。风险包括两个要素:可能性与不利影响——前者指风险的概率;后者指风险变为现实后对保护目标和对象可能造成的影响及影响的程度和方式。不利影响包括有形和无形两个方面,既可能造成有形的客观损失(如人员发病、经济损失、环境影响等)又可能造成无形的不利影响(如对人群的心理影响、国际影响、国家声誉、国家形象和利益、社会舆论和稳定等)。多数情况下这两方面影响会同时发生。

　　沟通是指信息从输出者到接受者的传递、交流和理解的过程。沟通有三个方面的含义:第一,人与人的交互。沟通必须是至少由两个以上的人共同完成的交互活动。第二,信息被传递。信息输出者将信息通过合适的渠道,发送到接受者。第三,所传递的信息被接受者接

收并理解。沟通过程包括输出者(提供信息的人)、接受者(获得信息的人)、信息(传给接受者的消息)和渠道(信息传递的载体)四个组成要素组成。

风险沟通是指政府及其相关部门与媒体和公众的合作与对话,即风险评估者、管理者以及其他相关各方(如专家与公众之间、政府官员与社区或社会团体)之间的互动过程。风险沟通是风险在信息来源和流向之间的动态过程。由于风险具有主观性,涉及风险引出者(产生者)、风险承受者、风险处置者等多个利益相关方,不同利益主体对风险的感知是不同的,任何一方的行动都会对风险的选择和处置结果产生影响。因此,不同利益相关主体之间有效的信息沟通至关重要。

突发传染病疫情应对工作中的风险沟通,是指在突发传染病疫情的防控过程中,相关部门共同讨论和决定如何减少风险,对潜在的不确定健康风险信息进行交流并达成共识,以便采取统一行动的活动。要求在突发传染病疫情发生时,主动向政府汇报疫情,经授权后与新闻媒体合作,及时向公众、社会、利益相关者以及相关部门通报、传达疫情的流行情况、个人感染风险、预防措施、政府和专业机构所采取的相关处置措施,并解答公众有关疑问及困惑,使公众能及时认识到风险,掌握必要的防治知识并采取适当行动。

(二) 目的与特点

1. 风险沟通的目的　风险沟通的目的,是针对目标人群进行风险信息的传播,使沟通对象正确认识风险,并采取有效的预防、治疗和控制措施,从而将风险对公众和社会的危害降低到最低。有效的风险沟通工作,有利于争取支持和合作,减少和规避风险,控制和消除突发传染病疫情的危害,平息事件造成或者可能造成的不良影响,营造出必要的舆论环境,维护和塑造政府及有关部门的良好形象。

2. 风险沟通的特点

(1)风险沟通贯穿于风险管理的全过程。风险管理是由面临风险者进行风险识别、风险分析、风险评价、风险处置,妥善处理风险所致损失,期望达到以最小的成本获得最大安全保障的一项管理活动。风险沟通贯穿于风险识别、风险分析、风险评价、风险处置的全过程。

(2)突发传染病疫情控制的风险沟通涉及多个领域,包括舆论引导、媒体沟通、角色定位等,需要从公共关系技巧、舆论产生和控制的规律、媒体制度与环境等多个角度进行详细分析。

(3)风险沟通是一个多方平等参与的信息互动过程。风险沟通是政府、各相关部门与公众的合作和对话的活动,其关键是建立政府与公众间的信任关系。由于公众和政策的制定者、相关领域专家之间在风险认知存在差异,因而信任问题显得十分重要。面临风险的任何一方对信息渠道的垄断和对信息的隐瞒、曲解都会造成灾难性的后果。在风险沟通中,政府与公众、媒体都应当成为传播的主体。一方面,作为风险应对的组织者和接近信息源的权威机构,政府应及时向公众和媒体发布风险信息,同时将公众和媒体视作共同应对风险的合作伙伴。另一方面,作为沟通的另一个主体,公众和媒体提供的信息同样具有重要的价值。政府部门可以通过深入调查,了解风险事件的具体影响和危害程度,特别是了解公众对风险的认知程度和所持态度,指导后续的风险沟通工作。

(4)风险沟通是一项将受众心理与沟通技巧相结合的工作。风险沟通的主体包括风险政策的制定者、决策者、专家以及风险信息的接受者——公众。风险沟通主体对受众的说服效果不仅与信息源权威性正相关,而且与沟通双方心理接近程度正相关。因此,风险沟通常常被认为是一门涉及修辞、谈话技巧、演讲能力等的技术性工作。然而,所有这些技术环节都离不开两个重要前提：一是对风险信息的准确评估和把握；二是对公众心理的准确研判。

（5）风险沟通需要一个有效的制度体系作为依托。就卫生部门而言，既要在部门内部进行充分的风险沟通，也要与部门外部的利益相关者进行有效的风险交流，才能有效地实现风险沟通。在政府组织内部，包括政府与科研机构等其他应对风险的团体之间的沟通常常对沟通的最后结果产生关键性的影响。不过，在风险沟通实践中，人们常常关注的是如何进行有效的外部沟通（即如何建立公众与政府之间的信任关系），而往往忽视组织内部的沟通问题。因此，如何建立综合性的风险沟通制度体系，既开展有效的外部沟通又进行充分的内部沟通，对提高卫生应急风险沟通的整体效果至关重要。

（三）风险沟通的作用

风险沟通是风险管理的重要途径之一，对于获得关于风险的有效信息，协调政府与公众的认知、决策、行为起着至关重要的作用。风险沟通也是突发传染病疫情控制的一个重要组成部分，是组织决策的前提和基础，是政府部门、专业机构、公众与媒体之间所建立的沟通桥梁。具体而言，风险沟通的作用包括以下几个方面：

1. 为社会公众、家庭或组织机构及时提供准确的健康风险信息，帮助公众克服心理上的恐惧和不安。

2. 告知公众突发传染病疫情带来的潜在健康风险及应采取的行动，改变公众对健康风险的态度和行为，鼓励社会公众参与风险应对。

3. 履行法律赋予公众的知情权和监督权。

4. 为媒体提供正确引导公众的舆论信息。

5. 增加政府部门、专业机构和专家等之间的信息交流。

6. 为政府提供切实有效的卫生应急工作的措施和建议。

（四）风险沟通的基本原则

不同类别突发事件风险沟通的原则大致相同，突发传染病疫情的处置也一样，在事件发生前和初始阶段，不应简单地告诉公众不必惊慌，而应该强调，相关部门已在努力按照既定的方案开展工作。在整个风险沟通过程中，应想方设法成为公众的伙伴，周密筹划和认真评估，倾听公众的声音，重视公众的关注。公众更关心信誉、信用、能力、公平和爱心，而不是统计数字和细节。特别要注意诚实、坦率、公开、透明，绝对不说假话。与有信誉且值得信赖的信息源（相关部门、专家、舆论领袖等）合作。尽量满足媒体和大众的要求，言语清晰、简明、扼要。一般说来，风险沟通应当遵循以下原则：

1. 未雨绸缪原则　公共卫生工作者要有强烈的危机意识。从事传染病预防控制的人员，在日常工作中要制订卫生应急沟通计划。计划应根据沟通的对象如政府、患者、患者家属、公众、医务人员、媒体等的不同而有所区别。事前也要培训处理突发公共卫生事件的专职或兼职人员。有了计划，做好了充分准备，才能在突发传染病疫情发生时，科学、有序地开展卫生应急风险沟通工作。

2. 迅速反应原则　突发传染病疫情一般都是突然发生的，在当前信息快速传播的时代，突发传染病疫情的相关信息会很快引起新闻媒体和公众的关注。在社会高度关注的情况下，健康教育工作者应快速作出反应，提出处置措施和信息沟通要点，尽快主动地让公众了解疫情的真相，掌握舆论主动权。

3. 以人为本原则　在通常情况下，突发传染病疫情会给公众带来健康的损失，因此，卫生应急应首先要考虑以人为本的原则。同样，在进行风险沟通时，亦应坚持以人为本的原则,增强同情心和爱心,通过各种途径表现出对人的重视,赢得各个方面,尤其是公众的理解和支持。

4. 真实准确原则 开展风险沟通要以准确为前提。要认真细致地核对事实,确保传播的信息准确、无误。对于一些尚未弄清全部情况、较为复杂的疫情,或者是信息发布的需要,可先发简短消息,再作后续报道。应避免发布不实消息,给整个处置工作造成被动影响。

5. 真诚坦率原则 通常情况下,任何突发事件的发生都会使公众产生种种猜测和怀疑,新闻媒体在无法获取准确信息时常常会放大事实,进行猜测性的报道,更容易引起公众的猜疑和不信任。因此,要想取得公众和新闻媒体的信任,必须真诚坦率和公开透明,围绕事实,突出有利的一面,但绝不能掩盖事实,越隐瞒越会引起更大怀疑。

6. 冷静性原则 面对混乱局面,情绪千万不能激动,要沉着、冷静、富于理性精神。更不能急躁、随意、信口开河。具有稳定而积极态度的人,才能在突发传染病疫情的处置中应对自如,卓有成效。

7. 责任性原则 急性传染病的发生是多方面因素的结果,无论传染病的危害有多么严重,要勇于承担责任,做到不推卸、不埋怨、不寻找客观理由,这样才能赢得社会的信任和好感。疫情带来的不良社会影响不可能在一朝一夕消失殆尽,因此还要做好疫情处置的善后工作,包括对公众损失的补偿、对社会的歉意、对自身问题的检讨等。

8. 灵活性原则 突发传染病疫情的发生过程往往不同,因此对不同事件的处理手段也不尽相同。所有针对不同环境下的危机要具体问题具体分析,只有根据具体情况,才能进行针对性、灵活性的处理。

(五)风险沟通在突发传染病疫情处置中的应用

突发传染病疫情处置过程中的风险沟通十分重要,通过沟通,协调内部各相关部门,让各相关部门知道目前发生了什么? 我们应该怎么做? 对于媒体和大众,应该说明,有多大的风险,回答公众的疑问,不要过度恐慌。同时通过有针对性的健康教育活动,告诉大众应该怎么去做。

1. 风险沟通的对象 从传播学的角度可以分为三类:组织内、组织间及公众。组织内的沟通对象又分卫生部门、本组织员工等,组织间沟通包括与其他相关行政部门、专业机构的沟通等,公众包括疫情发生区域内的公众、近邻区域的公众等。其中公众沟通一般是健康教育部门的职能。与公众沟通的对象主要包括:疫区内的公众、邻近事件区域的公众、事件波及人员和参与处理人员的家属、没有直接参与处理事件的医务人员、关心事件发展的一般群众。

2. 公众风险沟通的信息 在进行公众风险沟通之前,应通过多种途径确认公众的各种需求,如信息需求、认知需求、情感需求、信任需求等,通过有针对性的工作,取得更好的效果。公众的一般需求信息,应该在平时逐步收集、积累。突发传染病疫情发生时,可采用各种社会调查的方法,快速收集公众对特定突发传染病疫情的特异性需求,制订风险沟通的信息,实施风险沟通。处于利益相关的公众,需要了解的信息就很多。研究表明,以下信息是突发传染病疫情中公众最关心的基本信息:

(1)这次突发传染病疫情威胁健康的因素是什么?

(2)该威胁会怎么样危害人群?

(3)怎样才能知道自己是否感染了这种传染病?

(4)得病后的症状和体征是什么?

(5)怎样才能自我保护并保护家人？

(6)得病后到哪里治疗？

(7)得病后该如何治疗？

(8)从哪里可以得到更多的信息？

(9)是否会再次发生类似的传染病？

(10)引起这个传染病的因素是什么？

(11)什么时候可以恢复正常状态？

3. 风险沟通的渠道 对公众沟通的方式包括通过媒体沟通和直接沟通两种方式,其中通过媒体沟通包括现场新闻发布会、通气会、发放新闻稿、挑选媒体进行联合采访和通过政府网站发布信息;直接沟通包括:手机短信、电话咨询热线、发放宣传页等。

4. 媒体是与公众进行沟通的重要手段。突发传染病疫情发生后,信息迅速传播开,媒体会密切关注疫情进展并要求了解有关信息。如果与媒体关系处理不好,则可能导致非主流信息甚至谣言大行其道,造成公众心理恐慌,或对卫生行政部门的措施不配合、不理解,从而不利于疫情的处置。媒体因其覆盖面广、传播便捷、可迅速复制而具有很大的沟通优势。对于突发传染病疫情来说,了解媒体特性、合理利用媒体,可以对事件的信息发布起到事半功倍的效果。

二、信息发布与健康教育

在面临突发传染病疫情时,社会公众普遍有求新、求真的心理,急切希望了解当前突发传染病疫情的事实真相,希望了解到这一事件产生了什么样的影响,以及对自己或家人的威胁程度,如何采取应对措施等,我们要借助这一有利时机,开展健康教育,会起到事半功倍的效果。

发生突发传染病疫情时,一方面社会人群中会立即出现信息真空。如果不能够尽早及时地填补这一信息真空,自然会有其他信息填补进来,造成谣言四起、小道消息满天飞。群众在真假难辨的状态下,不知如何应对,很容易对政府产生诚信危机,甚至在人群中出现大范围的恐慌。另一方面,迅猛发展的重大灾难或凶险疫情,也会给公众造成心理极大紧张感、压迫感,甚至恐惧感。

因此,政府权威机构及时出面通过媒体向大众公布信息,有利于社会与公众心理的稳定。健康教育工作者要及时向群众发布准确、及时、科学的知识,从而引导大众的健康相关行为。应该在公共卫生专家、大众传播专家和心理危机干预专家的共同参与下,指导科学应对,兼顾大众的承受能力,选择公布信息的适宜时机与形式,科学有效地开展大众健康教育。

(一) 健康信息的宣传内容

1. 发生传染病疫情预警前,应该积极发布以下健康信息

(1)党和政府对传染病防治工作的高度重视,传染病可防可治;

(2)各地卫生应急预案与应急措施,当地政府出台防治传染病的有关政策;

(3)各地公布定点就诊医院、咨询热线电话;

(4)传染病的传播途径、主要临床表现;

(5)传染病的预防、发现、报告诊断、治疗、隔离与消毒等知识;

(6)《传染病防治法》《突发公共卫生事件应急条例》等有关内容。

2. 发生突发传染病疫情预警后

(1)尽快由政府主管部门的权威专家或新闻发言人出面公布事实的真相和基本的防控知识;

(2)公布政府应对突发传染病疫情的决策措施、行政措施和法律法规要求;

(3)公布和提供科学应对指南、预防方法,居民发生可疑症状时应采取的措施,指导个人、单位机构、社区、公共场所采取主要应对措施;

(4)加大科学防治宣传,以科学抵御谣言、迷信、邪教、邪说;

(5)患者家庭、工作单位、医院等场所的空气、地面及各种物品的消毒必要性及具体科学方法;

(6)有关权威机构和专家接受电视采访,并做热线直播;

(7)紧急公布为大众提供免费咨询或救助、心理危机干预服务的热线电话;

(8)播放调节心理紧张的文艺节目,提供心理咨询与情绪疏导;

(9)随时公布有关各种防控干预措施、科研工作进展和效果情况;

(10)采用电视信息滚动条、微信、微博等多种形式,随时公布有关科学信息;

(11)对来自传染病流行地区的人员和传染病患者密切接触者采取的各项预防控制措施及必要性。

(二)健康信息发布途径

1. 积极邀请主流媒体开展科普宣传 在政府有关部门的领导下,及时安排或邀请当地电视台、广播电台、主要畅销报纸、地方主流报纸进行全方位的宣传。

2. 利用其他公众媒体 积极利用微信、网站、手机报、微博等影响大的社会媒体,开展相关知识的传播。如在"甲流"期间,我们可以看到互联网作为一种功能强大的工具和手段,网络工具将在信息传播、健康教育、处理突发事件等公共卫生领域之中发挥着不可替代的作用。作为健康教育专业人员应该敏锐地把握住这一特点和形势。

3. 利用公共场所的电子显示屏和广告牌 在机场、火车站、长途汽车站、汽车站、高速路沿途、主要街道路口、城市中心广场等处,利用现有的电子显示屏和广告牌,进行大众健康教育。

4. 散发应对突发传染病疫情的大众健康材料 及时组织有关人员,迅速制作出应对突发传染病疫情的大众健康教育材料,如小折页、招贴画、传单、手册和光盘等,并在公共场所和社区向群众发放与讲解等。

5. 在特殊场所开展活动 在医院、学校、托幼机构等重点人群中开展培训活动,积极开展学校、社区和医院的健康教育。

6. 开通热线咨询电话为社会人群答疑 为公众开通应对突发传染病疫情的热线咨询电话来解答大众疑惑,如利用 12320 卫生热线等。

三、情绪疏导

突发传染病疫情发生后,有针对性地开展大众情绪疏导十分重要。

(一)正视突发传染病疫情

这是大众健康教育中非常必要的内容。当灾难降临或发生突发传染病疫情时,如果只是一味浪费时间直至身心崩溃,那很容易。而且,鸵鸟心态、自暴自弃、甚至妄想一切只不过是场噩梦等都是毫无益处的。抱有这种态度只会使事情变得更糟,只有行动起来才是正确的处理途径。

（二）帮助克服恐惧，疏导情绪

教育群众情绪疏导的方法，在哪些情况下要找心理医生，在哪里能够得到咨询与帮助等。发生突发传染病疫情时，公众对此感到害怕和焦虑是可以理解的。然而，焦虑的情绪有损健康，因此公众应该妥善处理。以下是在疫情期间如何处理焦虑的一些建议：

1. 理智面对　采取政府建议的预防控制措施，从而保障自己的健康并控制疾病传播。
2. 自我照顾　保持均衡饮食、适量运动、充足休息，安排时间放松身心。
3. 作息规律　避免不必要的改变，正常工作及生活。
4. 适当放松　在留意有关疫情的新闻及发展之余，别忘了要有适当的松弛时间。
5. 做好准备　与家人及同事商量，制订应变计划。
6. 保持联系　与家人及朋友保持联系，定期电话分享感受。
7. 寻求协助　如以上措施对处理焦虑的情绪没有帮助，建议向专业人士求助。

突发传染病疫情的高危人员或受传染病影响的人员需要我们全力支持。我们应体谅、关心及接纳传染病患者，支持他们顺利完成治疗，早日康复。要保障健康，应加深对突发传染病疫情的认识，保持正确的态度，并采取严格的预防控制措施，减少突发传染病疫情对大众健康和经济社会的影响。

第五节　突发鼠疫疫情健康教育策略、措施、方法

鼠疫是由鼠疫耶尔森菌（以下简称鼠疫菌）侵入机体引发的一种烈性传染病，其传播速度快，传染性强，病死率高。历史上曾有三次世界性鼠疫大流行，给人类带来沉重灾难。鼠疫是《传染病防治法》管理的甲类传染病之首，也是《国境卫生检疫法》和《国内交通卫生检疫条例》规定的检疫传染病之一。20世纪90年代以来，鼠疫被世界卫生组织列入重新流行的20种传染病之一。因此，鼠疫的发生和流行不仅对疫区人民群众健康构成威胁，还严重威胁国家生物安全。

一、动物鼠疫流行病学

1894年才开始认识鼠疫动物流行病学。引起鼠疫的病原体为鼠疫菌，鼠疫菌的主要储存宿主为啮齿类动物，另外食肉类、食虫类、偶蹄类以及鸟类等动物也能感染鼠疫。目前已发现能够自然感染鼠疫的动物有300余种。我国12块鼠疫自然疫源地的主要宿主动物为14种。鼠疫的传播媒介主要是蚤类。目前全世界2500种蚤类中，可以自然感染鼠疫的有200种。我国各疫源地发现染疫蚤54种，其他染疫节肢动物9种。主要传播媒介16种。在一定地理景观内，鼠疫病原体借助主要传播媒介在宿主动物间自然传播，当人类进入有动物鼠疫流行的地区，接触宿主动物或媒介，原本动物的疾病可以从脊椎动物传播给人。这类不需要人的参与而存在于自然界的人兽共患病则具有明显的自然疫源性。具有鼠疫自然性的地区称作鼠疫自然疫源地，除澳洲外，鼠疫自然疫源地广泛分布于世界各地，世界鼠疫自然疫源地：北纬47度和南纬40度之间，涉及50多个国家。截至2014年，我国已判定12种类型的鼠疫自然疫源地，分布于19个省（区）的303个县（市、旗）为鼠疫疫源县，疫源地面积约152万余 km^2，占国土面积的15.83%。存在鼠疫疫源地的省（区）有黑龙江、吉林、辽宁、河北、内蒙古、宁夏、甘肃、新疆、青海、西藏、四川、陕西、云南、广东、广西、福建、浙江、江西和

贵州。

二、人类鼠疫流行病学

(一) 世界鼠疫流行概况

鼠疫远在 2000 年前即有记载。世界上曾发生 3 次大流行,首次鼠疫大流行发生于公元 6 世纪,起源于中东,流行中心在中东地中海沿岸,公元 542 年经埃及南部塞得港沿陆海商路传至北非、欧洲,几乎殃及当时所有著名国家。这次鼠疫引起的内乱和饥荒,使东罗马帝国元气大伤。第二次大流行发生于公元 14 世纪,其起源众说不一,此次流行此起彼伏持续近 300 年,遍及欧亚大陆和非洲北海岸。欧洲死亡 2500 万人,欧、亚、非洲死亡 5500 万~5700 万人。第三次大流行始于 19 世纪末(1894 年),它是突然暴发的,至 20 世纪 30 年代达最高峰,总共波及亚洲、欧洲、美洲和非洲的 60 多个国家,死亡达千万人以上。仅印度和中国就死亡 12 万人。

(二) 20 世纪各大洲鼠疫流行情况

亚洲:25 个国家有流行,1980 年以后只有中国、印度、印度尼西亚、哈萨克斯坦、蒙古、缅甸、越南、老挝 8 个国家有流行。

美洲:12 个国家有流行,1980 年以后只有美国、玻利维亚、巴西、厄瓜多尔、秘鲁有流行。

非洲:25 个国家,1980 年以后,有安哥拉、博茨瓦纳、肯尼亚、利比亚、马达加斯加、莫桑比克、南非、乌干达、坦桑尼亚、民主刚果、赞比亚、津巴布韦、纳米比亚 14 个国家。

欧洲:曾有英国、马耳他、法国、意大利、葡萄牙、希腊、马德拉岛和俄罗斯欧洲部分的高加索、里海地区。1970 年后无鼠疫发生。

(三) 中国鼠疫流行

按《古今图书集成》(1726 年)历像汇编庶微典疫炎部记载,自秦始皇四年(公元前 243 年)十一月天下大疫至明崇祯十六年(公元 1643 年)米脂大疫(陕西通志),1886 年间有 210 次大疫、瘟疫、疾疫、疫疠等流行,由于史书上通称为疫,很难考证哪一次是鼠疫流行。据伍连德考证中国历史文献中的鼠疫记载最早可以追溯到《黄帝内经》(公元前五至三世纪,春秋战国时期)中记述的恶核病:"恶核者内裹忽有核累累如梅李,小如豆粒,皮肉燥痛,左右走身中,卒然而起,……不即治,毒入腹,烦闷恶寒,即杀人。"这是中国鼠疫学界公认的对腺鼠疫的科学描述,是世界医学史上最早的记录之一。崇祯十七年(公元 1644 年),山西通志记载潞安(今长治县)大疫,"病者项或臂上生一核或突然吐血而亡不敢吊问,有阖家死绝不敢葬者。"其病状之惨烈可以认为有腺鼠疫发生、肺鼠疫流行。至 19 世纪末青海、甘肃、云南、广西、广东、福建、内蒙古、宁夏、河北、新疆、台湾、辽宁等 12 个省 202 个县有流行。1900—1949 年,在第三次世界鼠疫大流行波及下,我国南方 9 个省鼠疫持续流行。同时我国北方野鼠鼠疫流行严重。全国 501 个县有流行,发病 115 万余人,死亡 102 万余人。1950—1959 年,南方的云南、广东、广西、福建、浙江等省区于 1956 年得到全面控制,北方的吉林、黑龙江、内蒙古东部地区至 1959 年人间鼠疫终止流行,此后人间鼠疫多见我国西部省份。1960—1979 年集中在青海、西藏、甘肃、新疆、宁夏、内蒙古等省区偶有散发。1980—1999 年,云南(1986)再度流行,四川出现鼠疫,西北部省区也有病例报告。2000—2014 年,云南、青海、西藏持续流行,甘肃、内蒙古亦有病例报道,广西、贵州与云南毗邻地区突发人间鼠疫。综观 1950—2014 年中国鼠疫,流行未间断。20 世纪 90 年代呈现上升趋势。

三、人间鼠疫流行环节

(一) 传染源

染疫动物和鼠疫患者是人间鼠疫的传染源。我国境内自然感染鼠疫的脊椎动物 91 种。啮齿目:喜马拉雅旱獭、长爪沙鼠等 57 种。兔形目:蒙古兔、家兔等 5 种。食肉目:沙狐、艾鼬等 12 种。偶蹄目:藏系绵羊、藏原羚等 9 种。食虫目:臭鼩鼱、灰麝鼩等 5 种。鸟类:苍鹰、胡兀鹫等 3 种。

(二) 传播途径

鼠疫的传播途径有四个方面:空气传播、蚤类叮咬、直接接触传播和实验室感染。

1. 从动物→跳蚤→人的传播,多为腺鼠疫,鼠蚤吸入病鼠血液后,鼠疫菌在蚤的前胃内大量繁殖并形成菌栓。当疫蚤再叮咬其他鼠或人时,病菌即注入人或鼠体,构成感染。

2. 通过人-人的空气飞沫传播造成肺鼠疫。肺鼠疫患者痰中的鼠疫菌可借飞沫及尘埃经呼吸道传播,造成人间鼠疫流行。

3. 经皮肤黏膜传播,接触剥食染疫的鼠类及其他啮齿动物的皮肉、内脏、血液和患者的痰液、脓血分泌物,均可经破损的皮肤和黏膜感染。

4. 从事鼠疫防治、教学、研究人员在实验室从事鼠疫病原体和相关材料检测活动过程中也可能感染。

(三) 易感人群

人对鼠疫没有自然免疫力。人群对鼠疫普遍易感,无性别年龄差别,病后可获得持久免疫力。预防接种可获得一定免疫力。西部旱獭疫源地多以农民、牧民为主,南方家鼠疫源地以农民、学生为主。

四、人间鼠疫特点及影响因素

特点:突发性(2000 年广西、贵州)、西部高发(1950—1959 年南方和北方鼠疫控制后,鼠疫病例发生在西部地区,如青海、西藏、甘肃、新疆、宁夏、内蒙古、四川、云南、广西、贵州等)、病死率地区差异大(1950—2005 年,全国人间鼠疫病死率平均为 33.11%,其中野鼠 52.41%,家鼠 26.17%)、与季节有关(家鼠 2~6 月,云南、福建秋春季;旱獭 8~9 月,黄鼠 9~10 月,长爪沙鼠 4~5 月,10~11 月)。

影响因素:经济开发(2000 年广西和贵州交界的隆林、兴义突发人间鼠疫流行,缘于天生桥水电工程建设改变当地生态环境而引发)、民俗习惯(1754 年青海、河南蒙旗鼠疫流行,感染了拉卜楞寺前来诵经的喇嘛,造成甘肃省夏河肺鼠疫流行)、细菌战剂(1940—1942 年日本 731 部队,在我国江西、浙江、湖南等地投掷鼠疫细菌弹,造成人间鼠疫流行)、社会生产活动(1910 年和 1920 年东北两次鼠疫大流行,是狩猎旱獭引发)、战乱(1856—1900 年云南杜文秀发起抗清战争,人员物资活动频繁引发鼠疫流行,死于鼠疫达 73 万人。1937—1948年抗日战争和解放战争,福建中南部鼠疫波及 38 个县,发病 52 000 多人)。

五、鼠疫防控措施

我国鼠疫防控措施大体上经历了三个阶段,新中国成立初期到 50 年代末为鼠疫疫源地调查和人间鼠疫控制阶段,1958—1978 年为灭獭(鼠)拔源阶段,1978 年以来为以监测为主的综合防控阶段。各类疫源地坚持"以人为本、依法科学、属地管理、政府领导、部门配合、社会参与、强化监测、有效处置"的原则。在全面监测的基础上,突出重点,因地制宜,分类实施,深入开展以健康教育、灭鼠(獭)灭蚤、疫区处理、联防联控、群防群治为主的综合防控措施。

六、鼠疫健康教育的目的和意义

健康教育是鼠疫防控的主要手段之一。通过健康教育,帮助疫区干部和群众掌握鼠疫防治基本知识,自愿采纳能够降低感染和传播鼠疫风险的行为,提高人们对鼠疫的自我保护意识和能力,消除或降低发生鼠疫的风险活动。

七、鼠疫健康教育的策略

鼠疫健康教育在鼠疫防控中具有重要的地位和价值,在鼠疫健康教育实施中需要注意以下几个方面:

(一)加强政府主导,部门配合

鼠疫不仅仅是一个卫生问题,更是一个社会问题,各级人民政府要成立政府分管领导为组长、卫生行政部门领导任副组长,人社、发改、财政、宣传、农牧、林业、食药、质监、教育、交通、铁路、民航等部门领导为成员的鼠疫防控领导小组,应当将鼠疫控制纳入主要议事日程,加强对鼠疫防控工作的领导,将鼠疫防控经费纳入各级政府财政预算,保证经费投入,明确各部门鼠疫防控的职责,密切各部门配合,定期召开领导小组会议,解决鼠疫防控工作中存在的薄弱环节和问题。因为鼠疫菌在自然界保存机制还不清楚,在这种情况下,各级政府要清醒地认识到鼠疫防控是一项长期任务。因此,加强领导、健全机制、协调部门职能仍然是长期鼠疫防控的重要原则。

(二)完善控制鼠疫的法律法规

鼠疫防控工作需要相关法律法规和行业标准的支持。我国在鼠疫控制立法方面开展了大量工作。目前我国管理和控制鼠疫的法律法规有:《中华人民共和国传染病防治法》《中华人民共和国传染病防治法实施细则》《中华人民共和国国境卫生检疫法》《国内交通卫生检疫条例》《突发公共事件应急条例》《中华人民共和国突发事件应对法》《中华人民共和国行政强制法》等。但是,现代社会鼠疫的发生具有不确定性和突发性,在鼠疫防控措施落实中一些措施与其他法律法规有些抵触,限制了防控措施的有效落实。在突发疫情处置中具有医学性和法律性双重属性,或多或少涉及人力、财力、物力使用,甚至影响公民基本权利。因此,鼠疫防控相关法律法规还有待进一步完善。在立法中要考虑以人为本原则,预防为主原则,公众利益和个人利益相结合原则,防控鼠疫传播强制措施与知情同意原则。

(三)动员群众自主参与,加强鼠疫防治健康教育深度与广度

鼠疫防控是一项社会性工程,需要全社会力量参与鼠疫防治的健康教育。

1. 拓展广度,普及全民鼠疫防治健康教育 充分发挥卫生工作者、教师、干部、大众媒介等的作用,普及鼠疫防治知识教育,提高群众自我保护意识和能力。特别注重鼠疫防治教育在疫区的开展,是防止人间鼠疫发生和流行的重要方面。

2. 加强疫区务工人员和旅游人员鼠防健康教育与管理 进入疫区外来务工人员和旅游人员是感染鼠疫的重点人群,针对这些人群进行鼠防健康教育,要注重鼠防健康教育知识的深度。同时,要加强对外来务工人员和旅游人员的动态管理。

3. 营造社会氛围,预防控制鼠疫发生 加强政府领导,部门密切配合,完善相关法律法

规,普及鼠疫防控知识,加大挖捕贩运染疫动物及相关产品事件打击力度,营造良好的社会氛围,减少鼠疫发生和流行的风险,保障人民健康,维护社会稳定,促进经济发展。

4. 制订地方性鼠疫防控中长期规划　由于我国各地鼠疫自然疫源地种类不同,鼠疫感染途径不完全相同,流行趋势存在差异,各地经济发展不平衡,制订地方性鼠疫防控中长期规划非常必要。在制订规划时应考虑当地的具体情况,确定鼠防教育与健康促进的目标和重点。

八、鼠疫健康教育的关键点

1. 注重信息传播的速度和质量　传播是健康教育和健康促进最基本的工作策略和干预方法。健康信息的传播是新信息在社区人群中被认识和被采纳的过程。开展鼠疫防治健康教育要通过大众媒介,要依靠当地领导、卫生行政机构和卫生人员,通过他们的亲身传播来动员群众,形成舆论,实现行为干预。要加强鼠防信息传播的计划和组织性。要有效促进领导和决策层转变观念,从政策上对鼠疫防治和有利于鼠疫防治的活动予以支持。

2. 动员领导层　鼠疫防治工作应该开发各级领导,取得领导的支持,增加各级领导的重视程度,解决其对鼠疫危害性的认识,提高责任感。利用各种机会,大力宣传,积极主动地争取各级领导从政策上对鼠疫防治和有利于鼠疫防治的活动予以支持。使各级政府把鼠疫防治事业当作政府的职责,将鼠疫防治目标作为当地政治经济发展的一部分。不仅要统筹规划,增加投资,保证提供必需的卫生资源,而且要制定正确的方针、政策,加强指导,保证社会发展和鼠疫防治同步进行,提高鼠疫防治事业在政治经济发展中地位和作用。

3. 动员社区、家庭和个人　在鼠疫防治中,社区和居民发挥重要作用,应该大力开发社区的决策者,使他们充分了解鼠疫防治意义和方法,认识到他们对社区居民的健康负起责任,认识到人人都有义务参与鼠疫防治。要提供有关的鼠疫知识和技术,增强社区、家庭和个人自我保护意识和能力,促使个人和家庭参与社区鼠疫防治规划和鼠防活动。

4. 动员非政府组织　非政府组织也应成为鼠疫防治健康教育的重要力量,在少数民族地区尤其要提高关键性人物对鼠疫防治的认识,让其采取适当的形式、途径宣传鼠疫防治的意义。

5. 动员专业人员　专业人员是卫生服务的提供者,有很大的影响力,他们的行为不仅直接影响到能否使更多的居民享有卫生保健服务,同时与居民接触中,他们的言行在很大程度上对居民健康意识和健康行为起到示范作用。因此,动员专业人员自觉参与鼠疫防治,加强培训,提高业务水平,增强发现和报告鼠疫意识,提高应急处置能力,同时把意识和观念灌输于辖区干部群众,开展群众监测。

6. 动员学校　选择中小学生作为宣传对象,再通过"小手拉大手"活动促进村民的鼠防健康教育,将会收到良好的鼠防健康教育效果。

7. 鼠疫健康教育材料开发　鼠疫防治宣传材料宜通俗化、形象化,贴近群众生活,语言应生动具体、浅显易懂,突出核心信息。

九、鼠疫防控健康教育措施与方法

(一)组织措施

分别成立市州、县市区、乡镇政府领导为组长,相关部门领导为成员的鼠防健康教育领导小组,制订详细的鼠防健康教育方案,明确卫生、教育、广电、村委会(社区)等部门职责,层层签订目标责任书,把鼠防健康教育目标实现纳入政府和相关部门年度工作目标考核内容。各级政府召开相关部门负责人和鼠防健康教育人员动员会,强调鼠疫防治健康教育目的和意义。详细讲解鼠防健康教育活动实施步骤、预期目标和具体要求。由省区、市、县鼠防专业人员进行鼠疫防治、疫情三报、科学灭鼠灭蚤等知识的培训。建立县包乡、乡包村、村包社、社包户等四级鼠防健康教育网络,全面开展鼠防健康教育活动。

（二）技术措施

1. 不同人群鼠疫健康教育　对各级领导主要宣传国家有关鼠疫防控法律法规;鼠疫防治的重要性和鼠疫对人民群众健康的危害性以及对经济社会的影响;国家防控鼠疫的规划;预防控制鼠疫的方针和政策。对医务人员主要宣传鼠疫患者的早发现、早报告、早隔离、早控制、早治疗;疫情报告的程序和内容;鼠疫患者的特效治疗;鼠疫疫区处理;交通检疫的工作内容和程序。对群众主要宣传鼠疫的危害性,提高群众灭鼠(獭)的积极性并将灭鼠(獭)任务变为群众自觉行为;宣传鼠疫"三报三不"(报告病死老鼠、旱獭,报告疑似鼠疫患者,报告不明原因的高热患者和突然死亡患者。不私自捕猎疫源动物、不剥食疫源动物、不私自携带疫源动物以及产品出疫区)知识,了解鼠疫危害性,增强自我保健意识;鼠疫疫情报告义务和程序;鼠疫可防可治常识,消除恐慌;国家预防鼠疫的方针政策,对人民群众的关怀。对挖捕贩运旱獭人群宣传国家鼠疫有关法律法规,挖捕贩运旱獭危害性,宣传加大对有挖捕贩运旱獭习惯人员管理和行为干预。

2. 不同疫源地健康教育　家鼠疫源地对进入疫源地人员宣传鼠疫的危害;国家有关防治鼠疫的法律法规;进入疫区会增加感染鼠疫的风险,增强自我保护意识。对医务人员宣传首诊医生责任制,加强原因不明发热病患者的检测和控制;疫情报告和治疗方面的知识,做到早发现、早报告、早隔离、早诊断、早治疗。对群众重点宣传跳蚤传播鼠疫的方式,以及人类感染鼠疫的途径等科学知识;鼠疫的危害性,提高群众灭鼠的积极性和自觉性。旱獭鼠疫自然疫源地对进入疫区人员进行交通检疫,宣传鼠疫的危害性及对经济发展的影响,进入疫区主动接触旱獭等染疫动物会增加感染鼠疫的风险;宣传我国鼠疫防控法律法规;宣传对流动人员动态管理、监测和监督;宣传鼠防"三报三不"知识,禁止在疫源地猎捕旱獭。黄鼠疫源地对群众和基层卫生人员做有关鼠疫防治知识及早期诊断的宣传。长爪沙鼠疫源地对群众宣传鼠疫的传播途径和防治方法;向基层卫生人员宣传鼠疫的早期诊断。

3. 健康教育形式　各疫源地,因地制宜,设计、制作、拍摄、印刷具有趣味性、可接受性、科学性的鼠疫健康教育材料,包括宣传片、宣传册、宣传栏、宣传牌、墙体标语、新闻信息、科普读物、健康教育包等。通过报纸、广播电视、手机短信、微信微博、联村联户、巡回医疗、各类会议、宗教活动等平台,采取刊播、发送宣传知识,发放宣传材料,设立宣传牌和警示牌,发放健康教育包等多种途径和形式,还可以在中小学上一堂鼠防课,通过"小手牵大手",利用意见领袖宣讲等有效方法,对疫源地内居民开展全员宣传,提高群众自我防范意识。公安、卫生、旅游等部门,要根据部门职责,加强在疫源地内从事农牧业生产、工程建设、矿产开发、旅游观光人员的管理,开展健康教育。对疫源地内外来务工人员公安部门要摸底建档,旅游等部门、用人单位和雇主要加强管理,县、乡镇、村干部和医疗卫生人员要紧密跟进,逐人宣讲鼠防知识。

（三）健康教育目标与评价方法

目标人群鼠疫防治健康教育的覆盖率达 95% 以上;鼠疫防治知识的知晓率达 95% 以上;疫情"三报"及时率达 100%,准确率达 80% 以上;灭鼠灭蚤技能达 90% 以上;灭鼠效果达

80%以上。在开展鼠防健康教育前开展随机抽取足够数量的目标人群,采取答卷或问卷方式调查鼠疫防治、疫情"三报",灭鼠灭蚤行为等知识的知晓率。中期采取抽查的方式,对鼠防健康教育活动进行监测,及时向各级政府和有关部门反馈监测结果和存在问题,及时调整和改变健康教育措施。鼠防健康教育工作结束后,省、市组织专家组对鼠防健康教育效果进行评价。评价内容包括目标人群鼠疫防治、疫情"三报"知识的知晓率和灭鼠灭蚤行为的正确率,疫情报告的及时率和准确率,预防性灭鼠灭蚤效果,各有关部门和单位实施鼠防健康教育情况,政府提供的政策环境和保障措施落实情况。

第六节　突发人感染禽流感疫情健康教育策略、措施、方法

禽流感是禽流行性感冒的简称,是由甲型流感病毒引起的动物传染性疾病,容易在鸟类和家禽(如鸡、鸭)之间引起流行。按病原体的类型,禽流感可分为高致病性、低致病性和非致病性三大类。禽流感病毒一般感染禽类,当病毒在复制过程中发生基因重配,致使结构发生改变,才可能获得感染人的能力,造成人感染禽流感疾病的发生,至今发现能直接感染人的禽流感病毒亚型有:H5N1、H7N1、H7N2、H7N3、H7N7、H9N2 和 H7N9 亚型,其中高致病性禽流感是由 H5 和 H7 亚毒株(以 H5N1、H5N6 和 H7N9 为代表)引起的禽流感。人类主要通过接触染病的禽鸟(活鸟或死鸟)或其粪便,或接触受污染环境(例如活禽市场)而感染禽流感病毒。禽流感病毒在人类之间的传播能力十分低。

禽流感在禽鸟等动物中已经流行了 100 多年,以前一直没有人类感染的报道。1997 年,在我国香港地区暴发的人感染性高致病性禽流感,病毒株与当时发生在香港家禽中的禽流感的病毒株一致,均为 H5N1 亚型。那一次流行,高致病性禽流感病毒 H5N1 型导致了我国香港地区 18 人感染,6 人死亡,首次证实高致病性禽流感可以危及人的生命。2013 年在我国部分地区暴发了人感染 H7N9 禽流感,造成巨大的损失,对于人类来说,人感染禽流感是一种新发现的传染病。

由于禽流感病毒在不断地发生变异,宿主在不断扩大,国际科学界认为,禽流感很可能是演变为引起下一次流感大流行的病毒。目前的科技水平还不能有效地避免流感大流行的发生,也不能准确地预测下一次发生流感大流行何时到来。

多年来,WHO 及全球公共卫生界和各国的卫生部门都对预防流感大流行进行了大量的研究,提出了一系列预警应对策略和措施。我国在参照国际组织及各国应对机制的基础上,结合我国国情已制订了防控预案和应对准备计划。一旦发生流行,能迅速应对,并采取相应的控制策略和措施,以有效控制疫情流行和蔓延。其中,对于突发人感染禽流感疫情控制的关键措施之一就是做好健康教育,及针对大众和媒体的风险沟通和舆论引导。

一、突发人感染禽流感疫情健康教育的目的意义和基本原则

健康教育是人感染禽流感疫情处置的有效措施之一,也是应对人感染禽流感疫情工作中不可或缺的重要组成部分。

突发人感染禽流感疫情时,主要目标是尽快控制疫情的蔓延,因此,人感染禽流感疫情的健康教育的主要目的是提高大众自我防范意识和自我保护能力,引导人群采取正确的预防措施,消除公众对突发传染病的恐慌心理,积极配合政府和卫生机构及时发现、治疗和隔

离患者,落实疫情控制的各项措施。

健康教育应该贯穿于人感染禽流感疫情处置的全过程,通过有计划、有组织、有系统地开展健康教育活动,可提高公众对人感染禽流感疫情及其可能引发的危机的认知和自我防护能力,促使人们在紧急状态下采纳健康行为和健康生活方式,减少或避免传染病对公众健康和生命财产的损害。

二、人感染禽流感疫情的应急准备

预防与应急准备是传染病疫情处置初始阶段的工作。做好预防与应急准备,有利于避免或减少人感染禽流感疫情的发生,减少社会资源的浪费,节省人力、财力、物力,起到"事半功倍"的效果。做好预防与应急准备工作,必须实现传染病疫情控制从重应急、轻平时到更加注重平时转变,做到"平战结合、居安思危、思则有备、有备无患"。

突发人感染禽流感疫情控制是一个复杂的系统工程,单个部门、单位或社会团体无法独立完成,需要全社会的共同参与,有时甚至还需要多个地区进行有效应对。因此,建立跨行政区域、多部门联动的卫生应急联动机制非常重要。

人感染禽流感疫情具有突然发生、不可预见、影响广等特点,因此,健康教育的重点应是人感染禽流感防控知识的宣传和政府所采取的应对措施,使公众对人感染禽流感的危害和防护有充分的了解和心理准备,强化公众对政府妥善处置好疫情的信心。

在日常工作中应做好人感染禽流感健康教育材料的准备工作,建立科普知识库和健康教育材料资源库。特别是提前选择、确定和准备好满足公众需求的各类信息,完善知识库。在人感染禽流感发生时,应根据卫生应急工作小组提供的信息,再分别针对不同人群和事件发展的不同阶段,及时确定风险沟通核心信息。

三、健康教育的主要内容

在突发人感染禽流感疫情时,社会公众急切希望了解当前突发疫情的事实真相,希望了解到这一事件产生了什么样的影响,以及对自己或家人的威胁程度,如何采取应对措施等,我们要借助这一有利时机,开展健康教育,会起到事半功倍的效果。

我们健康教育工作者要及时向群众发布准确、科学的知识,从而引导大众的健康相关行为。我们应该在公共卫生专家、大众传播专家和心理危机干预专家的共同参与下,指导科学应对,兼顾大众的承受能力,选择公布信息的适宜时机与形式科学有效地开展健康教育。

(一) 针对一般人群

一般情况下,对于一般的人群应从引起人感染禽流感的病原、传播途径、临床表现和相关治疗,以及预防与控制策略等几个方面,以问答的形式,图文并茂地加以解答诠释。如以下问题:

1. 人感染禽流感的传染源有哪些?

人感染禽流感的传染源:主要为患禽流感或携带禽流感病毒的鸡、鸭、鹅等家禽。携带病毒的野禽有可能导致人的感染。但也有可能通过呼吸道吸入病毒污染物,或通过手接触被禽类分泌物或排泄物污染的物品,经由手-口/黏膜途径感染。目前尚无证据证明,禽流感病毒能持续地"人传人",但也不排除有限的"人传人"情况的发生。

2. 人是怎样感染上禽流感的?

直接接触感染病毒的禽类及其分泌物和排泄物,吸入禽类分泌物或排泄物中的病毒颗粒,是人感染禽流感的主要方式和途径。不接触病、死禽的普通公众一般不会感染禽流感病毒。食用经加工熟透的禽类制品和禽蛋也不会感染禽流感病毒。

3. 哪些人容易感染上禽流感?

禽流感 H5N1 和 H7N9 病毒是不同于人流感病毒的禽类流感病毒,不易跨越种属屏障感染人类,也就是说人对禽流感病毒并不敏感。在已经发现的 H5N1 和 H7N9 感染病例中,绝大多数都有病死禽类或活禽市场的密切接触史;任何年龄均可被感染,其中 13 岁以下儿童所占比例较高。

从事家禽、野禽养殖、贩运、销售、宰杀、加工的人员,从事或参与疫区禽类捕杀,疫点处理的人员,或到过禽鸟市场的人员,接触禽流感病毒感染性材料的实验室工作人员、与人感染禽流感患者有密切接触的人员为罹患禽流感的高危人员。禽鸟养殖户或密切接触者要加强个人卫生与防护,保持禽畜圈养,避免家禽与野禽接触、禽畜混养;如发生禽畜疫情,应尽快向有关部门报告。

4. 人与人之间会传播禽流感病毒吗?

目前发现的人与人之间传染的病例很少,并且传播能力有限,主要是通过禽类传染给人。到目前还没有证据证明人和人之间是可以持续互相传染的。WHO 指出,一旦禽流感病毒基因与人类病毒重新组合,或禽流感病毒发生基因突变,其所产生的新变种,有可能通过人与人传播。到那时,这种病就会成为人类流感病毒。

5. 预防人感染禽流感关键要做到哪"四早"?

防治人感染禽流感关键要做到"四早",指对疾病要早发现、早报告、早隔离、早治疗。

早发现:当自己和周围的人出现发热、咳嗽、呼吸急促、全身疼痛等症状时,应立即去医院就医。

早报告:医疗机构发现不明原因肺炎病例或怀疑人感染禽流感病例,应及时报告当地疾病预防控制机构。

早隔离:对人感染禽流感病例和疑似病例要及时隔离,对密切接触者要进行医学观察,以防止疫情扩散。

早治疗:确诊为人感染禽流感的患者,应积极开展救治,特别是对同时患有其他慢性疾病的人更要及早治疗。

防治禽流感四大法宝:细查症状早发现,发现患者早报告,采取措施早隔离,及时就医早治疗。

6. 日常生活中怎样预防人感染禽流感?

人感染禽流感主要是通过与病死禽类的密切接触,一般公众这种机会很少,感染的机会并不多。但在日常生活中还应注意以下几方面:

(1)应尽量避免与禽、鸟类不必要的接触;特别是儿童应避免密切接触家禽和野禽。

(2)注意饮食卫生,进食禽肉、蛋类要彻底煮熟,不要吃生的或者半生的鸡蛋;加工、保存食物时要注意生熟分开,处理生肉和熟肉的砧板、刀具及器皿要分开使用,避免混用;养成良好的卫生习惯,搞好厨房卫生,在加工处理禽、蛋类后要彻底洗手。病死禽类应作深埋或焚烧处理,禁止加工或食用。

(3)不要购买活禽自行宰杀,要购买经过检疫、加工的禽肉制品。

(4)若有发热、咳嗽、呼吸困难等呼吸道症状,特别是接触禽鸟后出现上述症状,应戴上口罩,尽快就诊,并切记要告诉医生发病前有无外出旅游或与禽类接触史。应在医生指导下正规治疗和用药。

（5）健康的生活方式对预防本病非常重要。平时应加强体育锻炼，保持充足睡眠，避免过度劳累，饮食多样化，均衡营养；不吸烟，勤洗手，注意个人卫生，在咳嗽或打喷嚏时，用口罩、纸巾、袖子、肘部遮掩口鼻。

7. 人如果接触了禽鸟该怎么办？

在日常生活中应避免接触病死禽类，尽量避免直接接触活禽类、鸟类或其粪便，特别是避免儿童与禽类接触；不要购买活禽自行宰杀；流感流行期间，少去禽鸟市场。如果接触了禽鸟或被禽鸟分泌物和排泄物污染后，应该用肥皂水及清水彻底洗手。如果接触后出现流感样症状时，要及时就医，并如实告诉医务人员你的接触史，以便正确处理。

8. 如与禽流感病禽有过接触应该怎么办？

首先不要恐慌，因为家禽将病传染给人的机会很低。在我国疫情发生地，卫生部门会对与病禽密切接触的人员进行医学检查和观察。一旦与禽流感病禽有过接触，如果出现发热、不适等感冒样症状，应当马上去医院就诊，积极配合医生进行诊断与治疗。

（二）对于农村和养殖行业等特殊人群的宣传

1. 鸡、鸭、鹅与猪混养，会不会导致人感染禽流感的发生？

家禽不应与猪一起混养。因为家禽的流感病毒可以传染给猪，人的流感病毒也会传染给猪，流感病毒大流行株起源的一种可能机制是通过禽与人流感病毒基因的重配而来。如果禽猪混养，可能使猪同时感染人和禽的流感病毒，让猪充当"混合器"，发生基因重配，产生可造成流感大流行的新的流感病毒。另外，鸡也不宜与鸭、鹅等水禽混养，因为水禽中各种亚型的流感病毒的携带率很高，有的不表现任何临床症状，其粪便中的病毒感染鸡后，可造成禽流感的发生与流行。

2. 禽流感在不同地区间是如何传播的？

（1）局部地区的传播：禽流感很容易从一个养殖场传播到另一个养殖场。禽类的粪便可含有大量病毒，造成灰尘、土壤污染，再通过空气引起禽类之间的传播。病毒通过污染器械、运输工具、饲料、笼、衣服，特别是鞋子，从一个农场带到另一个农场。病毒还可通过动物的脚和身体携带（如啮齿类动物）而传播。活禽在拥挤、卫生状况差的市场进行交易，也是传播的一种途径。

（2）远距离的传播：通过活家禽的国际贸易，禽流感可借助现代化交通工具如飞机、火车和轮船等从一个国家传播到另一个国家。迁徙鸟类，包括野生水禽、海禽和岸禽类，可长距离携带病毒。野鸭是最引人注目的禽流感病毒的自然宿主，其本身对病毒感染具有较强的抵抗力，有时仅有轻微的疾病表现，但它们可长距离携带病毒，并在粪便中排出病毒。人们饲养的鸭、火鸡、鹅及其他用作商业、家养的禽类，会因此造成大规模传播。家禽的自由流动、与野生鸟类共用水源或者使用同一个可能被感染的野生鸟类粪便污染的水源，病毒传播的危险性最大。

（3）活禽市场的放大机制：活禽市场在全球范围内普遍存在，在亚洲特别是东南亚地区分布密集，在我国东南部省份也分布广泛、密集，在其他地区也有零散分布。活禽市场在禽流感病毒传播中具有"储存器、增殖器、混合器、扩散器"作用。我国活禽市场一直存在着禽流感病毒的循环，而且我国至少有 10 个 H 亚型流感病毒一直在活禽市场内循环。封闭的活禽市场内，湿度一般较高，加上卫生条件较差，非常适合病毒繁殖。此外，活禽市场的调运存在把市场中的病毒带到家禽养殖区的风险。

3. 哪些人需要特殊防护,有何具体要求?

与家禽密切接触的工作人员,包括从事养殖、分拣、运送、销售、宰杀、免疫接种工作和病、死禽处理等的人员,以及对有关场所进行终末消毒的专业人员需要特殊防护。特殊防护的要求是穿普通工作服,外罩一层防护服(隔离衣),戴防护口罩、医用一次性乳胶手套,穿长筒靴或可消毒的保护性脚套。

4. 感染禽流感应如何处置?

禽流感的发病过程非常快,很多家禽还看不出什么症状就死亡了。如果怀疑自己饲养的鸡、鸭患病或发现家禽不明原因突然死亡时,千万不要自行宰杀、贩卖或食用病死家禽,应该尽快上报动物防疫部门,由他们来诊断并采取必要的消毒等措施。养殖场要注意自己场内的家禽避免跟野生禽鸟接触,通风口、进料口都应有铁丝网,防止像麻雀之类的其他禽鸟进去。养禽厂的工人不要在自己家里散养鸡、鸭,避免禽流感的传播。

根据目前的防控政策,发现家禽感染禽流感后应立即捕杀疫点周围 3km 内的所有禽类,对捕杀的家禽做焚烧或深埋的无害化处理。同时,对 5km 内的所有禽类进行强制免疫。

(三) 对于已经出现患者的地区

发生疫情预警后应尽快由政府主管部门的权威专家或新闻发言人出面公布事实的真相和基本的防控知识;公布政府应对人感染禽流感疫情的决策措施、行政措施和法律法规要求;公布和提供科学应对指南、预防方法,居民发生可疑症状应采取的措施,指导个人、单位机构、社区、公共场所的主要应对措施;加大科学防治的宣传,以科学抵御迷信、邪教、邪说;主要内容包括:

1. 感染禽流感患者有哪些表现?

人感染禽流感后,起病很急,早期表现类似普通型流感。出现发热(体温大多在 39℃以上)、咳嗽、咽痛、头痛、肌肉酸痛和全身不适,部分患者可有恶心、腹痛、腹泻、稀水样便等消化道症状。进而发展为肺炎、急性呼吸窘迫综合征和多脏器衰竭,病死率较高。但不排除有个别轻型病例及感染后不发病(隐性感染)的情况。

2. 怀疑自己感染了禽流感时应该怎么办?

如果在疫区或到过疫区,与家禽有过密切接触,并出现发热、咳嗽、呼吸急促、全身疼痛等症状,怀疑自己得了禽流感时,应与周围人保持隔离状态,并立即拨打急救电话 120 或当地疾病预防控制中心电话,把自己的病情和接触史告诉他们,在卫生人员的指导下就医、消毒或隔离。

3. 目前有针对人感染禽流感的有效药物吗?

尚未有特效药物,在临床上一般对症支持治疗为主,并在医生的指导下用药。高热时给予解热镇痛药物。儿童应避免使用阿司匹林等水杨酸药物,以防发生急性脑病、内脏脂肪变性综合征。除非已有细菌性感染,否则不用抗生素。

某些抗病毒药物对缓解病情可能有效,但此药物亦有不良反应,所以必须听从医生指导,并小心使用。金刚烷胺和金刚乙胺可抑制甲型流感病毒株的复制。试验表明禽流感病毒对上述药物敏感,早期应用可减轻病情,在发病 2 天内使用疗效更好。抗流感药物达菲对预防禽流感或禽流感病毒感染初期具有疗效。其药力只会在服用期间有效,一旦停止服用,预防功效也会消失。因其可能出现副作用,并有机会令病毒出现抗药性,所以不应自行服药,应在医生指导下服用。

4. 人感染禽流感的预后如何？

人禽流感的预后（对疾病后果的估计）与患者的年龄、治疗是否及时以及是否并发合并症等因素有关。感染禽流感的患者病情大多比较严重，容易出现病毒性肺炎、成人呼吸窘迫综合征、呼吸衰竭、心力衰竭及肾衰竭等多器官衰竭、败血症休克及多种并发症，预后较差，病死率较高。

5. 为什么对疑似和确诊的人感染禽流感患者进行隔离？

隔离的目的是为了有效防止传染病传播，把患者和密切接触者暂时与其周围的健康人分开，尤其对呼吸道传染病的控制非常有效。它既是为了治疗患者或观察密切接触者，又是为了保护周围的人不被传染。如果有了症状而又逃避隔离，会对其他人带来很大威胁，同时也不利于自己病症的及早诊断和治疗。我们应正确认识隔离，隔离本身就是一种治疗，主动隔离是对家庭负责和对社会负责的表现，是守法行为。

6. 为什么要对禽流感疫区进行封锁？

尽快对禽流感疫区进行隔离封锁，以限制禽类、人员、运输车辆等的流动，从而阻止禽流感病毒从疫区向非疫区传播，防止疫情的进一步扩大，减少因禽流感所带来的重大经济损失。

7. 发生人感染禽流感时，为什么要追踪疫源？

及时彻底地消灭疫源是控制禽流感的关键。人感染禽流感的传染源是禽流感病毒感染的禽鸟，当发生人感染禽流感时，意味着存在禽鸟的疫点。因此，应及时与农业部门通报疫情，尽快找到疫点，及时对疫点进行封锁，对家禽进行捕杀，可有效防治禽流感疫情的扩散和蔓延。

（四）针对儿童等特殊人群

1. 儿童应在家长的指导下做到

（1）避免触摸或近距离接触禽鸟及其排泄物；

（2）一旦接触禽鸟及可能沾有禽鸟粪便的物件后，应立即用肥皂液洗手；

（3）养成良好卫生习惯，不要共用毛巾。保持双手清洁，咳嗽、打喷嚏后，应立即洗手。

2. 学校、托幼机构应做到

（1）加强宣传教育。可利用墙报、校内广播、上卫生课等多种形式，进行呼吸道传染病的预防知识宣传教育，让学生掌握冬春季多发疾病的预防知识，消除不必要的紧张和恐慌心理；要注意勤洗手，搞好个人卫生，养成良好的卫生习惯；加强营养和合理的休息，防止过度紧张和疲劳，并注意防寒保暖。

（2）认真抓好环境卫生和食品卫生。加强教室、午休室和活动场所等地的通风换气，保持室内空气清新、流通，环境设施和用具（玩具、餐具、学习用具等）按有关规定清洗和消毒。

（3）建立晨检制度。每天进行晨检，及时掌握学生健康状况，一旦发现学生、教职员工有发热、头痛、咳嗽等症状，要及时送到医院检查治疗。

（4）经医院诊断为禽流感患者或疑似患者的学生、教职员工，要按有关规定，进行隔离治疗。治愈出院后方可回校。

（5）对禽流感患者的密切接触者要加强观察，凡有可疑病症者，要及时送到医院检查治疗。有学生寄宿的学校，对患者的同宿舍人员要医学观察 7 天，观察期间不能参加集体活动，隔离场所要选定在相对独立、通风良好的房间或区域。

（6）家庭成员中有禽流感患者的学生、教职员工，建议学校动员其留家观察 7 天，待确定无发热、咳嗽等呼吸道症状后再回校上课。

（7）对缺勤的学生、教职员工要进行调查，如果医院诊断为禽流感或疑似病例的，要及时报告当地疾病预防控制机构和教育局。

（8）对出现禽流感患者的学校，该患者活动过的室内场所要在疾病预防控制机构指导下进行终末消毒。根据原卫生部《消毒管理办法》和《消毒技术规范》的有关要求，接到疫情报告后，农村应在 12 小时内采取消毒措施。

（五）外出旅行人员应如何预防感染禽流感

外出旅行一定要有自我防病和保护意识，注意调整旅行安排，避免过分疲劳。要注意禽流感的预防。

1. 应尽量避免接触禽鸟类。

2. 如果接触了禽鸟类或其粪便的污染物、应尽快洗手。

3. 注意饮食卫生，不食用未充分煮熟的动物制品。

4. 遵守我国卫生检疫部门的规定，不携带动物及产品出入境。

在外务工人员也应在日常生活中注意预防人感染禽流感。尽量避免与禽鸟类不必要的接触；注意饮食卫生，食用禽肉、蛋类要煮透；注意个人卫生，勤洗手，接触禽鸟类或其粪便后要及时用肥皂和流动水洗手，不要用不干净的手触摸眼鼻；注意生活工作环境的清洁，勤通风。

如果务工所在地发生禽流感疫情，要服从当地政府的规定，不要恐慌，安心工作不返乡。如果接触、食用了病死禽，要及时报告，居家观察。如果出现发热、咳嗽、全身酸痛等症状，应及时就医。

（六）活禽市场管控

由于受居民消费意愿等多方面影响，我国全面、永久性关闭活禽市场的难度极大，需要一个长期过程。既然短期内难以关闭活禽市场，那就必须在降低活禽市场交易风险方面多下功夫。降低活禽市场交易风险，需要从生产、流通、市场、消费等各个环节入手。

1. 改进活禽市场卫生条件　这是当前禽流感防治的关键点，也是未来一定时期的工作难点。因此，一日一清洗、一周一消毒、一月一休市、过夜零存栏的"1110"制度已上升为国家多部门协同意志。但"1110"制度能否得到系统、全面实施，直接决定着防治效果。有研究表明，无论休市制度，还是零存栏制度，实施之初效果都很好，可之后市场感染率又出现大幅反弹，显示出该制度实施效果的不确定性。可能的原因包括：一是休市日剩余的家禽没有被屠宰，反而被转移他处暂存后重返市场。随着家禽留置时间延长，感染率随之升高。二是清洗和消毒制度落实不够彻底。虽然市场表面得到清洗消毒，但下水道的污水没有得到有效处理。这为病毒滋生创造了环境。禽流感病毒在禽舍环境中可以存活 5 周，禽舍清空 2 周后，在环境尘埃中仍可检测到病毒。这充分说明只消毒、不清洗是不可能彻底消除禽流感病毒的。因此，改进市场硬件条件、严格执行"1110"制度至关重要。从长远看，市场利益方是否具备实施"1110"制度的条件、能力、意愿和行动，直接决定着禽流感防治效果。

2. 健全市场准入制度　这是一项基础措施。众多亚型的禽流感病毒中，一部分病毒，如 H9N2 和低致病性 H7N9 病毒等，虽然不对家禽致病，但却具有重要的公共卫生危害。阻断该类病毒从养殖环节到市场环节的循环，需要建立基于实验室检测的检疫出证制度。美国也有活禽市场。为了防范这类风险,他们规定必须经过实验室检测证实没有感染禽流感病毒的家禽,官方兽医才能出证,允许其进入市场销售。我国农业部 2017 年 4 月份发布的 2516 号公告也包含了这一政策。严格落实该政策,对降低市场交易传播流感的风险具有重要作用。

3. 培育居民良好消费习惯 这是长远之策。动物调运和市场问题归根结底是消费习惯造成的。因此,转变居民传统消费习惯,一要发展过硬的保鲜技术,通过改善冰鲜肉口感,提升居民消费信心;二要促进家禽产业转型升级,推行"规模养殖、集中屠宰、冷链运输、冰鲜上市"新模式;三要科学做好宣传干预工作,通过发布疫病防治权威信息,促进更多居民选择冰鲜禽,从而减少市场活禽交易量。宣传干预活动中,既要培育良好消费习惯,促进居民消费冰鲜或冷冻禽肉,又要避免"接触活禽就会感染禽流感"的误导性宣传,有效消除居民恐惧心理。这是发达国家应对所有突发公共卫生事件的普遍思路。H7N9 禽流感疫情出现之初,我国诸多媒体呼吁公众不要接触活禽。这不但不可能实施(我国数千万个家庭是家禽产业的重要组成部分,他们不可能不接触活禽),反而放大了疫情次生灾害,值得反思和改进。

4. 积极推进电子商务 设立电子交易平台,实现从养殖场到屠宰厂、屠宰厂到消费者的对接,减少实体交易环节,降低疫病传播风险。有关调查表明,我国家禽(肉)电子交易还不成熟(占比不到 0.3%),需要业界多想办法。此外,经纪人在家禽流通和市场交易中发挥着重要作用。这个群体数量庞大,需要高度关注。湖北、辽宁、北京等省份针对经纪人建立了备案管理制度、教育培训制度等,迈出了规范经纪人管理的重要步伐。从长远看,我国家禽营销经纪人队伍,有望成为电子交易平台建设的重要组成部分,值得各方深入探索。

四、风险沟通的内容及方法

人感染禽流感作为突发公共卫生事件,政府及疾病预防控制部门应和新闻媒体合作,善用媒体及时向公众、社会和利益相关者通报、传达有关疾病的流行情况、个人感染风险、预防措施、政府的相应行动信息并回答公众有关的疑问及问题,使公众能及时认识到疾病风险、防治知识并采取适当行动。

(一)基本原则和技巧

1. 制订风险沟通预案 作为全球性的公共卫生问题,在人感染禽流感之前,各级疾控人员应具备强烈的危机意识,加强和完善各种疫情报告制度,制订适宜本级使用的应急风险沟通预案,成立信息发布工作小组,确定信息发布方案,确定发言人等。

2. 及时发布信息 各级疾控中心应加强监测,迅速上报疫情信息,及时对疫情做出反应。政府和相关部门统一口径准确及时发布信息,掌握舆论主动权,抢在第一时间发言,信息发布贯穿整个事件处置过程,针对不同的媒体特点组织新闻发布。

3. 信息真实准确 各级疾控中心上报和发布的疫情信息需确保准确无误,在未弄清全部情况或疫情形势复杂严峻时,应及时上报上级机构或发布简短信息,应避免发布不实消息,造成社会恐慌。

4. 实时研判分析舆情 卫生部门要积极关注舆情,不断预测问题,周密拟定口径,正确引导舆论。采用的方法可以是组织每日的舆情监测,分析研究撰写报告,通过 12320 卫生热线等途径收集民意,筛选优秀新闻报道,引导新闻记者正确组织报道,激励创作,广泛宣传防控知识。

5. 及时辟谣、澄清是非　组织权威专家对境内外媒体散布的不实报道,进行及时的反应、澄清和驳斥,向公众传播科学真实的信息。个人在信息不足及疫情不确定的情况下,有可能会出现心理紧张、焦虑、恐慌等情绪,属正常现象。个人应采取积极的应对措施,主动关注疫情动态信息及政府与权威机构和专家的指导,保持健康的心态,不恐慌、不听信谣言与小道消息,对于遏制疫情扩散及保护自身健康都是非常重要的。

6. 发挥专家优势　可以在第一时间建立专家组,向媒体提供可以采访的专家组,采用的方法可以是电视直播和网上公布文字实录、新闻通气会等形式。

7. 积极宣传防控知识　通过主流媒体向公众传播人感染禽流感预防知识,设计宣传材料、网上发布,如招贴画、挂图、折页,通过 12320 卫生热线宣传等。

(二) 主要方法

风险沟通因受众和进展阶段不同,沟通内容也有所不同。在其他国家或地区出现人感染禽流感疫情,但输入性或本地感染病例尚未发生时,当地卫生和疾控机构应密切关注疫情动态,及时、定期向有关部门(政府、卫生行政部门等)和公众报告疫情信息,提醒相关部门做好应对准备,提高公众的卫生和个人防护意识,做好宣传教育,使公众正确认识人感染禽流感的危害和预防方法,避免出现社会恐慌。

在本地出现病例后,以不同受众分类,各级卫生和疾控机构的风险沟通方法如下:

1. 内部和部门沟通　疫情发生后,疫情信息在内部机构的流通范围应包括:当地卫生行政部门,使其关注疫情的控制措施、影响范围、人力调配、疫情发布、与政府和媒体的沟通等;医疗机构和疾控中心的专业人员;其他可能有关的应急人员。发生本地疫情时,卫生行政部门或疾控机构应与检验检疫、农业等部门及时通报疫情,共同合作控制疫情蔓延。

沟通方式主要包括召开各种会议,包括电视电话会议,内部网站,编写、印制简报,电话、邮件,等等。

2. 媒体沟通　应统一口径,指定专人对媒体公布疫情信息,通常由卫生行政部门负责本项沟通。媒体沟通的形式主要有:现场新闻发布会;新闻通气会(非正式沟通);向媒体发放新闻稿;挑选媒体进行联合采访;通过政府网站发布。

3. 公众沟通　公众沟通前应对受众群体进行分类:可分为疫区内公众;邻近疫区居住的公众;病例密接者和亲朋好友;未直接接触病例的医护;其他关心事态进展的公众。不同层面的公众,沟通的内容和技巧有所不同,卫生行政部门和疾控机构应确认不同受众的信息需求后,再与之进行沟通。媒体是卫生部门与公众沟通的最重要工具,除此之外,还可以通过发放各种宣传材料,开通电话咨询热线,手机短信,以及利用新媒体工具等多种形式和公众开展沟通。

(王　林　席进孝)

参考文献

1. 田本淳.健康教育与健康促进实用方法.北京:北京大学医学出版社,2005.

2. 毛群安.卫生应急风险沟通.北京:人民卫生出版社,2013.

3. 钮文异.健康传播(一).中国健康教育,2004,20(3):222-224.

4. 田本淳.健康教育核心信息的编制.中国健康教育,2011,27(12):942.

5. 马骁.健康教育学.北京:人民卫生出版社,2013.

6. 胡俊峰,侯培森.当代健康教育与健康促进.北京:人民卫生出版社,2005.

7. 曾四清,夏丽华.传染病健康教育作用与内容探讨.中国健康教育,2005,21(9):709-711.

8. 张秀娟,周宏鹏,颜起斌,等.活禽市场在禽流感流行中的放大机制及应对路径.中国动物检疫,2017,34(12):20-23.

第十一章

免疫规划健康教育

第一节　免疫规划健康教育目的、意义和策略

免疫规划工作是我国卫生事业成效最为显著、影响最为广泛的工作之一。20世纪60年代初期，消灭了天花。1978年实施免疫规划至今，疫苗可预防疾病发病已降至历史最低水平；2000年实现了无脊髓灰质炎目标；在各级政府领导下，经过广大卫生工作者的努力，国家免疫规划疫苗接种率逐年提高，并于1988年、1990年、1995年分别实现了以省、以县、以乡为单位儿童国家免疫规划四苗（卡介苗、脊髓灰质炎疫苗、百白破疫苗和麻疹疫苗）接种率达到85％的目标；2002年国务院决定将乙型肝炎疫苗纳入国家免疫规划，儿童乙肝表面抗原携带率大幅度下降；2007年开始，我国由中央财政支付27多亿元疫苗、注射器费用和接种补助费，将国家免疫规划预防的传染病扩大到15种。

在免疫规划的发展过程中，健康教育贯穿始终，发挥了巨大的作用。1974年，在第27届世界卫生大会上，正式提出了扩大免疫规划活动。同时，在这次会议上，还通过了《关于向儿童、青少年进行健康教育的决议》。1978年，世界卫生组织和联合国儿童基金会在发表的《阿拉木图宣言》中，将健康教育和扩大免疫规划同时列入初级卫生保健8项基本内容之中。1987年，世界卫生组织还将"免疫——每个儿童应有的机会"作为当年世界卫生日宣传主题。1986年，国务院将每年的4月25日定为"全国儿童预防接种日"。党和国家领导人多次参加全国儿童预防接种日宣传活动和消灭脊髓灰质炎全国强化免疫日活动，并亲自为儿童喂服脊髓灰质炎疫苗，对免疫规划工作的发展起到了巨大的推动作用。

尽管国家免疫规划事业为传染病的防控做出了巨大贡献，仍然有一些父母忽视预防接种的作用，怀有侥幸心理，从而导致部分儿童感染疾病。这说明父母对疫苗本身、预防接种的原理和作用机制都不了解，这直接导致他们在行动上的拖延，影响我国儿童的健康。同时，随着疫苗可预防疾病的大幅下降，公众对疾病的重视程度不断降低，对疫苗安全性的关注度不断提高。特别是在2007年扩大免疫规划后，免疫规划疫苗种类从原来的5种疫苗预防7种疾病，增加到14种疫苗预防15种疾病，接种的剂次明显增加。在有些媒体错误信息的误导下，导致一些公众对疫苗安全和预防接种工作产生怀疑态度。为此，向公众传播正确的免疫规划知识，开展免疫规划健康教育工作尤显重要。

免疫规划健康教育的主要策略包括政府倡导、社会动员和行为干预。政府倡导即通过告知和激励决策者，促其通过政府承诺、出台相关政策、保障人员和经费，建立支持性的环境。社会动员是促使或鼓励各方合作伙伴（如教育、公安、妇幼、宗教团体等），使之对实现免

疫规划目标产生需求,建立部门间的合作机制,加强部门间的配合与协作。行为干预即通过调查了解,发现制约免疫规划发展的因素,确定优先解决的问题。根据分析结果,开发有针对性的核心信息,运用适宜目标受众的沟通渠道,促进可持续的知识、态度及行为产生变化。

第二节　免疫规划健康教育的核心知识

一、公众应知的免疫规划知识

(一) 免费疫苗与自费疫苗

根据《疫苗流通和预防接种管理条例》,我国将疫苗分为两类,即第一类疫苗和第二类疫苗。第一类疫苗是指政府免费向公民提供,公民依照政府规定受种的疫苗,包括国家免疫规划确定的疫苗,省、自治区、直辖市人民政府在执行国家免疫规划时增加的疫苗,以及县级以上人民政府或者其卫生行政部门组织的应急接种或者群体性预防接种所使用的疫苗。第二类疫苗是指由公民自费、自愿受种的其他疫苗。

(二) 办理预防接种证的时间

儿童出生后 1 个月内,监护人应到其居住地预防接种单位办理预防接种证。办理预防接种证时,儿童监护人应将可靠的联系方式和住址告知预防接种工作人员,以方便联系。儿童每次接种疫苗时,儿童监护人须携带预防接种证,并由预防接种人员做好接种记录,以便按规定程序完成以后的预防接种,防止漏种、重种和误种。

儿童监护人应妥善保管儿童预防接种证,未办理儿童预防接种证或接种证遗失的,应及时到预防接种单位补办预防接种证。儿童入托、入学时,需要查验预防接种证。

(三) 流动儿童享受同等的预防接种服务

我国对流动儿童的预防接种实行属地化(即现居住地)管理,流动儿童与本地儿童享受同样的预防接种服务。如果有≤6 岁的孩子迁入其他省、自治区、直辖市,可直接携带原居住地预防接种证,到现居住地所在预防接种单位接种疫苗。

(四) 安全接种

儿童监护人应带儿童前往有资质的预防接种单位进行接种,以确保儿童接种安全。每次预防接种前,儿童监护人应将儿童健康状况告知预防接种医生,若因身体不适等原因未能在当日完成接种,待儿童身体恢复健康后进行补种。接种疫苗后,因个体不同,有极少数的儿童会发生不良反应,因此须在预防接种单位留观至少 30 分钟。儿童接种后,若有发热、接种部位红肿等一般反应,可加强观察,一般不需处理,必要时适当休息,防止继发其他疾病;若高热不退或伴有其他并发症者,应及时前往医院就诊。

我国对预防接种有严格的监督管理措施:第一,上市前,对每批疫苗进行强制性检验、审核,检验不合格或者审核未被批准者,不得上市;第二,在运输和储存环节,有严格的冷链运输要求;第三,预防接种各环节有严格的操作规范。除以上三项外,我国还有符合世界卫生组织规定的、严格的监管体系,对上述流程各个环节进全过程监管,进而保障预防接种安全。

(五) 获取预防接种知识的渠道

儿童监护人想更多了解关于疫苗、疫苗可预防疾病等知识,可通过阅读预防接种证上的相关内容,了解接种疫苗的种类、时间等相关信息,也可登录中国疾病预防控制中心免疫规划中心的网站(http://nip.chinacdc.cn)、当地疾病预防控制中心网站,或到当地疾病预防控制中心、预防接种单位进行咨询。

(六) 目前我国国家免疫规划疫苗种类和免疫程序

目前,我国国家免疫规划疫苗包括:乙型病毒性肝炎(乙肝)疫苗、卡介苗、脊髓灰质炎(脊灰)疫苗、百日咳-白喉-破伤风(百白破)联合疫苗、白喉-破伤风(白破)联合疫苗、麻疹-风疹(麻风)联合疫苗、麻疹-流行性腮腺炎-风疹(麻腮风)联合疫苗、流行性乙型脑炎(乙脑)减毒活疫苗、A群脑膜炎球菌多糖疫苗(A群流脑多糖疫苗)、A群C群脑膜炎球菌多糖疫苗(A+C群流脑多糖疫苗)、甲型肝炎(甲肝)减毒活疫苗。免疫程序见表11-1。

表 11-1　国家免疫规划疫苗的儿童免疫程序(2016 年版)

疫苗	接种对象月(年)龄	接种剂次	备注
乙肝疫苗	0、1、6 月龄	3	出生后 24 小时内接种第 1 剂,第 1、2 剂间隔≥28 天
卡介苗	出生时	1	<3 月龄完成
脊灰疫苗	2、3、4 月龄,4 岁	4	第 1 剂接种脊灰灭活疫苗,第 2、3、4 剂接种二价脊灰减毒活疫苗。第 1、2 剂,第 2、3 剂间隔≥28 天
百白破联合疫苗	3、4、5 月龄,18~24 月龄	4	第 1、2 剂,第 2、3 剂间隔≥28 天
白破联合疫苗	6 岁	1	
麻风联合疫苗	8 月龄	1	
麻腮风联合疫苗	18~24 月龄	1	
乙脑减毒活疫苗	8 月龄,2 岁	2	
A 群脑膜炎球菌多糖疫苗	6~18 月龄	2	第 1、2 剂间隔 3 个月
A 群 C 群脑膜炎球菌多糖疫苗	3 岁,6 岁	2	2 剂间隔≥3 年;第 1 剂与 A 群脑膜炎球菌多糖疫苗第 2 剂间隔≥12 个月
甲肝减毒活疫苗	18 月龄	1	

二、疫苗和疫苗可预防疾病的相关知识

(一) 脊灰疫苗

脊灰疫苗可以预防脊髓灰质炎。接种对象主要为≥2 月龄儿童。我国自 2016 年 5 月 1 日起实施了新的脊灰疫苗免疫策略,停止使用三价脊灰减毒活疫苗,用二价脊灰减毒活疫苗替代三价脊灰减毒活疫苗,并将第 1 剂脊灰灭活疫苗纳入国家免疫规划。免疫程序为:2 月龄接种 1 剂灭活脊灰疫苗,3 月龄、4 月龄 4 岁各接种 1 剂二价脊灰减毒活疫苗。第 1、2 剂,第 2、3 剂间隔均≥28 天。

接种疫苗之前,应如实向预防接种医生告知儿童身体健康状况。若有感冒、发热、腹泻等症状,待恢复健康后进行补种;口服脊灰减毒活疫苗接种后半小时避免热饮。儿童接种疫苗后,若出现轻度发热等一般反应,通常不需处理。若高热不退或伴有其他并发症,应及时到医院就诊。

（二）麻疹、流行性腮腺炎、风疹疫苗

包括麻疹-风疹联合疫苗（麻风疫苗）、麻疹-流行性腮腺炎-风疹联合疫苗（麻腮风疫苗）等，可以预防麻疹、流行性腮腺炎和风疹。接种对象主要为≥8月龄儿童。免疫程序为：儿童在8月龄接种1剂麻风疫苗，18～24月龄接种1剂麻腮风疫苗。

接种疫苗之前，若有感冒、发热等症状，请咨询预防接种医生，根据医生建议进行接种。儿童接种疫苗后，若出现轻度发热等一般反应，通常不需处理；若高热不退或伴有其他并发症，应及时到医院就诊；若儿童此前注射过免疫球蛋白，则应间隔≥3个月接种含麻疹成分疫苗，以免影响免疫效果。

（三）百白破联合疫苗（儿童型）

吸附无细胞百白破联合疫苗可以预防百日咳、白喉、破伤风。接种对象主要为3月龄～6岁儿童。免疫程序为：儿童在3、4、5月龄及18～24月龄各接种1剂，第1、2剂，第2、3剂间隔均≥28天。接种疫苗后局部可能有硬结，1～2个月即可吸收，接种第2剂时应换另一侧部位。

（四）白破联合疫苗（儿童型）

吸附白破联合疫苗可以预防白喉和破伤风，接种对象主要为12岁以下儿童。

免疫程序为：儿童在6岁时接种1剂。

（五）卡介苗

卡介苗主要预防儿童结核性脑膜炎和粟粒性结核。接种对象主要为≤3岁儿童。免疫程序为：婴儿在出生时接种1剂，<3月龄完成接种。

接种疫苗之前，应如实向预防接种医生告知儿童身体健康状况，若有感冒、发热等症状，待恢复健康后进行补种。未接种卡介苗的<3月龄儿童可直接补种；3月龄～3岁儿童对结核菌素纯蛋白衍生物或卡介菌蛋白衍生物试验阴性者，应予补种；≥4岁儿童不予补种。接种卡介苗后2周左右，局部可出现红肿浸润，随后化脓，形成小溃疡，流出一些分泌物，一般8～12周后结痂，留有一个瘢痕，这是接种卡介苗后的正常反应，一般不需要进行处理，但要注意不能热敷，保持局部清洁，防止继发感染。

（六）乙肝疫苗

乙肝疫苗可以预防乙型病毒性肝炎。接种对象主要为新生儿。免疫程序为：婴儿在出生时、1月龄、6月龄各接种1剂，第1、2剂间隔≥28天，第2、3剂间隔≥60天。

乙肝表面抗原（HBsAg）阳性或不详母亲所生新生儿应在出生后24小时内尽早接种第1剂乙肝疫苗，其所生早产儿、低体重儿也应在24小时内尽早接种第1剂，但在该早产儿或低体重儿满1月龄后，再按0、1、6月程序完成3剂次乙肝疫苗接种。HbsAg阴性母亲所生新生儿也应在出生后24小时内接种第1剂乙肝疫苗，最迟在出院前完成。危重症新生儿，如极低出生体重儿、严重出生缺陷、重度窒息、呼吸窘迫综合征等，应在生命体征平稳后尽早接种第1剂乙肝疫苗。

（七）甲肝疫苗

甲肝疫苗可以预防甲型病毒性肝炎，接种对象主要为≥18月龄儿童。免疫程序为：儿童在18月龄接种1剂甲肝减毒活疫苗；或在18月龄及24～30月龄各接种1剂甲肝灭活疫苗，两剂间隔≥6个月。接种人免疫球蛋白者应间隔≥3个月再接种甲肝减毒活疫苗，以免影响免疫效果。

(八) 流脑疫苗

A 群流脑多糖疫苗可以预防 A 群流行性脑脊髓膜炎；A+C 群流脑多糖疫苗和 A+C 群流脑多糖结合疫苗可以预防 A 群、C 群流脑；ACYW135 群流脑多糖疫苗可以预防 A 群、C 群、Y 群、W135 群流脑。A 群流脑疫苗接种对象主要为 6 月龄～15 岁人群；A+C 群流脑多糖疫苗接种对象为≥2 岁儿童。免疫程序为：儿童在 6～18 月龄接种 2 剂 A 群流脑多糖疫苗，且间隔≥3 个月。儿童在 3 岁和 6 岁各接种 1 剂 A+C 群流脑多糖疫苗，且间隔≥3 年，接种第 1 剂 A+C 群流脑多糖疫苗与 A 群流脑多糖疫苗第 2 剂间隔≥1 年。其他流脑疫苗免疫程序请参照疫苗产品说明书。

(九) 乙脑疫苗

乙脑疫苗可以预防流行性乙型脑炎。接种对象主要为≥8 月龄儿童。免疫程序：儿童在 8 月龄和 2 岁各接种 1 剂乙脑减毒活疫苗；或在 8 月龄接种 2 剂乙脑灭活疫苗，且间隔7～10 天，而后在 2 岁和 6 岁各接种 1 剂。接种免疫球蛋白者应间隔≥3 个月接种乙脑减毒活疫苗，以免影响免疫效果。

第三节 免疫规划健康教育的方法

免疫规划健康教育的根本是通过有计划、有组织的健康教育活动，开展有针对性的免疫规划知识的传播和行为干预，让儿童家长/监护人了解免疫规划对预防传染病的重要意义，改善其对免疫规划的认知水平，提高儿童家长或监护人主动获取免疫规划服务的需求。在开展健康教育活动时，要具体分析影响免疫规划发展面临的主要问题，确定明确的工作目标和人群，制订有针对性的宣传策略和干预活动，评价健康教育活动的效果。

一、分析现状

分析现状主要是开展预防接种服务需求方面的问题分析。问题可能是知识水平方面的，意识和态度方面的，或行为方面的，也可能兼而有之。问题可以从既往的研究资料、常规监测，或开展现况调查获得，这个调查结果将成为确定干预人群、制订干预策略的依据。

二、确定目标和干预人群

(一) 目标

分总体目标和具体目标。总体目标是指开展免疫规划健康促进活动最终要达到的目标，具体目标是指通过现状分析后确定的需要解决的问题。

(二) 干预人群

干预人群是指通过对相关信息和环境情况的分析，确定阻碍实施免疫规划的主要因素和发生问题的特定人群。干预人群可以分为一级干预人群和二级干预人群，一级干预人群为儿童家长或监护人，二级干预人群为对儿童家长或监护人有影响的人，如乡村医生、预防接种人员、行政领导、宗教领袖和学校老师等。如某地留守儿童疫苗接种率不高，调查发现群众愿意对儿童进行预防接种，认为"打预防针对孩子健康有好处"，但儿童家长不知道在哪里接种疫苗、不清楚下次什么时间接种、不了解及时和全程接种疫苗的重要性等。为了提高儿童家长主动寻求预防接种服务的意识，可以通过培训乡村医生，提高他们信息传播的能力和技巧，再由他们向儿童家长进行预防接种知识的宣传。

三、确定宣传策略

在明确了干预对象和期望达到的目标后,需要制订具体的宣传策略。宣传策略制订的任务就是根据前期确定的干预目标,分析干预人群特征和实施宣传所必须的社会环境和资源条件,从而选择一种最佳的宣传途径和方法。

在确定宣传策略时,首先考虑干预人群需要解决的问题,明确哪些行为可以通过社会或社区交流和个体干预得到改变。

(一) 分析干预对象的特点

包括两个层面,即个体层面和社会层面。个体层面包括干预对象的民族、宗教、习惯、信仰、卫生保健知识水平、对待疾病的态度;社会层面包括人与人关系、家庭关系、社区关系、获得信息的渠道。一般通过调查获取这些信息,通过分析掌握每个层面的一些特征可能对个体行为的影响。具体方法如下:

1. 召开座谈会 通过邀请当地卫生行政部门、预防保健机构、社区管理机构和基层接种单位的领导、专家、技术人员以及群众代表参加座谈讨论,集中大多数人的意见,分析和确定影响干预目标的主要障碍或问题。

2. 分析文献资料 从当地卫生部门、统计部门公布的信息资料、专题报告或发表的文献中获取影响干预目标方面的资料,归纳出主要的障碍节点。

3. 流行病学调查 发现影响干预目标最主要的问题和需要优先解决的问题,并分析引起这些问题的因素是什么。

(二) 确定优先进行信息沟通和传播活动的原则

确定优先活动在于真实地反映社区存在的群众最关心的健康问题,以及反映各种特殊人群存在的特定健康问题,决定最重要、最有效的且能达到最高效益的活动。优选的原则是:

1. 重要性 主要看疾病或健康问题的频度和危害程度,通过分析社区人群中发病率、病残率、死亡率以及疾病或健康问题造成的疾病负担、社会负担、康复成本、经济损失等来确定其重要性。

2. 有效性 主要看疾病或健康问题是否能够通过健康教育手段得以解决;干预实施后,是否会收到明显的效果和社会效益。

3. 可行性 主要分析社会以及政策对疾病或健康问题干预的支持力度和有利条件,包括领导的支持、社会有关部门的配合,人力、物力、技术支援的条件,特别是经济资源的支持;以及健康教育是否会得到社区人群,尤其是干预对象的支持和赞同。

(三) 优选有效信息沟通和传播策略

1. 教育策略 以增加目标人群卫生保健知识和技能为主要目的,常用的方法包括三个类型:信息交流、技能培训、组织方法。

2. 社会策略 包括发展和运用政策、法律规章制度,来鼓励人们形成并巩固促进健康行为,规范和约束人们的危害健康行为。

3. 环境策略 通过改善和创造支持性环境,促进有益于健康行为的形成和巩固。

4. 资源策略 通过动员、筹集、分配、利用社区中有形和无形的资源、途径和方法。

(四) 确定各阶段主要内容

调研与计划设计阶段包括基线调查、确定干预对象、制订目标、设计监测和评价方案等。

准备阶段包括确定教育内容、选择教育方法、制作教育材料、建立教育网络、培训教育执行人员等。

执行阶段包括争取领导和社会支持，各种传播、干预手段的运用，对活动过程进行监测和评价，等等。

总结阶段包括收集、整理、分析资料、数据，撰写活动执行情况和总结报告，找出存在的问题和不足，提出今后改进的意见。

四、实施与评价

（一）实施

实施是要让所有参与人员按照工作计划和要求逐项落实。包括工作启动、人员培训、准备传播材料、做好每一项具体活动实施前的准备工作等，对每一项工作和每一个活动做好记录。并将取得的效果及时传播出去。在免疫规划健康教育实施过程中，需了解授权的策略、倡导的途径和方法以及多部门合作形式等方面的内容。

1. 授权的策略　对个人授权策略是让个人、家庭和社区具备预防接种知识、技能，使他们能够积极行动起来，主动提出预防接种的需求。对社区授权的策略包括促使社区有影响的重要人物以各种渠道表达他们接受预防接种的受益，以此来影响公众做出决策。

2. 倡导的途径和方法　对决策者的倡导是帮助其认识到预防接种是预防传染病最有效方法之一，使其对预防接种目标做出承诺，并制定实现该目标的公共政策，提供经费保障和支持系统；对专业人员和卫生服务提供者的倡导，应当使他们觉察公众的需求，以及根据需求调整卫生机构和服务方向；对公众代表倡导，是要吸引目标人群对免疫规划工作的关注，使他们对免疫规划工作给予有力支持。倡导途径和方法包括卫生部门要将重点放在强调健康对国家发展的影响，使公众意识到经济和社会发展中，预防接种与健康密切相关；让媒体对预防接种工作效果产生兴趣，支持媒体对免疫规划的宣传和推动工作；争取学术界和科研人员的支持，探索免疫规划工作面临的主要问题和解决方案。

3. 多部门合作　达到工作目标需要充分考虑部门间的合作，考虑将工作目标与合作部门的基本职责及任务联系起来。合作部门是否承诺开展合作以完成共同的目标，是合作成功的关键；协调组织之间的关系是导致部门合作成功的又一重要因素，在合作过程中，应明确各部门在合作中的地位关系、作用和职责，制订各方都认可的行动计划，有客观的系统来评价合作的工作结果，并及时反馈。

（二）评价

项目实施过程中需要开展过程评价，项目实施一定时期后需要开展效果评价。

过程评价是评价免疫规划健康教育实施过程中各项活动的执行情况，及时发现存在的问题，确保各项活动都能按照计划保质保量完成。过程评价最常采用的方法是信息收集，包括文字记录、数据、照片、音像资料、传播材料等。评价内容就是各项具体活动要达到的指标要求，例如在某县乡村防保人员接受预防接种规范培训达到 90% 以上。

效果评价是在免疫规划健康教育实施一定时期后，评价干预人群的改变是否达到预期目标，如某县儿童监护人对免疫规划核心信息的知晓率达到 80% 以上。最常用的方法是在干预开始前进行基线调查，干预结束后进行终期评估，两次调查用同样的方法进行，对收集的资料进行统计分析，比较各项指标的变化情况。

五、常用健康教育材料

根据以往开展的健康教育活动的经验,针对不同人群、不同需求,健康教育干预方法、喜爱的传播渠道和传播材料也会不同。应根据当地的调查研究,采用有针对性的传播材料,提高免疫规划健康教育活动的效果。

(一)传统健康教育材料

1. 黑板报与宣传栏 适宜于宣传目标人群共同需要的预防接种相关知识,内容可以及时更新,能及时跟进相关信息的动态,如相关政策、预防接种的重要性、季节性疾病、接种注意事项、接种流程等。宣传栏要做到字迹清楚、字体大小适合近距离阅读,整体版面美观,适当配以插图美化版面。黑板报版面有限,文章必须短小精悍,语言高度简练。每篇文章一般200字为宜,定期更换。

2. 招贴画、宣传画、海报 招贴画、宣传画、海报是一种张贴在公共场合,能传递预防接种相关信息的印刷广告形式。其特点是:信息传递快,传播途径广,时效长,可连续张贴,大量复制。由于其特点,决定了这种类型的宣传材料更适宜于唤醒人们对预防接种的关注,有时也具有传播预防接种知识的作用。

招贴画、宣传画、海报的设计和制作要点:一是信息简洁、突出;二是图文并茂,字数不宜过多;三是字体大小合适,站在距离1m处,能看清上面的文字;四是数字一般用阿拉伯数字,尽量不要用英文、化学名称、学术用语。

国家卫生计生委疾控局和中国疾病预防控制中心设计制作的全国2015年"儿童预防接种日"的宣传画,主题是"预防接种——孩子的权力,社会的责任。"(图11-1)

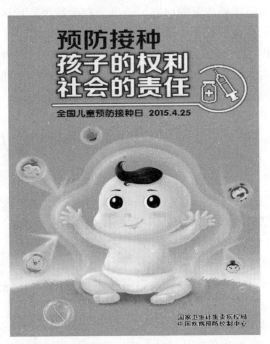

图 11-1 2015 年全国"儿童预防接种日"宣传画(来自中国疾病预防控制中心网站)

3. 标语、横幅 开展预防接种活动可以用标语和横幅在当地制造舆论,引起群众关注。另外,还可以使用标语/横幅来传播预防接种知识中的关键信息,或者是传播与预防接种密切相关的政策内容。例如,在补充免疫活动中,我们可以利用横幅简洁将活动的内容、时间、对象告知群众。

标语和横幅形式简单,横幅多以横向排列的大号文字印制或写在横向的红色条幅上为主要形式,而标语也可以写在横向或纵向的不太宽的纸上甚至直接刷在墙体上。字体是老百姓熟悉、能读懂的即可,字号通常较大,极少配图画,但是可以使用图形简单的明显的标识或徽标。落款可写在末行正文的下方。

4. DVD 光碟、录像带 DVD 光碟、录像带属于影像材料,其特点是直观、生动,以声音和影像的形式传播预防接种知识、技能,指导人们的行为。此外,DVD 光碟、录像带材料可以重复使用,传播的信息稳定,避免在人际传播中信息的损失或由于传播者自己理解局限性而造成的信息偏误。DVD 光碟、录像带可在预防接种门诊的候诊区域、健康教育室播放,也可以在预防接种宣传期间或特殊的补充免疫活动期间在室外播放。

5. 电子显示屏 电子显示屏可用来显示文字、图形、图像、动画、行情、视频、录像信号等各种信息,电子显示屏适用于简单信息的传播。设立在预防接种门诊大厅,用于介绍门诊服务的概况、为就诊者提供疫苗程序、二类疫苗价格表等,传播预防接种知识;设立在接种门诊的候诊区域,用于等候叫号、诊室分配,门诊医生的简单介绍;设立在社区、广场、公路主干道等场所,用于提示大型预防接种活动及疫苗可防治疾病等相关重要信息。

6. 折页 宣传折页具有发放形式多样、便于携带、方便保存的特点,折页数一般在 3~4 页。一份材料应主要围绕一个主题内容进行说明,文字力求通俗易懂、言简意赅,配有说明性强的图片,印刷精良,以增强材料的吸引力。

免疫规划宣传工作中,开发的折页通常用来向公众介绍某一种疫苗可预防疾病的预防接种知识、国家主要的预防接种政策等内容。若准备在少数民族地区发放,还应考虑使用少数民族语言文字,设计风格也应符合当地居民的习俗和偏好。

7. 宣传单 宣传单制作过程简单,有时由卫生主管机构设计制作后发放至基层医疗卫生机构,也可由基层机构自行设计制作。传单主要由文字形成简单的疫苗接种和疾病预防信息,成本较低,但不易被留存,适用于针对某一任务或急需解决某一问题时使用。

8. 小册子 小册子大多由免疫规划专业机构编写、印刷,发放至社区等基层医疗卫生服务机构。其形式类似于书籍,以文字为主,信息量大,内容丰富。有些小册子还有完整的故事情节,可读性强。

9. 实物性宣传材料 实物性宣传材料指将免疫规划相关信息负载在日常生活中经常使用的实物之上,让人们在日常使用这些物品时,能同时学习预防接种知识,强化疫苗接种意识。通常用于承载健康信息的物品包括一次性纸杯、纸扇子、雨伞、卫生纸巾包装、毛巾、购物袋、挂历台历、笔记本等。

(二)新媒体宣传教育材料

新媒体是相对传统媒体而言的,是利用数字技术、网络技术,通过互联网、宽带局域网、无线通信网、卫星等渠道,以及电脑、手机、数字电视机等终端,向用户提供信息和娱乐服务的传播形态。新媒体可以分为网络新媒体、手机新媒体、电视新媒体。

1. 微信 预防接种医务人员可以通过微信发布疫苗针对性疾病的相关健康知识,评论并回复一些儿童监护人提出的问题。预防接种医务人员在使用微信传递信息时,应客观陈述和评论事件,慎重处理网民对现实问题的诉求。在利用微信传输信息时,无需像在电视广告中和官方网站中采用正式的官方语言,可以更加口语化,拉近与儿童监护人之间的距离。

微信传播速度快、不可更改、不可撤销,使用微信传播信息应慎之又慎;注意在突发事件中用好微信。利用微信传输信息的健康教育方式较新颖,能和儿童家长互动,解答他们在预防接种过程中的疑惑;时效性强,儿童家长能在较短的时间内获得答案;绿色环保的健康教育形式也易被公众接受。

2. 微信公众平台 微信公众平台是在微信基础平台上新增的功能模块,每一个人都可以用一个 QQ 号码建立打造自己的微信公众号,并在微信平台上实现和特定群体的文字、图片、语言的全方位沟通和互动。微信平台的传播方式是一对多的传播,可以直接将消息推送到手机。微信是一个为智能手机提供使用的应用程序,城市居民智能手机使用率较高,因此城市中使用的可操作性和可及性更强,社区卫生服务中心(站)可建立微信公众平台,通过微信公共账号定期向儿童家长推送预防接种知识信息,家长可在平台上提问,也能得到及时回复。

3. 手机短信 预防接种工作可利用手机向受种儿童监护人传播预防接种信息。尤其在偏远的农村地区,用手机短信代替入户通知提醒儿童监护人及时接种,突显其方便、迅捷、经济等特点。预防接种单位不仅可以利用短信进行接种预约,还可以向儿童监护人介绍预防接种相关知识。

4. 公交、地铁移动电视 移动电视主要是通过在公交车辆、商场超市、机场码头、楼宇广场、医院诊所等各类公共场所安装移动电视显示屏进行无线数字电视信号接收和播放。公交、地铁移动电视是移动电视媒体传播形式之一,具有移动、传播力广、受众范围大的特点。在大型的强化免疫活动前,可以利用移动电视在车厢内进行宣传,告知公众当前免疫活动的重要性、内容、接种对象等信息。

六、沟通

为确保免疫规划工作顺利实施,预防接种工作人员不但需要具有较强的专业知识,还要具备良好的沟通技能和技巧,为不同的受种者或者其监护人提供有针对性的指导。个性化指导是免疫规划宣传工作中常用的人际传播形式,预防接种工作人员通过传播健康知识并传授有关的健康技能,说服受种者监护人接受疫苗接种的过程。下面以接种门诊常见的预约儿童家长和知情告知等工作为例进行阐述。

(一) 预约通知

在实施接种工作前,接种工作人员要通知儿童家长或者监护人,告知其接种疫苗的种类、时间、地点和相关要求。基层接种单位较常采用面对面的口头告知(含入户通知)、派发预约通知单、电话和手机短信告知等方式,此外广播通知在部分偏远山区、农村地区也是常用手段。只有良好的沟通,才能获得有效的预约通知。而预约通知的效果直接影响到儿童家长或者监护人带儿童接种疫苗的行为,需要接种工作人员用能够理解的语言和能够接受的方式为儿童家长或其监护人提供需要的信息。

(二) 知情告知

《预防接种工作规范》规定,接种工作人员要告知受种者或者其监护人所接种疫苗的品种、作用、禁忌、不良反应以及注意事项。口头及文字方式告知是预防接种前常用的告知形式,其中面对面地口头告知是较好沟通方式,易于信息交流和反馈。对具有一定文化、有较好理解能力儿童家长,可采用文字告知方式,如使用《知情同意告知书》。当受种者或者其监护人遇到疑惑时,会选择与接种工作人员沟通,这时文字告知往往要与口头告知相结合。知情告知时,需要根据受种者或者其监护人的特点,选择适宜的方式,通俗易懂的语言、深入浅出的解释更易获得受种者或其监护人的理解。

（周玉清　余文周　梁　辉）

参考文献

1. 国务院.疫苗流通和预防接种管理条例(修订版).2016.
2. 国家卫生计生委.预防接种工作规范(2016 年版).2016.
3. 国家卫生计生委.国家免疫规划疫苗儿童免疫程序及说明(2016 年版).2016.
4. 王国强.中国疾病预防控制 60 年.北京:中国人口出版社,2015.
5. 迮文远.计划免疫学.第 2 版.上海:上海科学技术文献出版社,2001.
6. 王陇德.预防接种实践与管理.北京:人民卫生出版社,2006.
7. 田本淳.健康教育与健康促进实用方法.北京:北京大学医学出版社,2007.
8. Susan Goldsteina, Noni E. MacDonaldb, Sherine Guirguisc, etc. Health communication and vaccine hesitancy. Vaccine,2015,33:4212-4214.

第十二章

学校传染病防治健康教育

传染病疫情是最常见的学校突发公共卫生事件。学校常见的传染病主要有呼吸道传染病和肠道传染病。前者如传染性非典型肺炎、流行性感冒、腮腺炎、水痘、麻疹、风疹、肺结核等;后者如细菌性痢疾、感染性腹泻、伤寒或副伤寒、甲肝等。学校是一个特殊的场所,人员密度大、师生相互接触较为密切,一旦发生传染病疫情,处置不当易造成暴发流行。不仅危及师生生命安全,而且还可能影响社会的和谐稳定。

尽管学校传染病疫情具有严重的危害性,但是只要采取有效的防控策略和措施,防患于未然,传染病疫情风险是可以规避的。学校传染病防治的健康教育是控制传染病疫情在学校发生、发展的重要策略之一。

第一节 学校传染病防治健康教育的目标、意义与特点

一、学校传染病防治健康教育的目标

通过有计划地开展学校传染病防治健康教育,培养学生的传染病预防意识与公共卫生意识;掌握必要的传染病防治知识和技能,促进学生自觉地采纳和保持有益于健康的行为和生活方式、改变传染病发生发展的不良行为;促进学生遵守学校各项卫生制度、维护健康的公共环境,降低学校传染病的发生,预防学校传染病的流行与暴发。根据 2008 年教育部《中小学健康教育指导纲要》和 1993 年《大学生健康教育基本要求》,对学校预防传染病健康教育提出以下目标:

1. 小学生

(1)知道个人卫生习惯对健康的影响,初步掌握正确的个人卫生知识;了解环境卫生对个人健康的影响,初步树立维护环境卫生意识。

(2)了解肠道寄生虫病、常见呼吸道传染病等疾病的基本知识及预防方法。

(3)掌握常见肠道传染病、虫媒传染病基本知识和预防方法,树立卫生防病意识;了解血吸虫病对健康的危害,掌握预防方法。

2. 中学生 了解艾滋病基本知识和预防方法,增强抵御艾滋病的能力。正确对待艾滋病病毒感染者和患者。

3. 大学生 重点掌握几种威胁大学生健康的传染病、特别是传染性肝炎、结核病、肠道传染病的有关知识,预防这些疾病对自己的侵袭和在校园内的传播。

二、学校传染病防治健康教育的意义

学校是开展传染病防治健康教育最必要、最理想、最有潜力的场所,其意义表现在:

1. 学校容易造成传染病的暴发和流行 尽管学校通常不是传染病起源地,但鉴于学校人群密集、设施使用频度高等特殊性,为各种传染病的传播、流行甚至暴发流行创造了条件。加强对学生开展传染病防治的健康教育是预防学校传染病发生的重要策略之一。

2. 学校有数量巨大的受教育群体 据 2010 年第六次全国人口普查,我国 6～22 岁儿童青少年 3.1 亿,占全人口的 23.27%。通过开展学校传染病防治健康教育,不仅使学生自身受益,对全民族的健康和整个国家的传染病防控也能产生积极影响。

3. 学生是接受健康教育的重要人群 儿童青少年正值生长发育和健康行为形成的关键期,具有可塑性,易于接受和传播健康信息和技能。通过健康教育,可使学生培养良好的卫生习惯和健康行为、改变或摒弃不良的习惯和行为,通过"小手拉大手",还可将健康习惯和行为辐射到家庭和社区,对父母和社区成员的健康行为产生重要影响。

4. 学校能保障健康教育实施、取得理想效果 学校不仅有稳定的教育场所、稳定的教育师资,还有完整、系统的教育体系、教育资源、教育设施和教育手段。通过体育与健康课程或与其他学科教育结合,有利于传染病防治健康教育的实施,有利于学校传染病防治的工作开展,有益于每个学生个体的发展,极大地促进全民综合素质的提高。

三、学校传染病流行的特点

传染源、传播途径和易感人群是传染病流行的基本条件,缺一不可。而流行的强度大小则取决于传染源的多少,易感者的密度,传播途径实现几率大小和病原微生物致病力的强弱。学校易感者密度高,传染源又容易进入学校;传播条件极易实现。所以学校容易造成传染病的暴发和流行。

(一) 学校是传染病发生和流行的高发场所

学校是人群高度集中的场所。学生集中在教室里与老师、同学一起学习生活,相互之间接触十分密切,如果学校卫生制度不健全,教室通风设施不好,学生卫生习惯不好,可为传染病的发生提供条件。

(二) 学校是传染病的集散场所

学生流动性强,每天早上从各个家庭来到学校,晚上又从学校回到各个家庭去,在每天往返的过程中,可以将传染病从社会的每个角落传入学校,又从每个学校传出到每个家庭和社会,学生的流动性为传染病的流行提供了条件。

(三) 学校传染病具有年龄特点(儿童少年时期患病特点)

学生年龄范围大,其年龄可以幼儿园的 3～6 岁、小学 7～12 岁、中学 13～18 岁到大学的 19～24 岁。学校传染病发生的种类与流行程度,具有鲜明的年龄特征,除与生长发育水平、自身免疫能力有关外,也与集体生活、学习条件密切相关。学生特别是幼儿园儿童和小学生机体免疫水平尚未发育完善、抵御传染病的能力不足,加之卫生习惯不好、疾病预防和健康意识不够,因而是传染病的易感人群。

(四) 学校传染病具有季节性

学校传染病的流行与社会上传染病流行一样,具有明显的季节性变化。冬春季呼吸道传染病多发;夏秋季则以肠道传染病为主。此外,学校传染病的消长还与学校寒暑假及开学有密切关系。

第二节　学校传染病防治健康教育的重点内容

一、针对生物学基础的教育内容

传染病是指能够在人群中或人和动物之间引起流行的感染性疾病,对人体危害很大。传染病种类繁多,常见的学校传染病有手足口病、水痘、麻疹、风疹、肺结核、流行性腮腺炎、其他感染性腹泻病、流行性感冒和急性出血性结膜炎等。

1. 认识常见传染病　包括发病原因、一般临床表现和流行特征,以手足口病为例介绍如下:

(1)发病原因:手足口病是由肠道病毒引起的传染病,多发生于婴幼儿,可引起手、足、口腔等部位的疱疹,个别患者可引起心肌炎、肺水肿等并发症。引起手足口病的肠道病毒有20多种(型)。该病的潜伏期为2～7天。

(2)一般临床表现:多以发热起病,一般为38℃左右;同时在口腔、手足、臀部出现皮疹,或出现口腔内溃疡,部分患者早起有咳嗽等感冒样表现。

病情较轻的患儿不出现发热,只表现为手、足、臀部皮疹或疱疹性咽峡炎。

严重并发症:持续高热,病情发展迅速,多种发病后3～5天内出现中枢神经系统、呼吸系统、循环系统严重并发症,并可引起死亡。死亡原因主要为脑水肿、脑疝,中枢性呼吸、循环衰竭。

(3)流行特征:手足口病多发于学龄前儿童,5岁以下儿童居多,尤其是3岁以上婴幼儿多发,成人也可感染。手足口病多发于4～9月份气温较高的季节,因为肠道病毒只在夏季及初秋流行,每年的6～9月为高峰期,气温低的地区并不利于肠道病毒的生存。

2. 控制传染源的知识

(1)动物源性及虫媒传染病传染源的控制知识和方法

1)远离病死禽畜类,不吃野生动物

预防要点:家禽、野鸟和类禽等对禽流感病毒比较敏感,容易发生禽流感。禽流感病毒可通过人体的消化道和呼吸道感染人类。

应对措施:一旦接触过禽鸟或禽鸟粪便,要立刻用肥皂和清水彻底清洁双手;进食禽肉、蛋类要彻底煮熟;远离病死的禽畜类,不吃病死禽畜类的肉和内脏;不接触和食用野生动物。

2)防止蚊虫叮咬和动物咬伤

预防要点:蚊虫叮咬,可传播流行性乙型脑炎、疟疾、血丝虫病等,防止蚊虫叮咬可以阻断上述疾病的传播。动物咬伤和抓伤易传播狂犬病病毒,导致受伤人员患狂犬病。狂犬病是目前病死率极高的传染病,几乎达100%。

应对措施:尽量少接触家养动物,不与宠物打闹。动物咬伤和抓伤的伤口要及时用清洁的水冲洗,冲洗时最好使用肥皂水,同时用酒精或碘酒消毒,不可包扎;要立刻到就近的疾病预防控制机构或医院注射狂犬疫苗。夏天在蚊虫多的场所睡觉应使用蚊帐。

(2)消毒隔离的基本知识

1)预防要点包括:每日对玩具、个人卫生用具、餐具等物品进行清洗消毒;进行清扫或消毒工作(尤其清扫厕所)时,工作人员应戴手套,清洗工作结束后应立即洗手;每日对门把手、楼梯扶手、桌面等物体表面进行擦拭消毒;保健老师或班主任每日进行晨检,发现可疑患儿时,要对患儿采取及时送诊、居家休息的措施,并对患儿所用的物品立即进行消毒处理;患儿增多时,要及时向卫生和教育部门报告;根据疫情控制需要,当地教育和卫生部门可决定采取放假措施。

2)应对措施包括:发热、头痛、咳嗽时要及时就医;发热、全身疼痛并伴呕吐时要及时就医;皮肤和口腔黏膜出现出血点或瘀斑时要及时就医;腹痛、腹泻、呕吐时要及时就医;眼睛红肿、畏光、痒痛时要及时就医。

3. 切断传播途径的知识　针对不同类型传染病传播途径,教给学生相应的预防知识。

(1)呼吸道传染病:主要经空气传播(飞沫、飞沫核及尘埃),如流行性感冒、麻疹、流行性脑脊髓膜炎等。

预防措施:教室、寝室要保持整洁、卫生,经常开窗通风换气;教室、寝室清扫宜用湿式清扫法,打扫卫生时要洒水;冬春季节到人群聚集的公共场所活动时提倡戴口罩;咳嗽、打喷嚏时遮掩口鼻;因感冒克服不了吐痰,应准备卫生纸,吐在纸上,再扔进垃圾桶。

(2)消化道传染病:主要经水、食物传播,如手足口病、痢疾、其他感染性腹泻病等。

预防措施:不吃无证摊贩经销的食品;不吃过期变质食品;不吃未经加热的剩饭剩菜;不吃加工不当的凉拌菜;不吃未清洗干净的瓜果;防止食物被苍蝇、老鼠和蟑螂污染;不直接喝沟、河、塘、井的水,自来水也要烧开后才能饮用。

(3)性传播传染病:主要经血液、体液传播,如乙肝、艾滋病、丙肝、梅毒、淋病等。

预防措施:不与他人共用毛巾和牙刷等洗漱用品;不吸毒,不与他人共用注射器;尽量不输血,尽量不注射血制品;采取安全性行为,正确使用质量可靠的安全套。

二、常见学校传染病预防健康教育知识要点

根据全国 2013 年学校传染病发病与死亡报告,对学校开展传染病防控健康教育的重点甲乙类法定传染病种类为肺结核、乙肝、猩红热、痢疾和伤寒或副伤寒。重点丙类传染病为流行性腮腺炎、手足口病、其他感染性腹泻病、流行性感冒和急性出血性结膜炎。

鉴于传染病疫情的年龄分布,不同学段开展教育的重点不同,幼儿园和小学生为流行性腮腺炎、手足口病、流行性感冒、急性出血性结膜炎和猩红热,初中、高中生和大学生为肺结核、乙肝、登革热、痢疾以及艾滋病。学生预防常见传染病知识要点,可参考教育部官方网站《小学生预防常见传染病知识要点》《中学生预防常见传染病知识要点》《倡导健康生活方式,积极预防手足口病》。

依据《中小学健康教育指导纲要》(教体艺[2008]12 号)、中小学健康教育规范(GB/T 18206-2011)以及《学校结核病防控工作规范(2017 版)》的要求,针对不同学习阶段学生合理安排传染病预防相关的知识和技能作为本校的健康教育内容。

(一) 幼儿园、小学 1～2 年级

(1)不随地吐痰,咳嗽打喷嚏时遮掩口鼻。

(2)不共用毛巾和牙刷等洗漱用品。

(3)正确的洗手方法。

(4)经常开窗通气有利健康。

(5)蚊子、苍蝇、老鼠、蟑螂等会传播疾病。

(6)接种疫苗可以预防传染病,家里养狗要注射疫苗。

(二) 小学 3～4 年级

(1)不吃不洁、腐败变质、超过保质期的食物,饭菜要做熟,生吃蔬菜水果要洗干净。

(2)学生应接种的疫苗。

(3)认识传染病(重点为传播链)。

(4)常见呼吸道传染病的预防(流感、水痘、腮腺炎、麻疹、流脑等)。

(5)消化道传染病的预防。

(6)动物咬伤的处理:立即冲洗伤口,及时就医,及时注射狂犬病疫苗。

(三) 小学 5～6 年级

(1)常见肠道传染病(细菌性痢疾、伤寒与副伤寒、甲型肝炎等)的预防。

(2)疟疾的预防。

(3)血吸虫病的预防(可根据各地实际发病情况选择)。

(4)流行性出血性结膜炎(红眼病)的预防。

(四) 初中

(1)乙型脑炎防治的基本知识。

(2)疥疮等传染性皮肤病防治的基本知识。

(3)结核病防治:出现咳嗽、咳痰 2 周以上,或痰中带血,应及时检查是否得了肺结核;不随地吐痰,咳嗽、打喷嚏时掩口鼻、戴口罩可以减少肺结核的传播;肺结核患者应该到医院接受正规治疗,规范全程治疗,绝大多数患者可以治愈,还可避免传染他人。

(4)肝炎防治:认识肝炎;了解甲型肝炎的预防;了解乙(丙)型肝炎的预防;不歧视乙型肝炎患者及感染者。

(5)艾滋病防治:掌握艾滋病的基本知识;认识艾滋病的危害;掌握艾滋病的预防方法;判断安全行为与不安全行为;拒绝不安全行为的技巧;学会寻求帮助的途径和方法;了解与预防艾滋病相关的青春期生理和心理知识;了解吸毒与艾滋病;不歧视艾滋病病毒感染者与患者。

(五) 高中

肝炎、结核、艾滋病流行趋势及对社会经济带来的危害;HIV 感染者与艾滋病患者的区别;艾滋病的窗口期和潜伏期;无偿献血知识;不歧视艾滋病病毒感染者与患者、艾滋病的预防方法;结核病、艾滋病防治核心知识(可参考 2017 年《学校结核病健康教育宣传核心知识》、2016 年《青年学生艾滋病防治核心知识》)。

(六) 大学

肝炎、结核、性病与艾滋病(艾滋病流行特点、MSM 与 HIV 感染等)、登革热、痢疾等传染病的防治核心知识。

第三节 学校传染病防治健康教育的策略、措施、方法

在学校日常的教学活动中,教师可结合学校传染病防治健康教育的内容,根据学校和学生的特点及需求,灵活选取适宜的活动形式。

一、课堂教学

1. 开展健康教育系列课程或专题讲座　教师在开展课程或专题讲座过程中,应根据不同年级的学生特点,有针对性地设置传染病健康教育内容;遵循教学手段多样化、强调互动参与度、渗透医学案例,描述语言生动形象等教学原则。

(1)传染病健康教育系列课程:系列课程是以班级教学的方式,为每位学生提供多重机会探究传染病预防的健康理念,协助学生产生并保持一些有益于其他个体、家庭和社区的健康行为,从我做起,预防传染病的产生和传播,以及正确看待传染病患者。

对于低年级的学生,建议以多媒体的方式带给学生丰富的教学资源,如视听教材(生动有趣的 PPT、预防传染病动画视频等)、道具、篇幅短小且易懂的阅读材料、有教育意义的小游戏等。

对于高年级的学生,建议采用教科书教学与多媒体教学结合的方式,鼓励学生以团体活动的形式,5~6 人一组一起探究教材,通过情景模拟重现、对传染病防治关键环节的讨论等互相帮助学习,深入了解相关知识,重视对传染病患者的心理关怀。

(2)传染病健康教育专题讲座:专题讲座强调的是某一种传染病的主题健康教育,如红眼病预防讲座、水痘预防讲座、流行性感冒预防讲座、细菌性痢疾预防讲座等。这种教育形式具有针对性、灵活性、短期性等特点。

教师可通过讲故事、讲医学案例等方式引发学生对预防传染病的思考。在讲座上引导学生对当地或周围流传的故事、身边的传染病案例等进行讨论,分析其行为特征,共同讨论得出防治传染病的健康措施。另外,可在课前鼓励学生与家长沟通交流,询问一些问题,如:家庭成员中最严重的、潜在的可能引发传染病的健康问题是什么? 处理这些问题最好的方式是什么? 你是如何行动来避免这些问题的? 在讲座中学生们共同分享他们家庭中存在的预防传染病方面的知识。

2. 整合渗透到相关学科教学中　将预防传染病的健康教育内容,与相关学科的教学整合应用,如在品德与生活课程中,强调"针对心理疏导与道德教育内容"中的核心知识点;在科学课和生物课上,将传染病预防的"针对生物学基础的教育内容""养成卫生好习惯"等内容与生物知识教学结合起来;在体育课上,引导学生重视体育锻炼,强调增强体质对预防传染病、保持健康的重要性。

3. 结合实践类课程进行　在社会实践课、生物实践课中,模拟传染病在校园暴发的情景,组织学生根据理论课程上所学的预防传染病知识,参与到各个应急环节,使学生在实践中深入理解预防传染病的重要性,并加强其实际应对能力。

二、学生活动

鼓励开展以学生为主体、互动式的活动,充分调动学生参与。

1. 主题班会　以"预防常见传染病"为主题组织班会活动,开展讲故事、观看动画片、讨论等活动,学习相关知识与技能,鉴别正确行为与错误行为,引导学生合理饮食,倡导积极参加体育锻炼、保证睡眠、减少心理压力等良好行为习惯。

2. 校园广播　学校可根据手册中提供的以"预防学校传染病健康教育的重点内容"为广播材料及其他相关资料,在校园内广播,加深和巩固学生掌握的信息。

3. 墙报版报　根据手册提供的信息和资料,学生自主设计黑板报或手抄报,强化他们所学的知识,也可评选出优秀的手抄报,在班级或校内进行展览。

4. 其他活动　学校可组织多种比赛,加深学生对传染病预防的重视,如知识竞赛、作文竞赛等。

三、学校传染病宣传教育

应根据传染病流行季节的特点,每年至少两次集中开展重点传染病宣传教育。如:呼吸道传染病多为冬春季高发;消化道传染病多为夏秋季高发。

建议邀请社区健康工作者、疾病控制机构工作人员为学生讲解常见的学校季节性传染病的预防知识;或邀请常见传染病康复者现身说法,与学生们分享如何积极面对传染病,如何关爱身边的传染病患者等。

同时,在季节性学校传染病高发时期,可组织学生自行设计小卡片,根据不同传染病的主要传播途径等内容,温馨提示同学们要"加强体育锻炼""注意饮食卫生"等,选出优秀的小卡片作品粘贴在教室或走廊的墙壁上进行展示。

四、动员家长

利用多种形式,向家长宣传传染病预防知识,以取得家长的配合与支持。

1. 家长会　学校可定期召开家长会,加强对家长预防传染病的宣教,使家长重视对传染病预防的家庭教育,并倡导家长养成良好的行为习惯,做孩子的行为楷模。

2. 告家长书　结合学校预防传染病健康教育课程,编写预防传染病的《告家长书》,内容可参考"学校传染病健康教育的重点内容",通过学生将《告家长书》带给家长,并鼓励学生向家长讲述在课堂上所学的预防传染病知识。尤其在学校传染病高发季节,更应重视该措施的实施。

3. 亲子互动教育户外活动　学校每学期可组织一至两次亲子互动教育户外活动,在活动中,可考虑将预防传染病的小知识融入到一些有趣的亲子游戏当中,使家长和孩子一起在游戏中获得知识,寓教于乐。

五、效果评估

学校定期组织对学生传染病知识和行为的书面评估测试和卫生行为现场检查,以此评估学校传染病健康教育措施的效果,并督促学生学习传染病相关知识,养成良好卫生行为习惯。

六、教学活动示范案例

以下是为教师提供的课堂教学设计示范,供教师参考。教师可根据学校的实际情况,对教学的内容进行适当调整。

(一)活动一:看图回答问题

1. 围绕以上的这幅图(图 12-1),组织同学

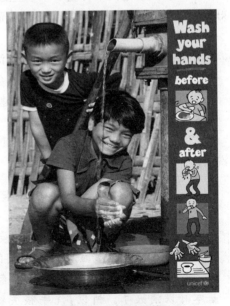

图 12-1　洗手图片

(图片来源:联合国儿童基金会)

讨论：

(1)图中的孩子在做什么？

(2)为什么要洗手，什么时候要洗手？

(3)你知道怎么正确洗手吗？

2. 教学提示

(1)组织同学就这幅图开展讨论，用这幅图为题材讲述一个故事，在全班上讲述和分享。

(2)故事内容可包括：图中的两个孩子是谁？他们在做什么之后洗手，他们手里拿了什么东西？他的洗手方法是否正确？

(3)教师总结时要指出正确洗手在预防传染病中的重要性。

(二) 活动二：游戏——为什么要洗手？

1. 目的　认识一些肠道传染病和禽流感等能通过不干净的手传播。

2. 需要准备的材料　喷壶、胶水、冷水、干花椒、香皂、胶皮手套，农村学校可能没有相应的材料。

3. 步骤

(1)请同学回答传染疾病如麻疹、流行性感冒等是如何传播的？ 如果大家一时答不上来，你可以打喷嚏或是咳嗽，然后拿起一个装满水的喷壶进行表演，以演示喷出的水会在人外界停留。向大家解释细菌通常可以通过人的口、鼻进入身体。

(2)请出5～6位同学，在他们的手上抹上一些胶水。然后再撒上一点干花椒代表着他人的细菌粘贴在你的皮肤上。告诉大家我们的手上经常会沾染细菌。

(3)请其中2位同学用冷水洗手。随后让大家观察他们手上是否还有存留的胶水和花椒。告诉大家仅用冷水洗手可能洗不净手上的细菌。

(4)请另2位同学用香皂洗手，随后让大家观察他们手上是否还有存留的胶水和花椒。告诉大家使用香皂洗手可洗干净手上的细菌。经常在饭前和便后洗手、经常洗澡，是一种良好的卫生保健习惯，可以预防很多传染病，包括禽流感。

4. 教学提示

(1)组织同学就以下的问题相互交流

1)为什么有些人会生病，有些人不会生病？你认为什么原因会让人生病？

2)哪些习惯和行为能够让人保持健康不生病？人们如何做才能保持健康？

3)正确洗手是保持健康的经验吗？

(2)根据知识卡1、知识卡2和知识卡3，讲解为什么要洗手，什么时候洗手和如何科学洗手。

知识卡 1　为什么要洗手？

"病经手入"——我们的一只手上一般都大约沾附有40多万个细菌。平时有些人手一闲下来就喜欢抠鼻子揉眼睛，这时候可能会导致鼻子、眼睛黏膜的破损，使呼吸道中的病菌、手上的病菌乘虚而入，侵袭我们的身体。

不过不用担心，有关研究表明经过用普通肥皂和流动水洗手3次后，杂菌就基本可以消灭了。所以，洗手很关键，建议大家要勤洗手。当然这不是说要不停地洗手。

知识卡 2　什么时候该洗手？

一般遇到以下几种情况,需要洗手:

1. 饭前饭后;

2. 便前便后;

3. 吃食物(药)之前;

4. 接触过血液、泪液、鼻涕、痰液和唾液之后;

5. 做完扫除工作之后;

6. 接触钱币之后;

7. 在室外玩耍沾染了脏东西之后;

8. 户外运动、作业、购物之后。

知识卡 3　如何科学洗手？

第一步:用流动的水充分浸湿手腕、手掌和手指。

第二步:用肥皂或洗涤液均匀涂抹,搓出泡沫,让手掌、手背、手指、指缝等都沾满,当然不要忘了反复搓揉双手及腕部(记得搓揉时间不应少于 30 秒)。

第三步:再用流动的自来水冲洗干净,直至手上不再有肥皂沫为止。注意冲洗时把手指尖向下,让水把香皂泡沫顺手指冲下,这样不会使脏水再次污染手和前臂啦!

当你拥有一双洁白干净的手时,你是不是觉得好心情也随之而来了呢? 那么让我们行动起来吧!

5. 教学小结　教学活动后,教师要进行小结,布置课后作业。

(三) 活动三:看短片讨论

组织学生观看短片,每个短片围绕几个问题引导学生进行讨论和分析,教师讲解、答疑、总结。

1. 观看短片　预防禽流感 Flash 动画。

预防禽流感 Flash 动画文字稿如下:

(1)什么是禽流感?

禽流感是由甲型流感病毒引起一种禽的传染性疾病。而且它的发病率和病死率都是很高的。

(2)什么动物容易传播禽流感?

家禽容易感染和传播禽流感病毒,鸭鹅等水禽对禽流感病毒具有较强的抵抗力,感染后不发病或有时仅轻微发病,但可长期排毒。野生鸟类,像鸽子、麻雀、乌鸦、燕子等也可以感染病毒并传染给家禽。

(3)什么家禽容易感染禽流感?

鸡、鸭、鹅、鹌鹑、火鸡等家禽。

(4)禽流感在禽类中是如何传播的?

禽流感主要通过病禽及其分泌物、排泄物,污染的饲料、水、禽笼、垫草、种蛋等进行传播。

(5)如果发现了禽流感的可疑病禽我们该怎么办?

如果发现了病死的家禽,我们不要自行处理,要及时向农牧业兽医和卫生部门报告。

（6）禽流感这么厉害,那鸡蛋什么的咱们以后还能吃吗?

在吃鸡蛋时也是要把它完全煮熟才可以吃,因为禽流感病毒就怕高温。在 56℃ 以下病毒 20 分钟就会死亡,在 70℃ 以下 2 分钟它就会死掉了。

（7）我们要怎样防止感染禽流感呢?

一定不要吃死的家禽。在禽流感疫情发生的时候,尽量避免与活的鸡鸭等家禽和鸟类接触,远离家禽和野鸟的粪便。另外,要买经过检疫的家禽和蛋类,注意个人卫生,勤洗手。

2. 问题

（1）什么是禽流感?

（2）禽流感是怎么传播的?

（3）什么家禽容易感染禽流感?

（4）发现禽流感的可疑病禽我们应该怎么办?

（5）预防禽流感我们应该怎样做?

第四节　学校传染病疫情暴发健康教育

一、学校传染病防治健康教育的政策要求

依据我国《传染病防治法》《学校卫生工作条例》等相关法律法规,学校传染病的预防控制是在教育行政部门的领导和管理下、卫生行政部门的监督和技术指导下所形成的防控体系。

2018 年 1 月,教育部办公厅下发《关于加强流感等呼吸道传染病防控工作的预警通知》（教体艺厅〔2018〕1 号）,部署春季学期开学流感等呼吸道传染病防控工作。要求各省、自治区、直辖市教育厅（教委）、新疆生产建设兵团教育局、部属各高等学校做好工作部署,落实晨检制度,开展健康教育,保持环境和个人卫生,酌情减少大型室内集体活动。

2017 年 12 月,教育部办公厅印发《关于进一步做好学校传染病防控与食品安全工作的通知》（教体艺厅〔2017〕6 号）。要求强化责任意识,加强组织领导;切实加强结核病等传染病防控工作;切实加强学校食品安全管理;提高预防意识,坚持学校传染病疫情和食品安全风险监控与报告制度;加强信息沟通,认真开展学校传染病防控和食品安全督查工作。

2016 年 7 月,国家卫生计生委发布《关于印发突发急性传染病防治“十三五”规划（2016—2020 年）的通知》（国卫应急发〔2016〕35 号）,其中保护易感人群是主要任务和措施之一,要求卫生计生行政部门与相关部门积极配合,加强社会动员、健康教育和健康促进,提高公众自我保护意识,为突发急性传染病防治营造有利氛围。通过主题宣传日、宣传周、媒体活动、送医送知识入村入校等多种方式,并积极利用各类媒体,深入推进突发急性传染病防治健康宣教进企业、进社区、进学校、进农村、进家庭,逐步使社区、企业等社会力量有机融入突发急性传染病防治中。

2016 年 3 月,教育部办公厅印发《关于做好春夏季传染病防控工作的通知》（教体艺厅〔2016〕1 号）,要求各级各类学校要把防控寨卡病毒、登革热等蚊媒传染病、春夏季传染病以及预防食物中毒作为当前学校卫生防病宣传教育重点,通过健康教育课及其他多种宣传形式向师生、家长普及防蚊灭蚊知识、春夏季传染病防控知识和食品安全科普知识,提高师生

防蚊灭蚊、预防疾病的能力以及有疑似症状主动就医的意识。

二、学校传染病防控相关规范

2017年6月,国家卫生计生委与教育部联合发布了《关于印发学校结核病防控工作规范(2017版)的通知》(国卫办疾控发〔2017〕22号),在学校结核病健康教育方面,明确要求学校通过健康教育课、主题班会、专题讲座,以及校园内传统媒介或新媒体等多种形式,向在校学生和教职员工广泛宣传结核病防治的核心知识,提高师生对结核病的认知水平,增强自我防护意识,减少对结核病患者的歧视。疾病预防控制机构提供技术支持和指导,协助学校开展工作。如果构成突发公共卫生事件,学校应当在医疗卫生机构的指导和协助下,强化开展全校师生及学生家长结核病防治知识的健康教育和心理疏导工作,及时消除其恐慌心理。

2010年,卫生部会同教育部制定了《学校结核病防控工作规范(试行)》,督导各类学校、托幼机构落实各项结核病防控工作,根据教育行政部门的部署,开展结核病防控健康教育。通过健康教育课、主题班会、宣传展板、黑板报、宣传窗,或开展讲座、播放影像制品等形式,对在校学生和教职员工广泛宣传结核病防治的核心知识,提高结核病的认知水平,增强自我防护意识,减少对结核病患者的歧视。

2005年,卫生部会同教育部制定了《学校和托幼机构传染病疫情报告工作规范(试行)》,规范要求各级各类学校负责组织开展对本单位全体人员传染病防治知识的宣传教育。

三、学校传染病的早期预防

(一) 查验预防接种证

查验预防接种证是提高接种率、填补免疫空缺、保护中小学生免于疫苗可预防传染病侵害的首要举措。

中小学校的职责是配合当地卫生部门落实该条例中关于查验接种证的相关条款,将查验工作纳入入学报到程序和中途转学管理中,向家长做好宣传工作,每年对入学新生、中途转入学生的接种证进行查验、登记和汇总。

(二) 每日晨检与因病缺勤登记

根据卫生部、教育部联合下发的《学校和托幼机构传染病疫情报告工作规范(试行)》(卫办疾控发〔2006〕65号)要求,各类中小学校和托幼机构应切实落实学生晨检、因病缺勤病因追查与登记制度,以做到传染病患者的早发现、早报告。

1. 坚持每日晨检 晨检是一项由学校教师实施的、通过询问和观察手段了解全体学生(包括因病缺勤学生)每日健康状况的简易排查工作。晨检是学校早期发现传染病疫情的有效手段,是传染病防控关口前移的核心策略之一。

晨检应在学校疫情报告人的指导下进行,应以班级为单位,由班主任或班级卫生员,在每日第一节课前对早晨到校的每个学生进行观察、询问,了解学生出勤、健康状况,第三节课前各班将晨检结果报告给校医或保健教师。在传染病流行季节和出现疫情时宜增加午检,住宿制学校宜增加晚检。

发现学生有传染病早期症状(如发热、皮疹、腹泻、呕吐、黄疸等)以及疑似传染病患者时,应当及时告知学校疫情报告人,学校疫情报告人要进行进一步排查,要督促其及时就医,并依照有关规定报告当地疾病预防控制机构和教育行政部门,以确保做到对传染病患者的早发现、早报告。

2. 因病缺勤登记　班主任应当密切关注本班学生的出勤情况,对于因病缺勤的学生,通过电话或校讯通等方式追问其病情(有何症状)和病因(就诊情况),督促尚未就医者抓紧就医。如有怀疑,要及时报告给学校疫情报告人。学校疫情报告人接到报告后应及时追查学生的患病情况和可能的病因,以做到对传染病患者的早发现。

四、学校传染病的报告与处置

(一)疫情报告

依据《学校和托幼机构传染病疫情报告工作规范》,学校应建立健全传染病疫情报告制度,明确具体的疫情报告人、报告内容、流程和时限。

1. 疫情报告人　学校须从在编人员中明确一名学校疫情报告人。疫情报告人应由了解传染病防控相关知识,经过传染病疫情报告专业培训的专(兼)职卫生保健人员(如校医或保健教师)担任。

2. 报告内容及时限

(1)在同一宿舍或者同一班级,1 天内有 3 例或者连续 3 天内有多个学生(5 例以上)患病,并有相似症状(如发热、皮疹、腹泻、呕吐、黄疸等)或者共同用餐、饮水史时,学校疫情报告人应当在 24 小时内报出相关信息。

(2)当学校和托幼机构发现传染病或疑似传染病患者时,学校疫情报告人应当立即报出相关信息。

(3)个别学生出现不明原因的高热、呼吸急促或剧烈呕吐、腹泻等症状时,学校疫情报告人应当在 24 小时内报出相关信息。

(4)学校发生群体性不明原因疾病或者其他突发公共卫生事件时,学校疫情报告人应当在 24 小时内报出相关信息。

3. 报告方式　当出现符合本工作规范规定的报告情况时,学校疫情报告人在经校领导请示后,应当以最方便的通讯方式(电话、传真等)向属地疾病预防控制机构(农村学校向乡镇卫生院防保组)报告,同时,向属地教育行政部门报告。

(二)疫情处置

学校一旦出现传染病疫情,应在按照既定要求向当地疾病预防控制机构和上级教育行政部门报告的同时,积极配合疾病预防控制机构迅速采取果断措施;学校所在地的疾病预防控制机构(疾控中心、医院防保科等)及中小学卫生保健机构应尽早和学校取得联系,通过多种形式对学校所报疫情予以调查核实,达到暴发或聚集性疫情的,应酌情开展现场调查,以尽早控制传染源,切断传播途径,保护易感人群。

1. 出现疑似传染病病例时的处置

(1)当学校出现疑似传染病病例时,学校在做好平时防控工作的同时,应着重加强以下防控措施:

1)密切跟踪了解患病师生的病情进展;

2)警惕其他师生员工中是否出现类似的症状或疾病;

3)对在校出现类似病症的,经校医或保健教师初步核实后立即通知家长或监护人,由家长护送就医;对在家出现类似病症的,督促其就医;

4）建议、劝告出现类似病症师生在未排除传染性疾病之前休病假（居家休息或治疗）；

5）合理安排缺勤师生的学习和补课工作；

6）在疾病预防控制机构的技术指导下，采取通风、消毒、宣传教育等防控措施。

（2）当接到学校报告的疑似传染病病例时，属地疾控中心或医院防保科、中小学卫生保健所可采取如下措施：

1）通过电话等途径调查了解病例信息，必要时现场调查；

2）关注学校周边地区有无类似病例出现；

3）指导学校采取通风、消毒、宣传教育等措施。

2. 出现确诊传染病病例时的处置

（1）一旦出现确诊的传染病病例，学校在采取上述防控措施的基础上，应继续强调以下防控措施：

1）根据疾病预防控制机构的指导建议或要求，对传染源实施隔离和复课检诊，督促居家休息或观察治疗的学生测量体温，并按要求记录或报告；

2）根据疾病预防控制机构的指导建议或要求，对密切接触者采取监测防控措施，一旦出现新情况立即报告，以及时发现新增病例；

3）加强与师生和家长的沟通和正确引导，消除不必要的恐惧，避免谣言传播，维护校园稳定；

4）在疾病预防控制机构的技术指导下，针对特定环境采取消毒措施；

5）配合疾病预防防控机构开展疫情调查，落实疾病预防控制机构提出的防控措施。

（2）当接到学校报告的确诊传染病病例时，属地疾控中心或医院防保科、中小学卫生保健所可采取如下措施：

1）按照现有传染病防控方案和程序开展必要的流行病学调查；

2）针对传染源和密切接触者提出隔离和检疫措施的建议或要求；

3）指导学校采取针对性的通风、消毒、宣传教育等措施。

3. 出现聚集性疫情或传染病暴发流行时的处置

（1）当出现聚集性疫情或发生传染病暴发流行时，学校应在落实上述防控措施的同时，进一步采取以下措施：

1）按照上级规定或既定程序，启动学校传染病疫情防控的应急预案；

2）依据教育和卫生部门的决定对疫点进行封锁或采取停课措施；

3）在疾病预防控制机构的指导下落实疫点消毒措施；

4）依据县级以上人民政府的决定，配合实施群体预防性服药或应急接种等工作。

（2）当接到学校报告的聚集性疫情或传染病暴发流行报告时，属地疾控中心应派出专业技术人员，在医院防保科、中小学卫生保健所等多方参与和配合下采取如下措施：

1）开展流行病学调查，掌握疫情发生发展的经过，研判疫情的发展趋势；

2）提出关于疫点封锁、是否停课等防控措施的建议；

3）落实政府部门关于预防性服药或应急接种的决定；

4）实施或指导学校实施针对性的消毒；

5）按照既定程序向政府部门报告疫情及其处置情况。

（马迎华 黄亚阳）

参 考 文 献

1. 常见传染病防控及手足口病防控宣传册.中华人民共和国教育部.[2015-06-13].http://www.moe.gov.cn/publicfiles/business/htmlfiles/moe/s3284/201001/81094.html

2. 王宇.中国 2013 年法定传染病发病与死亡报告.中国疾病预防控制中心，2014,8.

3. 曾四清,夏丽华.传染病健康教育作用与内容探讨.中国健康教育，2005(09)：709-711.

4. 孙学礼,刘元.传染病健康教育的重点环节.中国健康教育，1999(02)：42-44.

5. 季文琦.美国中、小学学校健康教育研究.保定：河北大学，2006,21-22.

6. 赵香柳.美国中学健康教育课程研究.保定：河北大学，2010,29.

7. 预防人感染高致病性禽流感学校参与式培训手册.全国亿万农民健康促进行动办公室，2006 年 11 月.

8. 郭欣,刘亨辉,刘峥,等.以学校为基础的传染病防控适宜技术指南.北京：科学技术文献出版社，2015.